நல்ல உணவு... நலமான வாழ்வு...

தி இந்து குழுமம் தமிழ் திசை

நல்ல உணவு...
நலமான வாழ்வு...

கலைமாமணி டாக்டர் எஸ்.அமுதகுமார்

தமிழ் திசை

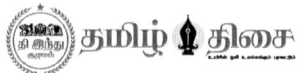

Title
NALLA UNAVU...
NALAMAANA VAAZHVU...

©**Dr. S.AMUTHAKUMAR**

ISBN NO: 978-81-986934-8-8

நூல் தலைப்பு
நல்ல உணவு...
நலமான வாழ்வு...

நூல் ஆசிரியர்
©**டாக்டர் எஸ்.அமுதகுமார்**

முதற்பதிப்பு
மே - 2025

விலை: **₹250**

ஆசிரியர்
கே.அசோகன்

பொறுப்பாசிரியர்
வி.தேவதாசன்

உதவிப் பொறுப்பாசிரியர்
வா.ரவிக்குமார்

Creative Head - புத்தகங்கள் பிரிவு
மு.ராம்குமார்

முதன்மை வடிவமைப்பாளர்
என்.கணேசன்

வடிவமைப்பாளர்
ச.சக்திவேல்

பதிப்பகப் பிரிவு
விற்பனை மேலாளர்: **S.இன்பராஜ்**
முகவரி:
KSL MEDIA LIMITED, கஸ்தூரி மையம்,
124, வாலாஜா சாலை,
சென்னை - 600 002.

போன்: **044 - 35048001**
செல்: **7401296562 / 7401329402**

தமிழ் திசை பதிப்பகத்தின்
அனைத்துப் புத்தகங்களையும்
வாங்கிட கீழே குறிப்பிட்டுள்ள
ஆன்லைன் லிங்க்கை
பயன்படுத்தவும்.
மேலும், நமது பதிப்பகத்தின்
விலைப் பட்டியலை
PDF மூலம் பார்க்க
உங்கள் whatsapp எண்ணை
மேற்கண்ட எண்ணுக்கு அனுப்பவும்.

https://store.hindutamil.in/publications
www.instagram.com/hindu_tamil

KSL Media Limited, Regd. Office: **KASTURI BUILDING** No.859 & 860 Anna Salai, Chennai - 600 002.

https://www.facebook.com/Tamilthisaipublications https://twitter.com/Tamilthisaipublications

Printed by B.Ashok Kumar, Rasi Graphics (P) Ltd. No.40, Peters Road, Royapettah, Chennai - 600 014, for KSL Media Limited, Chennai - 600 002.

சுவை புதிது!

உடல் வளர்த்தேன்; உயிர் வளர்த்தேனே என்பது திருமந்திரத்தில் திருமூலர் வாக்கு. இதை அடியொட்டி, உச்சந்தலை முதல் பாதம் வரை ஆரோக்கியத்துக்கான உணவின் அவசியத்தை மிகவும் சுருக்கமாகவும் நேர்த்தியாகவும் இந்த நூலின் 30 கட்டுரைகளில் பதிவு செய்திருக்கிறார் நூலாசிரியர் டாக்டர் அமுதகுமார்.

முழு உடல் பரிசோதனை செய்வதன் அவசியம், பாக்டீரியா கிருமி, ரத்தக் கொதிப்பு, மீன்களில் பாதரசக் கழிவு போன்ற கட்டுரைகளில் நூலாசிரியரின் துறைசார்ந்த அனுபவம், படிப்பவர்களின் வாசிப்பனுபவமாக மாறும்.

நல்ல உணவில் இருக்கும் சத்துக்கள், அதை கிரகிக்கும் உடலின் பாகங்களைப் பற்றிய குறிப்புகள், சத்து சேகரமாகும் விதம், கழிவாக வெளியேறும் விதம் என, நம் உடலுக்குள் நாமே சுற்றுலாப்பயணம் சென்றுவந்த உணர்வை இந்தப் புத்தகம் படிப்பவர்களுக்கு ஏற்படுத்தும்!

"தினமும் ஒரு டீஸ்பூன் அதாவது, சுமார் பத்து உலர்ந்த திராட்சை சாப்பிட்டால், உடலில் இரும்புச்சத்து அதிகமாகும். இதன்மூலம் நோய் எதிர்ப்பு சக்தி அதிகமாகும். இரும்புச்சத்து ஆண்களுக்கு தினமும் 8 மில்லி கிராமும், பெண்களுக்கு 18 மில்லி கிராமும் தேவை." - இந்த வரிகளைச் சாதாரணமாக ஒரு கட்டுரையின் வார்த்தைகளாக எண்ணி எவரும் கடந்துபோக முடியாது.

இந்தியாவில் ரத்த சோகை பாதிப்புக்கு உள்ளானவர்களின் எண்ணிக்கை அதிகம். அதிலும் குறிப்பாக பெண்கள், குழந்தைகளின் ரத்த சோகை பாதிப்பை சரிசெய்வதற்கான மிகவும் எளிய தீர்வாக உலர் திராட்சையை முன்னிறுத்துகிறது ஒரு கட்டுரை. இதுபோன்ற கட்டுரைகளின்வழி ஆரோக்கியமான சமூகத்தை கட்டமைக்கும் யோசனையை அரசு சார்ந்த அமைப்புகளுக்கும் தனியார் அமைப்புகளுக்கும் அறிவுறுத்தியிருக்கிறார் நூலாசிரியர்.

தாய்ப்பாலின் மகத்துவம், ஹார்மோன் சமச்சீரின்மையால் ஏற்படும் பிரச்சினைகள், குழந்தையின்மை, கொழுப்பு, இதயம், நரம்பில்லாத நாக்கு, நரம்பு சுருட்டிக்கொள்வது உள்ளிட்ட 30 தலைப்புகளில் இத்தொகுப்பில் கட்டுரைகள் இடம்பெற்றிருக்கின்றன. அவை உங்களின் ஆரோக்கியத்துக்கு அச்சாரமாகவும் அமையும் என்பதுதான் இந்நூலின் சிறப்பு.

அன்புடன்,
கே.அசோகன்,
ஆசிரியர்,
'இந்து தமிழ் திசை'

அணிந்துரை

மூட நம்பிக்கைகளை மாற்றும் கட்டுரைகள்!

மருத்துவத்துறை சார்ந்த நிபுணர்கள் பலரும், தாம் கற்றறிந்த உடல்நலம் பற்றிய தகவல்களை, பேசவும், எழுதவும் தயங்குகின்றனர்.

மக்கள் நலம் காக்க சிறந்த விளக்கங்களை எழுத்தில் பதியவைக்கும் திறமை, டாக்டர் அமுதகுமார் போன்ற சில மருத்துவர்களிடம் மட்டுமே உண்டு. அந்த வகையில் 'நல்ல உணவு.. நலமான வாழ்வு..' என்ற தொகுப்பு நூல், மக்கள் நலனுக்கான சிறந்த வழிகாட்டி.

நவீன மருத்துவமுறைகளை மேற்கொண்டாலும், சிகிச்சை பெறும் நோயாளிகள், மருத்துவரிடமே உணவு முறைகள் பற்றியும் கேட்டுத் தெரிந்துகொள்ள வேண்டுமென விரும்புவார்கள்.

மக்கள் மனதில் பதிந்துவிட்ட மூட நம்பிக்கைகள் மற்றும் தவறான எண்ணங்களை மாற்ற, மருத்துவர்கள் நேரம் ஒதுக்குவதில்லை. எனவே, உடல் சார்ந்த பல தகவல்களை, குறிப்பாக உணவு முறைகளை அனைத்து மக்களும் தெரிந்து கொள்வது அவசியமாகி விட்டது. அதற்கு தேவையான அரிய தகவல்களை உள்ளடக்கி, எளிய நடையில் வெளிவந்துள்ள, இந்த நூல் மக்கள் மன்றத்தில் பெரிதும் வரவேற்கப்படும்; போற்றப்படும்.

டாக்டர் அமுதகுமார் ஆற்றிவரும் சிறந்த மருத்துவப் பணியுடன் எழுத்துப் பணியினையும் தொடரவேண்டும் என வாழ்த்துகிறேன்.

பத்மஸ்ரீ டாக்டர் அ. ராஜசேகரன்
சிறுநீரியல்துறை மருத்துவப்பேராசிரியர்,
முன்னாள் தலைவர் - தேசிய மருத்துவ மேற்படிப்பு தேர்வாணையம் (DNB),
புதுடெல்லி.

அணிந்துரை

மனிதநேய மருத்துவரின் கட்டுரைகள்!

எனது நண்பரும் தலைசிறந்த மருத்துவருமான டாக்டர் அமுதகுமார் "நல்ல உணவு, நலமான வாழ்வு" என்னும் இந்த அருமையான நூலை எழுதியிருக்கிறார். இந்த நூலுக்கு அணிந்துரை எழுதுவதில் நான் பெருமகிழ்ச்சி அடைகிறேன். தங்கள் உடல்நலனைக் காத்திட வேண்டும் என்று எண்ணும் பொதுமக்களையும், வாழ்வாங்கு வாழ வேண்டும் என்று நினைப்போரையும் மனதில் கொண்டு இந்தப் புத்தகத்தை எழுதியுள்ளார்.

நோயைப் பற்றிய பயம் எல்லோருக்கும் உண்டு. ஆனால் நோய் வந்த பிறகு பயம் தான் மிகுதியாக மாறிவிடுவதும் உண்டு. அப்படி நோயே பயமாக மாறிவிடுபவர்களுடைய பயத்தை போக்கக்கூடிய, அச்சத்தை விரட்டக்கூடிய புத்தகமாக தான் "நல்ல உணவு, நலமான வாழ்வு" என்ற நூலை மருத்துவர், அமுதகுமார் எழுதி இருக்கின்றார்.

பல லட்சம் செலவழித்து மருத்துவக் கல்லூரியில் படித்து தெரிந்து கொள்வதை எல்லாம், சாதாரண சாமானிய மக்களும் மருத்துவத்தை படித்து தெரிந்து கொள்ளும் விதத்திலே, இந்நூலை மிகவும் எளிமையாக மருத்துவர், அமுதகுமார் எழுதியுள்ளார்.

நோயாளிகளுக்கு கனிவான அன்பை கொடுத்து கசப்பான மருந்தை தந்தாலும் அந்த மருந்து நோயை தீர்க்கும் அமுதமாக இருப்பதால்தான் அவருடைய பெற்றோர் அவருக்கு அமுதகுமார் என்று பெயரிட்டுள்ளார்கள் என்று இவரை பற்றி இலக்கிய ஆர்வலர்கள் குறிப்பிட்டு இருப்பதை நான் அறிந்து இருக்கின்றேன்.

தன்னிடம் மருத்துவ சிகிச்சைக்காக வருபவர்களுடன் மருத்துவர் அமுதகுமார் அவர்கள் நடத்தும் உரையாடல் சிறப்புமிக்கது. அது மருத்துவத்திற்காக அவரை நாடிவரும் மக்களுக்கு தெளிவும், நம்பிக்கையும் அளிக்கும் ஒரு அமைதியான நீரோடை போன்றது. அதேபோல் இந்த நூலில் ஒவ்வொருவரின் மீதும் அன்பும், அக்கறையும் கொண்டு ஒரு நண்பரின் அறிவுரை போல அவரது எழுத்து அமைந்திருக்கிறது. அத்தகைய உத்தியை இந்நூலில் மிக சிறப்பாக கையாண்டுள்ளார். அந்த உத்திகள் இல்லாவிட்டால் மருத்துவம் பற்றிய

ஒரு நூல், படிப்பதற்கு அயற்சி ஏற்படுத்திவிட வாய்ப்புள்ளது.இந்த நூலில் அது போன்ற எந்தவிதத் தடையோ மனச்சோர்வோ ஏற்படாமல் மிக சிக்கலான மருத்துவம் பற்றிய, ஆரோக்கியம் பற்றிய செய்திகளை படிப்பவர்களுக்கு அழகாகப் புரிய வைத்து விடுகிறது டாக்டரின் எளிமையான விளக்கமுறை.

மனிதனுக்கு உணவு மீதான ஆசை கட்டுக்கடங்காமல் போய்க்கொண்டிருக்கின்றது. அதனால் தான் தினம், தினம் புதுப்புது ஹோட்டல்கள் திறக்கப்பட்டுக்கொண்டிருக்கின்றன. பல நாட்டு உணவுகள் நமது தெருமுனையில் தேடி வந்து தரப்படுகிறது. சீனா,ஹாங்காங் போன்ற நாடுகளில் உள்ள கடையில் கூட என்னால் இட்லி, தோசை சாப்பிட முடிந்தது. சென்னையில் எந்த நேரத்திலும் சீன உணவும்,ஹாங்காங் உணவும் சாப்பிட முடிகிறது என்ற இன்றைய உணவு வர்த்தக நிலையை சுட்டிக் காட்டுகிறார்.

இரவு நேரம் நீண்ட இடைவெளி என்பதால் தான் காலையில் எழுந்தவுடன் இரவு நேர நீண்ட பட்டினியை முடித்துவிட்டு காலை உணவு சாப்பிடுகிறோம். இரவு உண்ணாவிரதத்தை முடித்து காலையில் சாப்பிடுவதால்தான் காலை உணவுக்கு "Break fast"என்று பெயர் வந்தது என்ற தகவலை இந்த நூலில் அவர் பதிவு செய்திருக்கின்றார்.

மெதுவாக ஜீரணம் ஆக வேண்டும், ஆனால் நன்றாக ஜீரணம் ஆக வேண்டும். உடனே பசி எடுக்கக் கூடாது. ஆனால் உடல் எப்போதும் தெம்பாக இருக்க வேண்டும்.நிறைய திருப்தியா சாப்பிடணும். ஆனால் உடல் எடை கூடி விடக் கூடாது என்று விரும்புபவர்கள் எல்லோரும் கோதுமையால் தயாரிக்கப்பட்ட உணவுகள் தான் நல்லது என்ற அரிய கருத்தை இந்நூலில் தெரிவித்திருக்கின்றார். உப்பு குறைந்தாலும் பிரச்சினை, கூடினாலும் பிரச்சினை என்ற கட்டுரையில் எந்த ஒரு சிக்னலும் கொடுக்காமல் அமைதியாக இருந்து உடலில் அதிகமான பாதிப்பை கொடுப்பது உப்பு தான் என்று மக்களுக்கு விழிப்புணர்வை ஏற்படுத்துகிறார்.

பழங்களில் உள்ள சத்துக்கள் என்ற கட்டுரையில் வெறும் வயிற்றில் ஜூஸ் குடிப்பது மிகச் சிறந்தது, ஏனென்றால் ஜூஸில் உள்ள சத்துக்கள் உடலில் சேர்வதற்கும், உடல் உறிஞ்சி எடுத்துக் கொள்வதற்கும் காலை நேரம்தான் சிறந்தது. மேலும் தண்ணீரும்,தாது பொருட்களும், சத்துப் பொருட்களும், சர்க்கரையும் இளநீரில் இருப்பதால் பயணத்தின்போது

இளநீர் தாராளமாக குடிக்கலாம் என்ற பயனுள்ள தகவலை இந்த நூலில் தந்துள்ளார்.

சூயிங்கம் வாயில் போட்டு மெல்லும்போது வாய் வழியாக காற்றை நாம் குடிக்கின்றோம்,சாதாரணமாக வாய் வழியாக காற்று உள்ளே போகும்போது எந்த பிரச்சினையும் உண்டு பண்ணாது. ஆனால் அதிக அளவில் தொடர்ந்து மென்று கொண்டே காற்றை குடிக்கும்போது கண்டிப்பாக வயிற்றில் வாயு சேர்ந்து பிரச்சினைகளை ஏற்படுத்திவிடும். இதனால் வயிறு பெரிதாகும் என்ற தகவலை இந்நூலில் குறிப்பிட்டு இருக்கின்றார்.

மேலும் உடற்பயிற்சி என்பது உடலை வருத்தி செய்யக்கூடியது அல்ல. ரசித்து, ரசித்து செய்யக் கூடியது. உடற்பயிற்சி செய்பவர்கள் அதிகம் சாப்பிட வேண்டியதும் இல்லை, பட்டினியாக இருக்க வேண்டியதும் இல்லை. சத்துக்களை அளவோடு ருசித்து சாப்பிடுங்கள். உடற்பயிற்சியும் ரசித்து செய்யுங்கள் என உடற்பயிற்சி செய்பவர்களுக்கு ஆலோசனைகளை வழங்கியுள்ளார்.

அதிக ரத்த அழுத்தம் மிக ஆபத்தானது, அறிகுறிகளை காட்டாமலேயே இறுதிக் கட்டத்திற்கு கொண்டு சென்று விடும். அதனால் இந்த "மவுன கொலையாளி" மீது மறக்காமல் கவனம் செலுத்துங்கள் என்று மருத்துவர் அமுதகுமார் இந்த நூலை படிப்பவர்கள் தங்களது ரத்த அழுத்தம் சீராக உள்ளதா என்பதை தெரிந்து வைத்து கொள்ள வேண்டும் என்ற எச்சரிக்கையை பதிவு செய்கின்றார்.

இந்தியாவில் ஆண்டுதோறும் இரண்டு கோடி குழந்தைகளுக்கு முதல் ஆறு மாதத்திற்கு தேவையான தாய்ப்பால் கிடைப்பதில்லை. குறைந்தது 2 ஆண்டுகள் வரை தாய்ப்பால் கொடுக்க முயற்சி செய்யுங்கள் என்று தாய்ப்பால் பற்றிய கட்டுரையில் தாய்ப்பாலின் முக்கியத்துவத்தை உணர்த்துகிறார்.

குழந்தையின்மை என்ற கட்டுரையில் "உலகையே தன் ஆளுமைக்குள் கொண்டுவர முயன்ற மாவீரன் நெப்போலியனின் முதல் மனைவி அழகு தேவதை, அறிவாற்றல் மிகுந்தவர் எல்லாம் சரிதான்! ஆனால் திருமணம் ஆகி வருடங்கள் பல ஆன பின்பும் நெப்போலியனுக்கு வாரிசு மட்டும் அவளால் உருவாக்கி கொடுக்க முடியவில்லை.இதனால் வாரிசுக்காக இன்னொரு பெண்ணை திருமணம் செய்து கொண்டார் நெப்போலியன்" என்ற வரலாற்று தகவலையும் இந்த நூலில் அவர் குறிப்பிட்டு இருக்கின்றார்.

உணவை விட வயிற்று பிரச்சினைகளுக்கு மிக முக்கிய காரணம் மன ரீதியான பிரச்சினைகள் தான். மனதை பாதிக்கும் ஒரு சின்ன விஷயம் கூட உங்கள் வயிற்றை பாதிக்கும். நீங்கள் ஏன் டென்ஷனாகி உங்கள் மனதையும், வயிற்றையும் கலங்க வைத்து அடிக்கடி கழிவறைக்கு ஓட வேண்டும்.மனதை அமைதிப்படுத்துங்கள், வயிறு தானாகவே அமைதி ஆகிவிடும் என்ற அரிய தகவலை இந்த நூலில் அவர் குறிப்பிட்டு இருக்கின்றார்.

உண்ணும் உணவு, பருகும் பானங்கள், தூக்கம், உடற்பயிற்சி உடலைப் பேணும் வழிகள் போன்றவற்றை அறிவுபூர்வமாகவும், அனுபவரீதியாகவும் தன்னுடைய தெளிவான எழுத்துக்கள் மூலம் வாசகர்களுக்கு எடுத்துச் சொல்கிறார் மருத்துவர் அமுதகுமார்.

என் வாழ்வு என் கையில் என்று நினைக்கும் ஒவ்வொருவரும் இந்த புத்தகத்தை வாங்கி பயனுற வேண்டும். அப்படி இதுவரை நினைக்காதவரும், இதை படித்தால் அவர்கள் வாழ்வை அவர்களே நிர்ணயிக்க முடியும் என்ற நம்பிக்கையை நிச்சயம் பெறுவார்கள்.

பொது நலன் கருதி இந்த நூலை எழுதி வெளியிட்ட மருத்துவர் அமுதகுமார் இதன் மூலம் சமுதாயத்திற்கு பெரும் தொண்டு செய்து இருக்கிறார் என்று தான் சொல்ல வேண்டும். இவருடைய தொடர்ச்சியான சேவையை பாராட்டி தமிழ்நாடு அரசு வழங்கிய கலைமாமணி விருது மற்றும் எண்ணற்ற விருதுகளுக்கு சொந்தக்காரராக திகழ்கிறார் கலைமாமணி,டாக்டர் அமுதகுமார். மனிதர்களில் மருத்துவர்கள் உண்டு. ஆனால் மருத்துவர்களில் உள்ள மனிதநேயமிக்க மனிதர் மருத்துவர் அமுத குமார் என்றால் மிகையாகாது. மொத்தத்தில் "நல்ல உணவு, நலமான வாழ்வு" என்ற தலைப்பிலான இந்த புத்தகம் ஒவ்வொருவரும் படிக்க வேண்டிய நூல், ஒவ்வொரு வீட்டிலும் பாதுகாக்கப்பட வேண்டிய மருத்துவ தகவல் களஞ்சியம் என்பதில் ஐயமில்லை.

பேராசிரியர் **அ.முகமதுஅப்துல்காதர்,**
கல்வியாளர் மற்றும் எழுத்தாளர்,
ஆலோசகர் - AMS பொறியியல் கல்லூரி, சென்னை.

வாழ்த்துரை

மருத்துவரே ஒரு மருந்து!

பொதுவாக உடலைப் பரிசோதித்து, வந்துள்ள நோயை குணமாக்க, தகுந்த மருந்து கொடுப்பவர்தான் டாக்டர் என்பது லாஜிக்கான ஸ்டேட்மென்ட். ஆனால், டாக்டரே ஒரு சிறப்பான மருந்து என்பது கூடுதல் லாஜிக்கான விஷயம். ஆம்! நோயாளியின் மனோநிலைக்கேற்ப டாக்டர் பேசும் வார்த்தைகளிலேயே பாதிநோய் குணமாக்கப்பட்டுவிடும்.

நோயாளிக்கு தேவைப்படும் முதல் ட்ரீட்மென்ட், ஒரிஜினல் ட்ரீட்மென்ட் இதுதான். எங்கள் திரைப்படங்களுக்கு திரைக்கதை என்பது எவ்வளவு அஸ்திவாரமான அத்தியாவசியமோ, அதேபோல் டாக்டர்களின் கனிவான, அனுசரணையான வார்த்தைகளும் முக்கியத்துவம் வாய்ந்தவை. அப்படிப்பட்ட சில டாக்டர்களை நான் சந்தித்து இதை அனுபவப்பூர்வமாகக் கண்டு ரசித்து மகிழ்ந்திருக்கிறேன். அதில் ஒரு முக்கிய நண்பர்தான் டாக்டர் அமுதகுமார். அவர் புத்தகத்திற்கு வாழ்த்துரை எழுதுவதை பாக்கியமாக நினைத்து வாழ்த்திடும்,

உங்கள் அன்பு
கே.பாக்யராஜ்
நடிகர், கதாசிரியர், திரைப்பட இயக்குநர்.

என்னுரை

மருத்துவரை பேட்டி எடுத்த நடிகர்!

சென்னை, கீழ்ப்பாக்கம் மருத்துவக் கல்லூரியில் 1979-ம் ஆண்டு மாணவனாக இருந்த காலத்தில், ஒரு பிரபல வாரப் பத்திரிகையில் வாரந்தோறும் மருத்துவக் கட்டுரைகளை நான் எழுதிக் கொண்டிருந்தேன். சினிமா செய்திகள் என்றால் விழுந்து விழுந்து ஒரு வரி கூட விடாமல் ஜனங்கள் படிக்கிறார்களே! ஆனால் மருத்துவம் சம்பந்தப்பட்ட விஷயங்களைப் படிக்காமல், அப்படியே புரட்டிவிட்டு அடுத்த பக்கத்துக்கு போய்விடுகிறார்களே என்ற ஏக்கம், வருத்தம், கோபம் எனக்கு அதிகமாக இருந்தது.

ஒரு நாள் அந்த பிரபல வார இதழின் ஆசிரியரிடம் சென்று, ‘‘சினிமா செய்திகளைப் படிக்கிறமாதிரி மருத்துவக் கட்டுரைகளையும் மக்கள் ஆர்வமுடன் படிக்க நான் ஒரு புது ஐடியா வைத்திருக்கிறேன்’’ என்றேன்.

‘‘சொல்லுங்களேன்’’ என்றார் ஆசிரியர்.

ஒரு பிரபல நடிகரையும், ஒரு பிரபல டாக்டரையும் நேராக சந்திக்க வைத்து, அந்த நடிகர் அந்த டாக்டரிடம் மருத்துவம் சம்பந்தப்பட்ட கேள்விகளைக் கேட்க, அதற்கு டாக்டர் பதில் சொல்ல, இந்த இரண்டையும் சேர்த்து வெளியிட்டால் மக்கள் கண்டிப்பாக படிப்பார்கள். மருத்துவ விஷயங்களும் மக்களுக்குப் போய்ச் சேர்ந்து விடும்’’ என்றேன் நான்.

‘‘அப்படியா? நல்லா வருமா?’’ என்றார் ஆசிரியர்.

‘‘கண்டிப்பாக வரும், எனக்கு ஒரு வாய்ப்பு கொடுங்கள்’’ என்றேன்.

வாய்ப்பும் கொடுத்தார்.

அப்போது எனக்கு மருத்துவக் கல்லூரி பேராசிரியராக இருந்த பிரபல எலும்பு சிகிச்சை நிபுணர் டாக்டர். பி.வி.ஏ. மோகன்தாஸ் (சென்னையிலுள்ள இன்றைய மியாட் ஹாஸ்பிடல் நிறுவனர் மற்றும் சேர்மன்) அவர்களைச் சந்தித்து, ‘‘உங்களையும் ஒரு பிரபல நடிகரையும் சந்திக்கவைத்து, ஒரு பிரத்யேக அட்டைப்பட மருத்துவக் கட்டுரை பண்ண வேண்டும் என்று ஆசைப்படுகிறேன். நீங்கள் சரி என்றால், பிரபல நடிகர் ஒருவரை சந்திக்க வைக்கிறேன்’’ என்றேன் நான்.

"சரி, அப்படியே செய்யலாம்" என்று சொன்ன டாக்டர் மோகன்தாஸ் அவர்கள், "அமுதகுமார், பிரபல நடிகரையெல்லாம் நீ தேடி அலைய வேண்டாம். இப்பொழுதுதான் நான் ஒரு புது பிரபல ஹீரோவுக்கு முழங்காலில் ஆபரேஷன் பண்ணியிருக்கிறேன். அவர் சரி என்று சொன்னால், அவரையே நீ என்னை பேட்டி காண முடிவு செய்துவிடலாம்" என்றார்.

மறுநாள் சென்னை வடபழனியிலுள்ள விஜயா மருத்துவமனைக்கு என்னை அழைத்துச் சென்றார். அந்த பிரபல ஹீரோவிடம் என்னை அறிமுகப்படுத்தினார்.

"என்னுடைய மருத்துவக் கல்லூரி மாணவன் இவன். என் ஊர்க்காரன். பிரபல வாரப் பத்திரிகையில் மருத்துவக் கட்டுரைகளை தொடர்ந்து எழுதிக் கொண்டிருக்கிறான். இவன் உங்களையும், என்னையும் சேர்த்து ஏதோ பேட்டி எடுத்து எழுத ஆசைப்படுகிறான்" என்றார் டாக்டர்.

"தாராளமாக பண்ணலாமே" என்றார் அந்த ஹீரோ.

சில நாட்கள் கழித்து போட்டோகிராபர் யோகா அவர்களுடன் (இன்றைய புகழ்பெற்ற போட்டோகிராபரும், எனதருமை நண்பருமாகிய கலைமாமணி யோகா) ஆயிரம் விளக்கு ரட்லண்ட் கேட்டிலுள்ள டாக்டர் மோகன்தாஸ் அவர்களின் வீட்டுக்குச் சென்றேன். முதல் மாடியில்தான் பேட்டி எடுக்கப்போகிற அறை இருந்தது. முழங்காலில் ஆபரேஷன் செய்யப்பட்டிருந்ததால் என் தோளில் கையைப் போட்டுக்கொண்டு லேசாக அழுத்தம் கொடுத்து, மெதுவாக மாடிப்படிகள் ஏறி வந்தார் அந்த ஹீரோ. டாக்டரையும், அந்த ஹீரோவையும் பக்கவாட்டில், உட்கார்ந்து பேசிக் கொண்டிருக்கிற மாதிரி படங்களை எடுக்கச் சொன்னேன்.

டாக்டர் மோகன்தாஸ் மிகப் பிரபலமான எலும்பு முறிவு சிகிச்சை நிபுணர் என்பதால், எலும்பு முறிவு, எலும்பு வளர்ச்சி சம்பந்தப்பட்ட சந்தேகங்களை கேள்விகளாக எழுதி அந்த ஹீரோவை கேட்கச் சொன்னேன். ஹீரோ கேட்க ஆரம்பித்தார். டாக்டர் மோகன்தாஸ் பதில் சொல்லிக்கொண்டே வந்தார்.

நான் இருவரது பேச்சையும், எழுதிக் கொண்டே வந்தேன். சந்திப்பு நல்லபடியாக முடிந்தது. அடுத்த வாரம், அந்த வார இதழில் அட்டைப்பட மருத்துவக் கட்டுரையாக சுமார் 6 பக்கங்கள் தொகுத்து எழுதினேன். புத்தகமும் வெளிவந்தது. பத்திரிகை அலுவலகத்துக்கு நிறைய போன்கால்கள், நிறைய கடிதங்கள் வந்தன. ஆசிரியர் என்னைக் கூப்பிட்டு, "இதேமாதிரி தொடர்ந்து நிறைய எழுதுங்கள்" என்று சொல்லி என்னை மிகவும் பாராட்டினார். எனக்கு பெயரையும், பெருமையையும் வாங்கிக் கொடுத்த அந்த மருத்துவக் கட்டுரைக்கு அன்று டாக்டர் மோகன்தாஸ் அவர்களை பேட்டி காணவந்த ஹீரோ, இன்றைய சூப்பர் ஸ்டார் ரஜினிகாந்த் அவர்கள்தான்.

இதை எதற்கு இவ்வளவு விரிவாகச் சொல்கிறேன் என்றால், மருத்துவ விஷயங்கள் மக்களுக்குப் போய்ச் சேரவேண்டும் என்றால், ஏதாவதொரு ஸ்வீட் தடவித்தான் கொடுத்தாக வேண்டும்.

நான் இதற்கு முன் தினத்தந்தியில் எழுதிய "தலை முதல் கால் வரை" மருத்துவக் கட்டுரைத் தொடரின் பாகம் ஒன்றினை, புதுடெல்லியில் 29-12-2011 அன்று மறைந்த முன்னாள் ஜனாதிபதி திரு.அப்துல் கலாம் அவர்கள் வெளியிட்டபோது, "தினத்தந்தியிலா எழுதுகிறீர்கள்!" என்று என்னிடம் ஒரு கேள்வியை ஆச்சரியமாகக் கேட்டார்கள். தொடர்ந்து, "தினத்தந்தியில் எழுதுவதென்பது சாதாரண விஷயமல்ல. அதிலும் மருத்துவக் கட்டுரை தொடர்ந்து எழுதுவதென்பது ரொம்ப கஷ்டமான விஷயம். ரொம்ப நல்ல வாய்ப்பு. இது மூலமாக மக்களுக்கு நிறைய சர்வீஸ் பண்ணுங்க" என்றார் அப்துல்கலாம்.

அவரது வேண்டுகோள்படி இன்றும் நான் தொடர்ந்து மருத்துவக் கட்டுரைகளை மக்களுக்கு பலன் தரும் விதத்தில் எழுதிக் கொண்டிருக்கிறேன்.

டாக்டர் **எஸ்.அமுதகுமார்,** MBBS, MCIP, PG Dip. Diabetoloy, FCGP,
பொது மற்றும் குடும்பநல மருத்துவர்,
சேத்துப்பட்டு, சென்னை-600 031.

சமர்ப்பணம்

நாளிதழ்கள், வார இதழ்களில் எனது எழுத்து வெளிவரும்போதெல்லாம், ரகசியமாகப் படித்து, பின் பலபேரிடம் காட்டி மகிழ்ந்த, எனதருமைத் தந்தை மறைந்த சற்வேயர் அ.சண்முகசுந்தரம் அவர்களுக்கும், இன்றைக்கும் எனது கட்டுரைகளை, தொடர்ந்து படித்துக்கொண்டு, என்னை ஆசிர்வதித்துக் கொண்டிருக்கும் என்னைப் பெற்ற தாய் திருமதி. எஸ்.வாசகமணி அம்மாள் அவர்களுக்கும், இந்நூலை சமர்ப்பிக்கிறேன்.

உள்ளே...

1. உணவைத் தேடிய மனிதன் 19
2. உணவு செரிப்பது எப்படி? 23
3. சப்பாத்தியும் சாதமும்! 31
4. தண்ணீர் தண்ணீர்! 36
5. உப்பு குறைந்தாலும் பிரச்சினை; கூடினாலும் பிரச்சினை! 41
6. பழங்களிலுள்ள சத்துக்கள் 46
7. பயண நேர உணவுகள் 55
8. ரத்தசோகை 59
9. கொழுப்பு அதிகமாயிடுச்சு! 64
10. உலகின் 'நம்பர் ஒன்' காரம்! 70
11. சதைப்பிடிப்பு 74
12. உடற்பயிற்சிக்கு உணவு 79
13. இதயம் பொல்லாதது 84
14. சிறுநீர் சிரமங்கள் 90
15. ரத்தக் கொதிப்பு 95

16. நரம்பு சுருட்டிக்கிட்டு இருக்கு!...................104
17. கல்லீரல்: நல்ல பொருள் உள்ளே; கெட்ட பொருள் வெளியே!...............114
18. தாய்ப்பால்: விலை மதிப்பற்ற அமுதம்!...................122
19. நரம்பில்லாத நாக்கு...................131
20. குழந்தையின்மை...................138
21. பெண்களுக்கு தாடி, மீசை...................159
22. மூட்டுகளின் தேய்மானம்...................167
23. ஏப்பம் எல்லோருக்கும் வரும்!...................172
24. வயிற்றைக் கலக்குது!...................185
25. முழு உடல் பரிசோதனை...................195
26. ஃபைப்ராய்டு கட்டி...................199
27. உலர் திராட்சை...................208
28. மீன்களில் பாதரசக் கழிவு...................213
29. பாக்டீரியாக் கிருமி...................221
30. ஆஹா! அபார ருசி!!...................229

1

உணவைத் தேடிய மனிதன்

நமது முன்னோர்கள் இயற்கையோடும், இயற்கை சார்ந்த உணவோடும் வாழ்க்கையை கொண்டாடியவர்கள். அதனால் ஆரோக்கியம் அவர்களிடம் நிறையவே அடைக்கலமாகி இருந்தது. நாம் உயிர்வாழ உணவு முக்கியம். அதிலும் சத்தான உணவு ரொம்ப முக்கியம்.

கருவுக்குள் உருவாகி, குழந்தையாக பிறந்தபோது பாலை சுவைக்கிறோம். மனிதனாகி வாழ்ந்து, மறையும்போதும் பாலில்தான் முடிக்கிறோம். பால் மனிதனின் முதலும், முடிவுமான உணவாக இருக்கிறது. எனவே உணவை சார்ந்தே மனித வாழ்க்கையும் அமைந்திருக்கிறது. அதனால் 'உணவின்றி, உயிரில்லை. உயிரின்றி உணவில்லை' என்று சொல்லலாம். ஒவ்வொருவருக்கும் முதல் தேவை, வயிற்றுக்கு வேளாவேளைக்கு பிடித்தமான உணவு!

பிடித்தமான உணவு என்பது நாக்குக்கு மட்டும் அல்ல, முழுமையான உடலுக்கு! இதை நான் அழுத்தி சொல்ல காரணம் இருக்கிறது. நாம் நிறைய சம்பாதிக்கிறோம். அதை பயன்படுத்தி தங்கக் கூட்டு, வைரப் பொரியல், வெள்ளி அவியல் என்று சாப்பிட்டுவிட முடியாது. அவற்றை நம் உடல் ஏற்றுக்கொள்ளாது. எவ்வளவு பெரிய பணக்காரராக இருந்தாலும், பசி நேரத்தில் வழக்கமான உணவைத்தான் உண்ண வேண்டும்.

மனித வாழ்க்கை ரொம்பவும் விசித்திரமானது. பணத்தை சம்பாதிப்பதற்காக, மனிதன் தனது உடல் நலத்தையே அர்ப்பணிக்கிறான். பணம் சேர்ந்தபின்பு, அவன் தனது உடல்நலத்துக்காக பணத்தையே அர்ப்பணிக்கிறான். ஆனால், அவனால் பெரும்பாலும் பணத்தால் உடல் நலத்தை வாங்க முடிவதில்லை. அதனால் அவன் ஆரோக்கியத்தில் தோற்றுப்போகிறான்.

உடலுக்கு உணவு தேவை என்பதை பசி உணர்த்துகிறது. அந்த பசியை கண்டுகொள்ளாமலே விடும்போது 'தலை சுத்துது. கண் இருண்டுகிட்டே போகுது. நடக்கவே முடியலை. மயக்கமா இருக்குது' என்று புலம்ப வேண்டியதாகி விடுகிறது.

மனிதர்களுக்கு உணவு மீதான ஆசை கட்டுக்கடங்காமல் போய்க்கொண்டிருக்கிறது. அதனால்தான் தினம் தினம் புதுப் புது ஓட்டல்கள் திறக்கப்பட்டுக் கொண்டிருக்கின்றன. பல நாட்டு உணவுகள் நமது தெருமுனையை தேடி வந்துகொண்டிருக்கின்றன.

சீனாவிலுள்ள ஹாங்காங் தெருமுனையில்கூட என்னால் இட்லி, தோசை சாப்பிட முடிந்தது. சென்னையிலும் எந்த நேரத்திலும் சீன உணவையும், ஹாங்காங் உணவையும் சாப்பிட முடிகிறது. அவைகளை எல்லாம் எப்படி தயாரிப்பது என்று வீட்டுக்கு வீடு டி.வி.களில் சொல்லித்தந்துகொண்டிருக்கவும் செய்கிறார்கள்.

இந்த உணவு விஷயத்தில் இருக்கும் உண்மையை நம்மால் புறந்தள்ளிவிட முடியாது. என்ன உண்மை! ஒருபுறத்தில் ஒருவேளைகூட உணவு கிடைக்காமல் பலர் கஷ்டப்பட்டுக்கொண்டிருக்கிறார்கள். மறுபுறத்தில் உணவு கிடைத்தும் சாப்பிட முடியாமல் பலர் அவதிப்பட்டுக் கொண்டிருக்கிறார்கள். பட்டினியால் சிலபேரும், உண்ணாவிரதத்தால் சிலபேரும் உணவு சாப்பிடாமல் வாழ்கிறார்கள்.

1981ஆம் ஆண்டு வடக்கு அயர்லாந்து நாட்டில், சிறைக் கைதிகள் சிலர் உண்ணாவிரதம் இருந்தனர். இதில் பத்துபேர் பட்டினியால் இறந்துவிட்டனர். இந்த பத்துபேரும், சோறு தண்ணீர் இல்லாமல், பட்டினியாகக் கிடந்து, எத்தனை நாட்கள் கழித்து இறந்தார்கள் தெரியுமா?

முதல் நபர் 46 நாட்கள் கழித்தும், இரண்டாம் நபர் 59 நாட்கள் கழித்தும், அடுத்தவர் 60 நாட்கள் கழித்தும் இறந்தார்கள். இப்படி ஒரு சில நாட்கள் தள்ளித்தள்ளி ஒவ்வொருவராக இறந்தார்கள். கடைசியாக, பத்தாவது நபர் 73 நாட்கள் வரை தாக்குப்பிடித்து இறந்தார். நோயோடு தேகத்தை நீண்ட நாட்கள் வைத்திருக்க முடியும். ஆனால்,

> **சோ**று, தண்ணீர் இல்லாமல் ஒரு மனிதனால் எத்தனை நாள் வாழமுடியும்? இந்தக் கேள்விக்கு பதில், சம்பந்தப்பட்ட மனிதனின் வயதைப் பொறுத்து அமைகிறது. மனித உடல் சுமார் 8 முதல் 14 நாட்கள் வரை தண்ணீர் இல்லாமல் தாங்கும். அந்த மனிதரின் உடல்நிலையைப் பொறுத்தும், அவருடைய உடலிலிருந்து வெளியாகும் வியர்வை, சிறுநீர், கண்ணீர் போன்றவைகளைப் பொறுத்தும் இது மாறுபடும். உணவு இல்லாமல் 7 முதல் 8 வாரங்கள் வரை உடல் தாங்கலாம். இதுவும் அந்த மனிதருடைய உடல் எடை, உடல் உஷ்ணம், உடலிலிருந்து வெளியாகும் சக்தியைப் பொறுத்து மாறுதலுக்குட்பட்டது!

ஆகாரமில்லாமல் தேகத்தை அதிக நாட்கள் வைத்திருக்க முடியாது. உண்ணாவிரதம் என்பதுகூட ஒரு நாள், இரண்டு நாள்தான். அதிக நாட்கள் உண்ணாவிரதம் இருந்தால், உடல் உறுப்புகள் பாதிக்கப்பட்டு, தானாகவே கொஞ்சம் கொஞ்சமாக செயலிழக்க ஆரம்பித்துவிடும்.

ஆதிகாலத்து மக்கள் உணவுக்காகத்தான்- உணவைத் தேடித்தான்- நாடுவிட்டு நாடு இடம்பெயர்ந்தார்கள். உணவைத் தேடி அலைந்து, அது எங்கு அதிகமாக, வசதியாகக் கிடைக்கிறதோ அங்கு போய் குடியமர்ந்தார்கள். பின்பு அதையே தங்கள் நிரந்தர இடமாக ஆக்கிக்கொண்டார்கள்.

ஆப்பிரிக்கக் கண்டத்திலிருந்து கூட, இந்தியாவுக்கு உணவுக்காக மக்கள் இடம்பெயர்ந்ததாக வரலாறு சொல்கிறது. ஆயிரக்கணக்கான மைல்களுக்கு அப்பாலிருந்து எப்படி வந்திருப்பார்கள்! அதுவும் சாப்பாட்டுக்காக!

உணவுக்காக மனிதர்கள் மட்டுமல்ல, பறவைகளும் பாய்ந்தோடிவரும். காஞ்சிபுரம் அருகே வாலாஜாபாத் பகுதியில் ஒருவர் 'ப்ளூஸ்' (Blues Pigeon) என்கிற பந்தயப் புறாவை வளர்க்கிறார். அதை டெல்லியில் கொண்டுபோய் விட்டார். அந்தப்புறா, சுமார் 2161 கி.மீ. தரைவழி தூரத்தை, 32 நாட்களில் பறந்து, வாலாஜா வந்து சேர்ந்துவிட்டது.

விட்ட இடத்திலிருந்து, வளர்த்த இடத்துக்கு அந்தப் புறா வந்துவிட்டது என்பது ஒரு பக்கம் இருந்தாலும், உணவு போட்டு வளர்த்த தன் எஜமானனைத் தேடி, தன் எஜமானன் தினமும் தந்த அந்த உணவைத்தேடி, அந்தப் புறா, பல நகரங்கள், பல கிராமங்கள், ஆறு, மலை, காடு, மேடு என்று பல கஷ்டமான வழிகளையெல்லாம் தாண்டி, வளரும் இடத்துக்கே வந்து சேர்ந்துவிட்டது. அது எவ்வளவு பெரிய விஷயம்!

அந்தப் புறாவே சில ஆயிரம் மைல்களைத் தாண்டி வரும்போது, மனிதர்கள் உணவுக்காக, உணவைத்தேடி, ஆயிரக்கணக்கான மைல்களைத் தாண்டி வருவதென்பது, முடியாத காரியமா?!

600 கோடிக்கு மேல் மக்கள் வாழும் இந்த உலகில் "எல்லோருக்கும் உணவு" என்பது ஒரு முக்கியமான விஷயமாக உலகமெங்கும் பேசப்படுகிறது.

இப்போதுள்ள மக்கள்தொகையில் சுமார் 2 லட்சம் தினமும் கூடிக்கொண்டே இருக்கிறது. எனவே, இதையும் கருத்தில் கொண்டு உணவுத்தேவை, உணவு சேமிப்பு, உணவு உற்பத்தி போன்றவைகளில் கவனம் செலுத்துகிறோம்.

நாம் பிறந்த நாளிலிருந்து இறக்கும் நாள் வரை தினமும், 365 நாட்களும் பலவேளைகளாக பிரித்து, பலவகை உணவுகளை சாப்பிடுகிறோம். வாழ்நாள் முழுவதும் ஏதாவது ஒருவகையில் சாப்பிட்டுக்கொண்டேதான் இருக்கிறோம். ஆனால், அந்த உணவு ஆரோக்கியமானதாக இருக்கவேண்டும். அதுவும் சரிவிகித சத்துணவு (Balanced Nutritional Diet) ஆக அமையவேண்டும்.

- இந்த சரிவிகித சத்துணவை எல்லோரும் தினமும் சாப்பிடுகிறோமா?
- (சத்துணவு சாப்பிடாவிட்டால் உடலில் ஏற்படும் பாதிப்புகள் என்ன என்பதை புரிந்துகொள்ளவேண்டும் அல்லவா!)
- ஒழுங்காக சாப்பிடுகிறோமா?
- (எது ஒழுங்கு என்று தெரிந்துகொள்ள வேண்டும் அல்லவா!)
- போதுமான அளவு சாப்பிடுகிறோமா?
- (போதுமான அளவு சாப்பிடாவிட்டாலோ, அளவுக்கு அதிகமாக சாப்பிட்டாலோ என்னவாகும் என்பது தெரியவேண்டும் அல்லவா!)
- வேளாவேளைக்கு சாப்பிடுகிறோமா?
- (பசித்த பின்பு உணவருந்தும் சரியான நேரம் எதுவென்பதை அறிய வேண்டும் அல்லவா!)
- அந்த உணவில் நம் உடம்புக்கு தேவையான எல்லாச் சத்துக்களும் போதுமான அளவு இருக்கிறதா?
- (எந்தெந்த சத்து, உடலுக்கு எப்படி பலனளிக்கிறது என்பதை நீங்களும் அறியவேண்டும் அல்லவா!)

2

உணவு செரிப்பது எப்படி?

“டயம் ஆயிடுச்சி, இன்னும் டிஃபன் ரெடியாகலையா” என்று ஒரு குரல்.

“எனக்கு பசி எடுத்து ரொம்ப நேரம் ஆயிடுச்சி. நீங்க இன்னும் சாப்பாடு ரெடி பண்ணலை. அதனால நான் வெளியே சாப்பிட்டுக்கிறேன்” என்று கோபமாக இன்னொரு குரல்.

“எந்த வேலை எப்படிப் போனாலும் சரி, நான் வேளாவேளைக்கு கரெக்டா சாப்பிட்டிடுவேன். இல்லைன்னா என்னால வேலையை ஒழுங்கா பார்க்க முடியாது” என்று சிலர்.

“ஆபீஸ்ல மீட்டிங் முடிய 3 மணி ஆயிடுச்சி. அதனால அதுக்கப்புறம்தான் சாப்பிட்டேன்” என்று ஒரு சாரார்.

“ஓட்டலே இல்லாத இடத்தில் மாட்டிக்கிட்டேன், சாப்பாடே கிடைக்கலை. வேற வழி தெரியல. பட்டினியாத்தான் இருந்தேன்” என்று இன்னொரு சாரார்.

இவர்களெல்லாம் ஒருபுறமிருக்க, இன்னொரு புறம் “வேளா வேளைக்கு ஒழுங்கா சாப்பிடு, இல்லைன்னா உடம்பு கெட்டுப்போயிடும்” என்று பிள்ளைகளுக்கு அப்பா, அம்மாவின் அட்வைஸ் குரல்.

நேரத்துக்கு சாப்பிடு, வேளைக்கு சாப்பிடு என்று எங்கும் எப்போதும் உலகம் முழுக்க அவரவர் மொழிகளில் எல்லோர் வீட்டிலும் குரல் எழும்பிக்கொண்டேதான் இருக்கிறது. சிலர் இதை சரியாகக் கடைப்பிடிக்கிறார்கள். பலர் இதை காதில் வாங்கிக்கொள்வதே இல்லை.

சிலர் ஒரு நாளைக்கு இரண்டு வேளை சாப்பிடுகிறார்கள். சிலர் மூன்று வேளையும் சாப்பிடுகிறார்கள். நான்கு வேளை சாப்பிடுகிறவர்களும் இருக்கிறார்கள். ஏன், ஒரு நாளைக்கு ஒரு வேளை மட்டுமே சாப்பிடுகிறவர்களும் நம்மிடையே உண்டு.

காலை, மதியம், இரவு என்ற இந்த மூன்று உணவு வேளைகள் நம் உடம்புக்கு ஏற்றபடி ஏற்படுத்தப்பட்டதா? அல்லது வயிற்றுப் பசிக்கு ஏற்றபடி ஏற்படுத்தப்பட்டதா?

மூன்று வேளை உணவு என்று யார் ஏற்படுத்தியது?

வேளாவேளைக்குச் சாப்பிட வேண்டும். ஒரு நாளைக்கு மூன்று வேளை சாப்பிடவேண்டும் என்றெல்லாம் யார் எழுதி வைத்தது?

முக்கனி, மூன்று தமிழ், மூவேந்தர், மூவுலகம், முப்பொழுது இப்படி எல்லாமே மூன்றில் அமைந்ததால், உணவு சாப்பிடும் வேளையும், மூன்றாக அமைந்துவிட்டதா! அல்லது அமைக்கப்பட்டதா? இப்படி எல்லாம் கேள்விகளை எழுப்பிக்கொண்டே போனால், இதற்கு விடை கிடைக்காமலே போய்க்கொண்டிருக்கும்.

நாம் சாப்பிடும் உணவு முழுவதும் ஜீரணமாக, சாப்பிடும் உணவுக்கேற்றபடி, பலமணி நேரங்கள் எடுத்துக்கொள்கிறது. வாயில் போடப்படும் உணவு, வாயிலுள்ள உமிழ்நீருடன் சேர்ந்து நன்றாக மெல்லப்பட்டு, அரைக்கப்பட்டு சிறுசிறு உருண்டைகளாக ஆக்கப்பட்டு, உள்ளே விழுங்கப்படுகிறது. இந்த சிறுசிறு உருண்டைகள் (Bolus) வாயிலிருந்து, நெஞ்சின் நடுவிலுள்ள உணவுக்குழாய் (Esophagus) வழியாக இரைப்பையை வந்தடைகிறது.

இரைப்பை என்பது வயிற்றுக்குள் இருக்கிறது. நாம் எல்லோருமே 'வயிறு வலிக்குது, வயிறு பசிக்குது' என்று மொத்தமாக வயிறு என்றுதான் சொல்லுவோம். வயிறு என்றால் இரைப்பை, இரைப்பை என்றால் வயிறு, இப்படித்தான் நிறைய பேர் நினைத்துக்கொண்டிருக்கிறார்கள்.

ஆனால், இரைப்பை மட்டுமல்ல, கல்லீரல், மண்ணீரல், இரண்டு சிறுநீரகங்கள், கணையம், பித்தப்பை, சிறுநீரகப்பை, குடல்வால், சிறுகுடல், பெருங்குடல், ஆண்களுக்கு ப்ராஸ்டேட் சுரப்பி, பெண்களுக்கு

கர்ப்பப்பை இவை அனைத்துமே வயிற்றுக்குள்தான் இருக்கின்றன. வயிறு எது? இரைப்பை எது? என்பதை புரியவைப்பதற்காக இதைச் சொன்னேன்.

வாயிலிருந்து கீழே இறங்கும் சிறுசிறு உணவு உருண்டைகள், வயிற்றிலுள்ள இரைப்பையை வந்தடைய சுமார் 7 வினாடிகளே ஆகின்றன. கண்மூடி கண் திறப்பதற்குள் என்று சொல்கிறோமே, அது ஒரு வினாடி. இப்படி 7 முறை செய்து பாருங்கள். இதுதான் 7 வினாடிகள். உணவை வாயில் நன்றாக மென்று, அரைகுறை கூழாகவும், சிறுசிறு உருண்டைகளாகவும் ஆக்கத்தான் சில நிமிடங்கள் ஆகுமே தவிர, வாயிலிருந்து வயிற்றில் (இரைப்பையில்) வந்துவிழ, வெறும் 7 நொடிகளே ஆகிறது. அவ்வளவு வேகத்தில் இரைப்பைக்கு உணவு வந்து சேர்ந்துவிடுகிறது.

சுருங்கி விரிந்து, மடங்கி நெளிந்து தன் உள்ளேயிருக்கும் உணவுப்பொருளை கடைந்தெடுத்துவிடக்கூடிய, சுக்கு நூறாக ஆக்கிவிடக்கூடிய தன்மை வாய்ந்த சுமார் 25 சென்டிமீட்டர் நீளமுள்ள ஸ்பெஷல் தசைகளால் ஆன ஒரு தோல் பைதான் “இரைப்பை”. சுமார் பத்து அங்குலம் நீளம் மட்டுமே இருந்தாலும், அதிகபட்சம் நான்கு லிட்டர் (கிட்டத்தட்ட நான்கு கிலோ) உணவைக்கூட அடக்கக்கூடிய அளவுக்கு விரிந்து கொடுக்கும் தன்மை வாய்ந்தது இரைப்பை.

இரைப்பைக்கு வந்து சேர்ந்த இந்த அரைகுறை கூழான உணவு வயிற்றிலுள்ள அமிலங்களுடனும், என்ஸைம்களுடனும் சேர்ந்து நன்றாக பிசையப்படுகிறது. இப்படி பிசைந்தெடுக்கும், கடைந்தெடுக்கும், சத்துப்பொருளைப் பிரித்தெடுக்கும், வேலையையும் இரைப்பைதான் செய்கிறது.

நன்றாக கூழாக்கப்பட்ட இந்த உணவுப்பொருளில் (Chyme) தான், உடலுக்குத் தேவையான அனைத்து சத்துப்பொருட்களும் இருக்கின்றன. அநேக சத்துப்பொருட்களையெல்லாம், இரைப்பையிலுள்ள ரத்தக்குழாய்கள் உறிஞ்சி எடுத்துவிடுகின்றன. பின்னர் இந்த உணவுக்கூழ், இரைப்பையிலிருந்து சிறு குடலுக்குள் கொஞ்சம், கொஞ்சமாக தள்ளப்படுகிறது.

இரைப்பை முழுவதும் காலியாகிவிட்டால், மறுபடியும் இரைப்பையில் அமிலங்களும், என்ஸைம்களும் சுரக்க ஆரம்பித்துவிடுகின்றது. இரைப்பை காலியாகி அமிலங்கள் சுரக்க ஆரம்பித்துவிட்டாலே, பசி எடுக்க ஆரம்பித்துவிடுகிறது. ஆக, மறுபடியும் பசியைத் தூண்டச் செய்யும் செயல்கள் ஒவ்வொன்றாக நடக்க ஆரம்பிக்கின்றன.

ஒரு டம்ளர் தண்ணீரை நாம் குடிக்கிறோமென்றால், அந்தத் தண்ணீர் நேராக வாய்வழியாக, நெஞ்சுப்பகுதியிலுள்ள உணவுக் குழாயை சில நொடிகளில் கடந்து, இரைப்பையை வந்தடைகிறது. மறுபடியும் இரைப்பையிலிருந்து நேராக சிறுகுடலுக்குள் இறங்கிவிடுகிறது.

சுருங்கச் சொன்னால் வாயில் ஊற்றிய தண்ணீர் வயிற்றுக்கு அடுத்த நிமிடமே வந்துவிடுகிறது. ஆனால், காய்கறி, பழங்கள், ஜூஸ், மீன், முட்டை, சிக்கன், மட்டன் இவையாவும் வாயிலிருந்து இரைப்பையை வந்து சேர்ந்து, இரைப்பையிலிருந்து சிறு குடலுக்குச் செல்ல, ஒவ்வொன்றும் ஒவ்வொரு நேரத்தை எடுத்துக்கொள்கிறது.

அரைகுறை கூழாக்கப்பட்ட காய்கறிகள், பழங்கள் இரைப்பையை விட்டு வெளியேற சுமார் 20 லிருந்து 30 நிமிடங்கள் எடுத்துக்கொள்கிறது.

தர்பூசணி பழ ஜூஸ் சுமார் 20 நிமிடங்களும், ஆரஞ்சு, திராட்சைப் பழ ஜூஸ்கள் சுமார் 30 நிமிடங்களும், ஆப்பிள், பேரிக்காய், செர்ரி பழங்கள் சுமார் 40 நிமிடங்களும், தக்காளி, வெள்ளரிக்காய் சுமார் 40 நிமிடங்களும், வேகவைத்த காய்கறிகள், கீரைகள் சுமார் 40 நிமிடங்களும், காலிப்ளவர், பீன்ஸ் போன்றவை சுமார் 45 நிமிடங்களும், பூமிக்கடியில் விளையும் கிழங்கு வகைகளைச் சேர்ந்த கேரட், பீட்ரூட் போன்றவை இரைப்பையை கடந்து செல்ல சுமார் 50 நிமிடங்களும் எடுத்துக்கொள்கிறது.

உருளைக்கிழங்கு, சோளம், சர்க்கரைவள்ளிக்கிழங்கு ஆகியவை சுமார் 1 மணி நேரமும், அரிசி, கோதுமை, ஓட்ஸ் ஆகியவை சுமார் 1 ½ மணி நேரமும், பட்டாணி, கிட்னி பீன்ஸ் ஆகிய வகைளைச் சேர்ந்தவை சுமார் 1½ மணி நேரமும், சோயா பீன்ஸ் சுமார் 2 மணி நேரமும் எடுத்துக்கொள்கிறது.

சூரியகாந்தி விதை, பூசணி விதை போன்ற வகைகளைச் சேர்ந்தவைகள் சுமார் 2 மணி நேரமும், பாதாம், பிஸ்தா, முந்திரி, அக்ரூட், வேர்க்கடலை ஆகியவை சுமார் 2 மணியிலிருந்து 3 மணி நேரமும் எடுத்துக்கொள்கிறது.

கொழுப்பு நீக்கப்பட்ட பால், கொழுப்பு நீக்கப்பட்ட பாலாடைக்கட்டி, பன்னீர் ஆகியவை சுமார் ஒரு மணி நேரமும், கொழுப்பு அதிகமுள்ள பாலாடைக்கட்டி, பன்னீர், வெண்ணெய் ஆகியவை சுமார் 2 மணியிலிருந்து 4 மணி நேரம் வரையிலும் எடுத்துக்கொள்கின்றன.

முட்டை மஞ்சள் கரு சுமார் ½ மணி நேரமும், முழுமுட்டை சுமார் ¾ மணி நேரமும், மீன், கடல் உணவுகள், சுமார் ½ மணி நேரமும், தோலுரித்த கோழி இறைச்சி சுமார் 1½ மணியிலிருந்து 2 மணி நேரமும், மாட்டிறைச்சி, ஆட்டிறைச்சி சுமார் 3 மணி முதல் 4 மணி நேரமும்,

பன்றி இறைச்சி சுமார் 4½ மணி முதல் 5 மணி நேரமும் இரைப்பையை விட்டுவெளியேற ஆகிறது.

இப்படி இரைப்பை காலியாவதும், பசி எடுப்பதும், உடனே உணவு வேண்டும் என்று உடல் சொல்வதும், உடன் நாம் சாப்பிடுவதும், மறுபடியும் இரைப்பை காலியாவதும் இப்படியே தொடர்ந்து ஒவ்வொரு வேளையும், ஒவ்வொரு நாளும், ஒவ்வொரு ஆண்டும், ஆயுள் முழுக்க நடைபெற்றுக் கொண்டிருக்கிறது.

இந்த பசி எடுத்து சாப்பிடும் நேரத்தை 'உணவு வேளை' என்று நாம் வைத்துக்கொண்டு, நினைத்துக்கொண்டு, சாப்பிட ஆரம்பிக்கிறோம். சாப்பிடுகிறோம். இரவில் நாம் நம்முடைய உடலுக்கு முழுமையான ஓய்வு கொடுத்துவிடுவதாலும், உடலுழைப்பு இல்லாததாலும், இரவு நேரத்தில் பசி எடுப்பதில்லை. அதனால்தான் இரவு நேரத்தில் பெரும்பாலானோர் உணவு எடுத்துக்கொள்வதில்லை.

இரவு நேரம் நீண்ட இடைவெளி என்பதால்தான், காலையில் எழுந்தவுடன் இரவு நேர நீண்ட பட்டினியை முடித்துவிட்டு காலை உணவை சாப்பிடுகிறோம். இரவு உண்ணாவிரதத்தை முடித்து காலையில் சாப்பிடுவதால் தான் காலை உணவுக்கு Breakfast என்ற பெயர் வந்தது.

உடம்பை வைத்துத்தான், சாப்பிடும் உணவை வைத்துத்தான், ஜீரணமாகும் நேரத்தை வைத்துத்தான், பசியை வைத்துத்தான், இந்த காலை, மதியம், இரவு என்கிற மூன்று உணவு வேளை உருவானது. இது அவரவர் உடல்நிலையைப் பொறுத்து கண்டிப்பாக மாறுபடும். நேரம் பார்க்காமல் இஷ்டத்துக்கு, கிடைத்த நேரமெல்லாம் சாப்பிடுபவர்களுக்கு இந்த மூன்று வேளையெல்லாம் ஒத்து வராது. கணக்கிலும் வராது.

ஆதிகால மனிதன், பசி மயக்கத்தில் காடு மேடெல்லாம் அலைந்து, மிகவும் சோர்ந்துபோய், தன்னால் ஒன்றுமே செய்யமுடியாது என்றிருந்த நிலையில் ஏதோ ஒரு புது உணவுப்பொருள் கிடைக்க, அதை சாப்பிட்டான். அந்த உணவுப்பொருளை அவன் சாப்பிட்டபிறகு அவன் உடலில் ஒரு புது தெம்பும், புது உற்சாகமும் கிடைத்தது. தான் சாப்பிட்ட உணவுப்பொருள் மூலம்தான், அந்த உற்சாகம் கிடைத்தது என்று முடிவு செய்து, அந்த உணவுப்பொருளை அவன் தொடர்ந்து திரும்பத் திரும்ப சாப்பிட ஆரம்பித்தான். இன்று நாம் சாப்பிடும் அனைத்து காய், கனி, கிழங்கு வகைகளும் ஆதி மனிதன் புதிதாக சாப்பிட்டு அறிந்தவைதான்.

ஆதி மனிதன் சாப்பிட்டுப் பார்த்து அவை உடலில், ஏற்படுத்தும் மாற்றத்தை உணர்ந்து அதையே தொடர்ந்து சாப்பிட்டான்.

காலப்போக்கில், எந்தெந்த உணவில் என்னனென்ன சத்து இருக்கிறது? எந்த உணவுப்பொருளைச் சாப்பிட்டால் உடலில் எந்த நோய் சரியாகும்? எதை சாப்பிட்டால் உடலுக்கு ஒத்துக்கொள்ளாது என்பதை எல்லாம் தெரிந்து கொண்டான்.

பதினைந்தாம் நூற்றாண்டிலும், பதினாறாம் நூற்றாண்டிலும்தான் அறிவியல் குறிப்பிடத்தக்க அளவுக்கு வளர்ச்சி கண்டது. மேலைநாட்டு விஞ்ஞானிகளும், கண்டுபிடிப்பாளர்களும், தத்துவஞானிகளும் பழமையை சற்று ஒதுக்கிவைத்துவிட்டு, புதிய விஞ்ஞான கண்டுபிடிப்புகளை தினமும் உலகிற்கு அளித்தார்கள்.

இன்று நாம் விஞ்ஞான வளர்ச்சியின் உச்சக் கட்டத்தில் இருக்கிறோம். புதுப்புது ஆராய்ச்சிகள், புதுப்புது கண்டுபிடிப்புகள், புதுப்புது உணவு வகைகள், புதுப்புது நோய்கள், அதற்கு புதுப்புது மருந்துகள் என்று விஞ்ஞானம் வளர்ந்து கொண்டிருக்கிறது.

“உடலில் வலி இருப்பவர்கள் மூன்று நாட்களுக்கு வெங்காயம் சாப்பிடாதீர்கள்” என்று கி.மு. 2500-ம் ஆண்டில் பாபிலோனியாவில் செதுக்கப்பட்டிருந்த ஒரு கல்வெட்டில் கூறப்பட்டிருக்கிறது.

வெங்காயம் சாப்பிடுவதை நிறுத்தினால் உடல் வலி போகுமா, போகாதா என்பது ஒருபக்கம் இருந்தாலும், உணவுக்கும், உடலுக்கும் உள்ள உறவும், உணவு சம்பந்தமான அறிவுரையும், அந்தக்காலத்திலேயே சொல்லப்பட்டிருக்கிறது என்பதை இந்த கல்வெட்டு நமக்கு தெரிவிக்கிறது, ‘உலகுக்கு உணவைப் பற்றிய முதல் அறிவுரை’ என்றுகூட நாம் அதை எடுத்துக் கொள்ளலாம்.

கி.மு. 2-ம் நூற்றாண்டில் ‘கேட்டோ’ என்பவர், “முட்டை கோஸ் காய்கறியையோ அல்லது அதை சாப்பிட்டவரின் சிறுநீரையோ சாப்பிட்டால், வயிற்றுப் பிரச்சினைகள், வயிற்றுப்புண் முதலியவைகள் குணமாகும்” என்று தெரிவித்தார்.

கி.பி. 1747-ம் ஆண்டில் ‘ஜேம்ஸ் லிண்ட்’ என்கிற பிரிட்டிஷ் கடற்படை டாக்டர் விஞ்ஞான ரீதியாக உடற்சத்து பற்றிய ஆராய்ச்சியில் இறங்கினார். ஆண்டுக் கணக்கில் கடலிலேயே இருக்கும் கடற்படை வீரர்கள் மற்றும் கப்பல் ஊழியர்கள் “ஸ்கர்வி” (Scurvy) என்னும் நோயினால் பாதிக்கப்பட்டிருந்தார்கள். அவர்கள் அனைவருக்குமே எலுமிச்சை பழச்சாற்றை தினமும் குடிக்கக் கொடுத்தார்.

எலுமிச்சை பழச்சாறு குடித்த அனைவருமே நோயிலிருந்து

காப்பாற்றப்பட்டார்கள். இந்த அனுபவத்தின் மூலம் எலுமிச்சைப் பழச்சாறு 'ஸ்கர்வி' என்னும் நோயைக் குணப்படுத்தும் என்பதை அவர் கண்டுபிடித்தார்.

இந்த கண்டுபிடிப்பு தெரியாததால், 1500-ம் ஆண்டிலிருந்து 1800-ம் ஆண்டுவரை லட்சக்கணக்கான கடற்படை வீரர்கள் மற்றும் கப்பல் ஊழியர்கள் இந்த 'ஸ்கர்வி' நோயினால் இறந்திருப்பார்கள் என்று ஒரு அறிக்கை கூறுகிறது. சாத்துக்குடி, ஆரஞ்சு, திராட்சை, எலுமிச்சை, கிச்சிலி போன்ற சிட்ரஸ் பழங்களில்தான் வைட்டமின் 'சி' சத்து இருக்கிறது என்பதை விஞ்ஞானிகள் முன்பே கண்டுபிடித்திருந்தால், லட்சக்கணக்கான கடற்படை வீரர்களை 'ஸ்கர்வி' நோயிலிருந்து காப்பாற்றியிருக்கலாம்.

19-ம் நூற்றாண்டில் கார்பன், ஹைட்ரஜன், நைட்ரஜன், ஆக்ஸிஜன் ஆகியவைதான் உணவின் முக்கிய மூலக்கூறுகள் என்று அறியப்பட்டது. ஆக்ஸிஜன் 1774-ம் ஆண்டில் 'ஜோசப் ப்ரீஸ்ட்லீ என்கிற பிரிட்டிஷ்காரரால் கண்டுபிடிக்கப்பட்டது. ஆனால், உணவுப் பொருட்களின் மூலக்கூறுகளில், ஆக்ஸிஜனும் முக்கிய பங்கு வகிக்கிறது என்பது 19-ம் நூற்றாண்டின் முற்பகுதியில்தான் உலகுக்கு தெரியப்படுத்தப்பட்டது.

உலகமெங்கும் கோடிக்கணக்கான மக்கள் தினமும் சொல்லிக்கொண்டிருக்கும் 'வைட்டமின்' என்கிற வார்த்தையை 1912-ஆம் ஆண்டில் 'கேஸிமீர் பங்க்' என்பவர்தான் உருவாக்கினார். 1913ஆம் ஆண்டில் 'எல்மெர் மெக்கல்லம்' என்பவர்தான் வைட்டமின் 'A' மற்றும் வைட்டமின் 'B' ஆகியவைகளை கண்டுபிடித்தார்.

19-ம் நூற்றாண்டிலேயே வைட்டமின்கள் கண்டுபிடிக்கப்பட்டாலும், 20-ம் நூற்றாண்டின் பிற்பகுதியில்தான் வைட்டமின்களைப்பற்றிய நுணுக்கமான விவரங்கள் அலசி ஆராயப்பட்டு உலகுக்கு தெரிவிக்கப்பட்டன.

இப்படித்தான் ஒவ்வொரு உணவுப்பொருட்களிலும் என்னென்ன சத்து இருக்கின்றது என்பதை, ஒவ்வொரு காலகட்டத்தில் உலகமெங்கும் பரவிக்கிடந்த விஞ்ஞானிகள் கஷ்டப்பட்டுக் கண்டுபிடித்து மக்களுக்கு தெரிவித்தார்கள்.

ஒரு உணவில் புரோட்டின், கார்போஹைட்ரேட், கொழுப்பு, வைட்டமின்கள், தாதுப்பொருட்கள், நார்ச்சத்து மற்றும் நீர் ஆகியவை சரிவிகிதத்தில் கலந்திருக்க வேண்டும். மேற்கூறியவைகள் அனைத்தும் அடங்கியிருக்கும் உணவுதான் சரியான உணவு. முழுமையான உணவு.

சத்தான உணவு. மொத்தத்தில் சொல்லப்போனால் 'சரிவிகித சத்துணவு' (Balanced Nutritional Diet) என்று அழைக்கலாம். 'இந்த சரிவிகித சத்துணவுக் கலவை' நாம் தினமும் சாப்பிடும் உணவில் இருக்கிறதா? என்று கேட்டால், அநேகமாக 'இல்லை' என்றுதான் சொல்ல முடியும்.

எந்த உணவுப் பொருளை சாப்பிட்டால், எந்த உணவுச்சத்து நமது உடலுக்கு கிடைக்கும், எந்த பானத்தை குடித்தால் எந்த உணவுச்சத்து நமது உடலில் ஏறும் என்று எதிர்பார்த்து, யோசித்து கணக்குப் போட்டு யாரும் சாப்பிடுவதில்லை.

வேளாவேளைக்கு எதையாவது சாப்பிட்டாக வேண்டும் என்று கொஞ்சம் பேர் - உணவு ருசியாக இருந்தால் அதிகமாக சாப்பிடுவோம் என்று கொஞ்சம் பேர் - உணவு ருசியாக இல்லையென்றால் குறைவாக சாப்பிடுவோம் என்று கொஞ்சம் பேர் - இப்படி அந்த நேரத்தில் வயிற்றை நிரப்பத்தான் பார்ப்பார்களே தவிர, எந்தச் சத்து எந்த உணவில் போதுமான அளவு இருக்கிறதா! இல்லையா! என்று கணக்குப்போட்டு யாரும் சாப்பிடுவதில்லை.

எந்த உணவில் என்ன சத்து அதிகமாக இருக்கிறது? அந்த சத்து நம் உடலுக்கு தினமும் எந்த அளவில் தேவைப்படுகிறது என்பதே நிறைய பேருக்கு தெரிய வாய்ப்பில்லை.

3

சப்பாத்தியும் சாதமும்!

நண்பர் ஒருவர் என்னிடம் வந்தார். அவருக்கு சர்க்கரை வியாதி இருக்கிறது. "சர்க்கரை மாத்திரையை வேளாவேளைக்கு கரெக்டாதான் சாப்பிடறேன். அப்படியிருந்தும் சர்க்கரை அளவு குறைய மாட்டேங்குதே" என்று என்னிடம் அவர் ரொம்ப வருத்தமாக சொன்னார்.

"மூன்று வேளையும் என்ன உணவு சாப்பிடறீங்க? என்ன அளவில் சாப்பிடறீங்க?" என்று அவரிடம் கேட்டேன்.

"நான் கிராமத்திலிருப்பவன். மூன்று வேளையும் அரிசிச்சாதம்தான் சாப்பிடுவேன்" என்றார்.

நான் அவரிடம் "இனிமேல் காலையிலேயும், ராத்திரியிலேயும் சாதத்தை நிறுத்திட்டு, அதுக்குப் பதிலா சப்பாத்தி சாப்பிடுங்க. சர்க்கரை கண்ட்ரோலுக்கு வரும்" என்று சொன்னேன். அவரும் 'சரி' என்று சொல்லிவிட்டுப் போனார்.

இரண்டு மாதம் கழித்து மீண்டும் வந்தார். சர்க்கரை டெஸ்ட் ரிசல்ட்டைக் காண்பித்தார். இந்தமுறையும் அதிகமாகத்தான் இருந்தது.

"மறுபடியும் சர்க்கரை அதிகமாகத்தானே இருக்கு. நான் சொன்னபடி காலை, இரவு இரண்டு வேளையும் சப்பாத்தி சாப்பிடறீங்களா?" என்றேன்.

"ஆமாம் டாக்டர், நீங்க சொன்னமாதிரியே இரண்டு வேளையும் சப்பாத்திதான் சாப்பிடறேன்" என்றார்.

"எத்தனை சப்பாத்தி காலையில்? எத்தனை சப்பாத்தி ராத்திரியில் சாப்பிடறீங்க?" என்றேன்.

"காலையில் 10 சப்பாத்தி, ராத்திரியில 8 சப்பாத்தி டாக்டர்" என்றார்.

எனக்கு மயக்கமே வந்துவிட்டது. உடனே சிரிப்பும் வந்துவிட்டது. சிரிப்பை அடக்கிக்கொண்டு, "மூணு வேளையும் அரிசி சாதத்தை ரொம்ப அதிகமாக சாப்பிட்டீங்க! அளவை குறைக்கவேண்டும் என்பதற்காகத்தான், சப்பாத்தியை சாப்பிடச் சொன்னேன். ஆனா, நீங்க சப்பாத்தியையும், சாதத்தை மாதிரியே சாப்பிட்டா, சர்க்கரை எப்படிங்க குறையும்?" என்றேன்.

இதில் இருக்கும் உண்மை என்னவென்றால், எதை சாப்பிடுகிறோம் என்பதைவிட, எந்த அளவில் சாப்பிடுகிறோம் என்பது முக்கியம்!

தென்னிந்திய மக்கள் அரிசி சாதம் அதிகமாக சாப்பிட்டு பழக்கப்பட்டவர்கள். வட இந்திய மக்கள் சப்பாத்தி அதிகமாக சாப்பிட்டு பழக்கப்பட்டவர்கள். சாதம் சாப்பிடுறவங்களுக்கு, சப்பாத்தியைக் கொடுத்தால், அதிகம் சாப்பிடமாட்டாங்க! சப்பாத்தி சாப்பிடுறவங்களுக்கு சாதத்தைக் கொடுத்தால், அதிகம் சாப்பிட மாட்டாங்க!

இப்படி ஒரு வகை உணவை, இன்னொரு வகையினரை சாப்பிடச் சொல்வது சாப்பாட்டின் அளவை குறைப்பதற்காகத்தான் என்பதை சர்க்கரை நோயாளிகள் மட்டுமல்ல எல்லோருமே தெரிந்து கொள்ள வேண்டும். உலகின் பல்வேறு பாகங்களிலும், பல வகையான உணவு தானியங்கள் உற்பத்தி செய்யப்படுகின்றன. அவைகளை பயன்படுத்தி, விதவிதமான, கலர் கலரான, உணவுகள் தயாரிக்கப்படுகின்றன. மக்களின் ரசனை மாறிக்கொண்டே இருப்பதால், ஒரு நாட்டில் அதிகமாக உபயோகத்திலிருக்கும் உணவு தானியம், இன்னொரு நாட்டில் பிரபலமாக இருப்பதில்லை.

நெல், சோளம், கோதுமை, கேழ்வரகு, கம்பு, எள்ளு, தினை, கொள்ளு, உளுந்து, பயறு, கடலை, சாமை ஆகிய உணவு தானியங்கள் உலகின் பல்வேறு பகுதிகளில் பெரும்பாலான மக்களால் விரும்பப்பட்டு, அதிக அளவில் உணவாகப் பயன்படுத்தப்படுகிறது.

நவதானியங்கள் என்று சொல்லக்கூடிய 1) நெல் 2) கோதுமை 3) பாசிப்பயறு 4) துவரை 5) மொச்சை 6) எள் 7) கொள்ளு 8) உளுந்து 9)

வேர்க்கடலை ஆகியவை உணவுப்பொருளாக மட்டுமின்றி, இந்தியாவில் பெரும்பாலான விசேஷங்களிலும், ஆன்மிக, சுப நிகழ்ச்சிகளிலும் பயன்படுத்தப்படுகின்றன.

உலக அளவில் தானிய உற்பத்தியில் சோளம், அரிசிக்குப் பிறகு மூன்றாவது இடத்தில் இருக்கும் தானியம் கோதுமை. சோளம், அரிசியைவிட புரோட்டின் (Vegetable Protein) மிக அதிகமாக உள்ள ஒரே தானியம் கோதுமைதான். உற்பத்தியில் வேண்டுமானால் கோதுமை மூன்றாவது இடத்தில் இருக்கலாம். ஆனால், உபயோகத்தில் பார்த்தால், அரிசிக்கு அடுத்து கோதுமை இரண்டாவது இடத்தில் இருக்கிறது. கோதுமையில் புரோட்டின், தாதுப்பொருட்கள், வைட்டமின்கள் மற்றும் ஸ்டார்ச் அதிக அளவில் இருக்கின்றன.

நூறு கிராம் கோதுமையில் (ஹார்ட் ரெட் வின்டர் வகை) 12.61 கிராம் புரோட்டின் சத்து, 71.18 கிராம் கார்போஹைட்ரேட், 1.54 கிராம் கொழுப்பு, 12.2 கிராம் நார்ச்சத்து, 29 மில்லிகிராம் கால்சியம், 3.19 மில்லிகிராம் இரும்புச்சத்து, 2 மில்லிகிராம் சோடியம் சத்து, 0.41 கிராம் சர்க்கரைச்சத்து மற்றும் B_1, B_2, B_3, B_5, B_6 ஆகிய வைட்டமின் சத்துக்களும் இருக்கின்றன.

அரிசி உபயோகிக்காத பல நாடுகளில் கோதுமைதான் நம்பர் ஒன் தானியமாக இருக்கிறது. கார்போஹைட்ரேட் சத்தை அதிகமாகக் கொடுக்கக்கூடிய உணவுப்பொருளாகவும் கோதுமைதான் இருக்கிறது. கோதுமையிலுள்ள புரோட்டின் சத்து மிக எளிதாக ஜீரணம் ஆகிவிடக்கூடியது என்பதால், கோதுமையில் செய்யப்பட்ட உணவுப் பொருட்களை எல்லோருமே விரும்பிச் சாப்பிடுகிறார்கள். கோதுமையில் தயாரிக்கப்பட்ட ரொட்டித்துண்டை அமெரிக்கர்கள் காலை உணவாக சாப்பிடுகின்றனர்.

அதே கோதுமையில் தயாரிக்கப்பட்ட சப்பாத்தியை நாம் காலை உணவாகச் சாப்பிடுகிறோம். ஆக, உணவுப்பொருட்கள் உலகமெங்கும் ஒன்றுதான். உணவு வகைகள்தான் நாட்டுக்கு நாடு மாநிலத்துக்கு மாநிலம் மாறுபடுகிறது.

நூடுல்ஸ் போன்ற அவசர உணவுகளை ஒப்பிடும்போது, சப்பாத்தி உடல் ஆரோக்கியத்துக்கு மிகவும் நல்லது. சர்க்கரை வியாதி உள்ளவர்களுக்கும், இதய நோய் உள்ளவர்களுக்கும், குண்டாக இருப்பவர்களுக்கும், மிக உபயோகமாக இருக்கக்கூடிய உணவு சப்பாத்திதான். சப்பாத்தியில் கொழுப்புச்சத்து அதிகமாக இல்லை.

கோதுமையில் சுமார் முப்பதாயிரம் வகைகள் உள்ளன. கோதுமையில் செய்யப்படும் உணவு வகைகள்தான் உலகில் மிக அதிகம். சர்க்கரை நோயுள்ளவர்கள் நிறையபேர் கோதுமையில் தயாரிக்கப்பட்ட உணவுகளைத்தான் அதிகமாகப் பயன்படுத்துகிறார்கள்.

கோதுமை மாவில் செய்யப்பட்ட சப்பாத்தி, பரோட்டா, ரொட்டி, பிஸ்கெட், கோதுமை ரவையில் செய்யப்பட்ட கஞ்சி, உப்புமா, சாதம், கோதுமைப் பாலில் செய்யப்பட்ட அல்வா ஆகியவை பெரும்பாலானவர்களால் விரும்பிச் சாப்பிடப்படும் கோதுமை உணவுகளாகும். இப்பொழுதெல்லாம் பெரும்பாலானவர்கள் வீடுகளில் சப்பாத்திதான் பிரதான உணவாகிவிட்டது.

ஒரு ஏக்கரில் கோதுமை விளைவித்து அதில் கிடைக்கும் கோதுமையில், 4 பேர் கொண்ட ஒரு குடும்பம் சுமார் 10 ஆண்டுகளுக்கு ரொட்டி தயாரித்து சாப்பிட்டு வாழமுடியுமாம். சுமார் 38 கிராம் எடையுள்ள ஒரு சப்பாத்தியை நாம் சாப்பிட்டால் சோடியம் சுமார் 95 மில்லிகிராமும், பொட்டாசியம் சுமார் 86 மில்லிகிராமும், கார்போ ஹைட்ரேட் சுமார் 22.0 கிராமும், நார்ச்சத்து சுமார் 3 கிராமும், புரோட்டின் சுமார் 4 கிராமும் நமது உடலுக்குள் போய்ச் சேருகிறது.

சப்பாத்தியில் சோடியமும், பொட்டாசியமும் அதிகமாகவே இருக்கின்றது. சாதத்தில் உப்பின் மூலம் கிடைக்கும் சோடியம் இல்லை. பொட்டாசியம்கூட மிகமிகக் குறைவாகவே இருக்கின்றது. அதனால், உப்பு குறைவாக சாப்பிட வேண்டிய நோயாளிகளுக்கு, சப்பாத்தியைவிட சாதம்தான் சிறந்தது.

சாதத்திலும், சப்பாத்தியிலும் ரத்தத்திலுள்ள சிவப்பு அணுக்களை உற்பத்தி செய்யப் பயன்படும் 'B' காம்ப்ளெக்ஸ் வைட்டமின்கள் இருக்கின்றன. ஆனால், சாதத்தைவிட சப்பாத்தியில் சற்று அதிகமாகவே இருக்கின்றது. சப்பாத்தியில், சாதத்தைவிட புரோட்டினும், நார்ச்சத்தும், கால்சியமும், இரும்புச்சத்தும் சற்று அதிகமாகவே இருக்கின்றது. அரிசியில் கால்சியம் இல்லை. சப்பாத்தியில் இருக்கிறது.

சப்பாத்தியிலுள்ள புரோட்டினும், கார்போஹைட்ரேட்டும், அதிகமான சக்தியையும் தெம்பையும் உடலுக்குக் கொடுக்கிறது. ஆனால், அரிசியில் இதெல்லாம் குறைவுதான். ஜீரணம் ஆவதற்கு சப்பாத்தி, அதிக நேரம் எடுத்துக்கொள்ளும். ஆனால், முழுமையாக ஜீரணம் ஆகிவிடும். இதனால் ரத்தத்திலுள்ள சர்க்கரையின் அளவு, 'சர்'ரென்று மேலேயும் போகாமல், ஒரேயடியாகக் கீழேயும் போகாமல் கட்டுப்பாட்டுக்குள்ளேயே இருக்கும்.

அதேமாதிரி, சப்பாத்தி மெதுவாக ஜீரணம் ஆவதால், உடம்பில் ஒரு தெம்பு எப்பொழுதும் இருந்துகொண்டே இருக்கும். அதனால் உடனே பசி எடுக்காது. அடிக்கடி சாப்பிட மாட்டோம். அதனால் உடல் எடை கூடாது.

மெதுவாக ஜீரணம் ஆகவேண்டும், ஆனால் நன்றாக ஜீரணம் ஆக வேண்டும். உடனே பசி எடுக்கக்கூடாது ஆனால் உடல் எப்பொழுதும் தெம்பாக இருக்க வேண்டும். நிறைய திருப்தியா சாப்பிடணும், ஆனால், உடல் எடை கூடக்கூடாது என்று விரும்புபவர்கள் எல்லோருக்குமே, கோதுமையில் தயாரிக்கப்பட்ட உணவுகள்தான் நல்லது.

4

தண்ணீர் தண்ணீர்!

நமது உடல் எடையில் அறுபது சதவீதம் தண்ணீர் இருக்கிறது. உதாரணத்திற்கு, அறுபது கிலோ எடையுள்ள ஒருவரின் உடலில் கிட்டத்தட்ட 36 கிலோ எடை அளவுக்கு தண்ணீர் நிரம்பியிருக்கிறது.

நமது உடலிலுள்ள ரத்தத்தில் 70 சதவீதம் தண்ணீரும், எலும்புகளில் 20 சதவீதம் தண்ணீரும், கொழுப்பில் 10 சதவீதம் தண்ணீரும் நிரம்பியிருக்கிறது. ஆக, தண்ணீர் நம் உடலில் இருக்கிறது. நாம் சாப்பிடும் உணவிலும் இருக்கிறது. கூடுதலாக தண்ணீரும் பருகுகிறோம்.

உடலுக்குத் தேவையான ஆறு முக்கிய சத்துப்பொருட்களில் தண்ணீரும் ஒன்று. தண்ணீர் இல்லாமல், தண்ணீர் குடிக்காமல் உயிர்வாழ முடியாது.

பூமியில் அதிகமாக இருப்பது, தண்ணீர். அதுமட்டும்தான் திட, திரவ, வாயு ஆகிய மூன்று நிலைகளிலும் இருக்கக்கூடியது. அதாவது தண்ணீர் ஐஸ் கட்டியாக, தண்ணீராக, ஆவியாக உலகமெங்கும் பரவிக்கிடக்கிறது. திடவடிவத்தில் உள்ள ஐஸ்கட்டி, திரவ வடிவத்திலுள்ள தண்ணீரில் மிதக்கிறது. இதற்குக் காரணம் திரவ வடிவத்தில் இருக்கும்போது தண்ணீரின் அடர்த்தி அதிகம்.

தண்ணீரும் ஒரு உணவுதான். கலோரி சக்தி எதுவும் இல்லாதபோதும், ஆர்கானிக் சத்துக்கள் எதுவும் இல்லாதபோதும், தண்ணீர் மனிதர்களுக்கும் மற்ற உயிரினங்களுக்கும் அத்தியாவசியமானதாக இருக்கிறது.

தண்ணீருக்கென்று தனியாக நிறம் கிடையாது. சுவை கிடையாது. மணம் கிடையாது. அது சேரும் பொருளுக்கேற்ப நிறத்தையும், சுவையையும், மணத்தையும் கொடுக்கும்.

தண்ணீர் நமது உடலுக்குள் செல்வது எவ்வளவு முக்கியமோ அதுபோல் நமது உடலில் இருந்து வெளியேறுவதும் முக்கியம்! அதிக குளிரும் இல்லாத, அதிக வெயிலும் இல்லாத சீதோஷ்ண நிலையில் வாழும் ஒரு சராசரி மனிதனின் உடலிலிருந்து தினமும் சுமார் 2 ½ லிட்டர் தண்ணீர் வெளியேறுகிறது.

சிறுநீரகங்கள் வழியாக, சிறுநீராக சுமார் 1 ½ லிட்டரும், சுவாசிப்பதன் வழியாக நுரையீரல் மூலமாக சுமார் 350 மில்லி லிட்டரும், தோலின் வழியாக வியர்வை மூலமாக சுமார் 450 மில்லி லிட்டரும், வயிற்றிலுள்ள குடல்கள் வழியாக மலத்தின் மூலமாக சுமார் 200 மில்லி லிட்டரும் தினமும் வெளியேறுகிறது.

அதுபோல், ஒரு மனிதனின் உடலில் தினமும் சுமார் 2 ½ லிட்டர் தண்ணீர் சேர வேண்டும். குடிக்கும் தண்ணீர், ஜூஸ், டீ, காபி, மோர், சூப், குளிர்பானங்கள் மூலமாக சுமார் 1 ½ லிட்டரும் - சாப்பிடும் உணவு மூலமாக சுமார் 700 மில்லி லிட்டரும் - உடலினுள் ஏற்படும் ரசாயன பரிமாற்றங்கள் மூலமாக சுமார் 300 மில்லி லிட்டரும் உடலுக்கு கிடைக்கிறது.

உடலிலும், உடல் உறுப்புகளிலும் அதிகமான அளவில் நிரம்பியிருக்கும் தண்ணீர் நமது உடலில் பல முக்கியமான வேலைகளைச் செய்கிறது.

1) நாம் சாப்பிடும் உணவிலுள்ள வைட்டமின்கள், தாதுப்பொருட்கள், சர்க்கரை ஆகிய சத்துக்களை, உடலிலுள்ள சுமார் 1 லட்சம் கோடி செல்களுக்கும் கொண்டு செல்லும்.

2) உடலின் செல்களிலிருந்து தினமும் வெளியாகும் கழிவுப் பொருட்களையும், விஷப்பொருட்களையும் சிறுநீர் மூலமாகவும், மலம் மூலமாகவும் வெளியேற்றும்.

3) நாம் சாப்பிடும் உணவுப்பொருட்கள் உடைந்து, சிதைந்து, கூழாகி பின் கண்ணுக்குத் தெரியாத மூலக் கூறுகளாகப் பிரிந்து

உடலெங்கும் போய்ச் சேருகிறது. இந்த ரசாயனப் பரிமாற்றத்திற்கும் தண்ணீர் அவசியம்.

4) தட்பவெப்ப சூழ்நிலைக்கு ஏற்ப வெப்பத்தை உடலுக்குள் இழுக்கவும், உடலிலிருந்து வெளியே விடவும் தண்ணீர் தேவை. வெளியில் உஷ்ணம் அதிகமாக இருக்கும்போது, உடலிலுள்ள உஷ்ணத்தை வியர்வையாக வெளியேற்றி உடலை குளிர்ச்சியாக்கும். வெளியில் உஷ்ணம் குறைவாக இருக்கும்போது உடலை சூடாக வைப்பதும் தண்ணீரின் வேலைதான்.

5) மெஷின்களிலுள்ள இணைப்புகள் ஒன்றோடொன்று உரசிக்கொள்ளாமல் ஒழுங்காக இயங்க, அசைய, நகர, க்ரீஸ் மற்றும் எண்ணெய் ஆகியவை உபயோகப்படுகிறது. அதைப்போல நமது உடலிலுள்ள சிறிய, பெரிய எலும்பு மூட்டுகள், ஒழுங்காக, சீராக நகர, தண்ணீர் மிக உபயோகமாக இருக்கிறது. மேலும், முதுகுத் தண்டுவடம், கண்கள், மூளை, கருவிலுள்ள குழந்தை ஆகியவற்றிற்கு வெளியிலிருந்து அதிர்ச்சி ஏற்படாமல் இருக்க, தண்ணீர் அவைகளை சுற்றி இருந்து பாதுகாக்கிறது.

நமது கண், மூக்கு, வாய் ஆகியவை தண்ணீரில்லாமல், காய்ந்து போய்விட்டால் என்ன நடக்கும் என்று யோசித்துப்பாருங்கள்! கண்கள் உருளாது. இப்படி அப்படி திருப்ப முடியாது. மூக்கின் வழியாக சுவாசம் பண்ணமுடியாது. வாயில் நாக்கு புரளாது. அதனால் பேச்சு வராது. இன்னும் என்னவெல்லாமோ நடந்து விடும். தண்ணீர்தான் உடலிலுள்ள எல்லா இடங்களையும் ஈரமாக வைத்து, உலர்ந்து போகாமல் பாதுகாக்கிறது.

6) உடல் ரத்த அழுத்தம் சில சமயங்களில் குறிப்பிட்ட அளவுக்கும் கீழே வந்துவிட்டால், தண்ணீர் ரத்த அழுத்தத்தை சீராக்கி உடலுக்கு ஆபத்து வந்துவிடாதபடி பார்த்துக்கொள்கிறது.

7) உணவு இரைப்பையைத் தாண்டி குடலுக்குள் வந்து சேர்ந்தவுடன் குடல்களில் ஏற்படும் அலைபோன்ற அசைவுகள்தான் உணவுப்பொருளை குடலின் மேற்பகுதியிலிருந்து, கீழ்ப்பகுதிக்கு கொண்டு சேர்க்கிறது. இப்படி குடல்களில் ஏற்படும் அலைபோன்ற அசைவுகளுக்கு (Peristaltic Movements) தண்ணீர் தேவை.

8) சிறுநீரகத்துக்கும் - தண்ணீருக்கும் நிறைய உறவு உண்டு. சிறுநீரகங்கள் ஒழுங்காக வேலை செய்ய தண்ணீர் அவசியம்.

9) சருமம் உலர்ந்துபோகாமல் இருக்க தண்ணீர் வேண்டும்.
10) சிறுநீரகப்பாதை தொற்றுநோய், சிறுநீரகப்பாதையில் கற்கள் ஏற்படாமல் இருக்க தண்ணீர் மிக அவசியம்.
11) அடிக்கடி தலைவலி வராமல் தண்ணீர் பார்த்துக்கொள்கிறது.
12) காய்ச்சல் வந்தாலும் அதை தண்ணீர் கட்டுப்படுத்துகிறது.
13) உடலில் எதிர்ப்புச்சக்தியை அதிகரிக்கிறது.
14) உடலில் ஏற்படும் காயம், வலி, வீக்கம் போன்ற பிரச்சினைகளுக்கு ஒத்தடம் கொடுக்க சுடுநீர், குளிர்ந்த நீர் ஆகிய இரண்டுமே உபயோகப்படுகிறது.
15) காயத்தினால் உடலில் ஏற்பட்ட வீக்கத்தை, ஐஸ் கட்டி ஒத்தடம் குறைக்கிறது.
16) மலச்சிக்கல், கர்ப்பப்பை வாய் வழியாக வெளியேறும் அழுக்குகள், ஆசன வாய் வழியாக வெளியேறும் ரத்தம், பிறப்புறுப்புகளில் எரிச்சல் போன்ற தொந்தரவுகளைப் போக்க, குளிர்ந்த நீர் மிகவும் உபயோகமாக இருக்கிறது. (ஒரு பெரிய பேஸினில் நிரப்பப்பட்ட குளிர்ந்த நீரில், தினமும் சுமார் 5 நிமிடங்கள் உட்கார்ந்திருந்தால் மேற்சொன்ன பிரச்சினைகள் குறைய அதிக வாய்ப்புள்ளது.)
17) சளி, இருமல், தலைவலி, ஜலதோஷம் முதலிய பிரச்சினைகளுக்கு சுடுதண்ணீர் மூலம் சூடான ஆவி பிடிக்கவும் தண்ணீர் தேவைப்படுகிறது. இப்படி அன்றாட வாழ்வில் உடலுக்கு உள்ளேயும், உடலுக்கு வெளியேயும் ஏற்படும் பிரச்சினைகளை தீர்க்க தண்ணீர் மிகமிக அவசியம்.

ஒரு ஆணின் உடலுக்கு 3 லிட்டர் தண்ணீரும், ஒரு பெண்ணின் உடலுக்கு 2 ½ லிட்டர் தண்ணீரும் தினமும் தேவைப்படுகிறது. சிறுநீரக நோய் உள்ளவர்கள், இதய நோய் உள்ளவர்கள் இஷ்டத்துக்கு தண்ணீர் குடிக்கக்கூடாது. குடும்ப டாக்டரின் ஆலோசனைப்படி தண்ணீரை அளந்துதான் குடித்தாக வேண்டும். கர்ப்பமுற்றிருக்கும் பெண்களுக்கும், தாய்ப்பால் கொடுக்கும் பெண்களுக்கும் தண்ணீர் சற்று அதிகமாகவே தேவைப்படும்.

சாப்பாட்டில் அதிகமாக உப்பு இருந்தால், தாகம் அதிகமாக எடுக்கும். இதனால் தண்ணீர் அதிகம் குடிக்கவேண்டிய சூழ்நிலை ஏற்படும். உணவை வேகவேகமாக வாயில் அள்ளிப் போடும்போது, உணவு

உருண்டைகளை வயிற்றுக்குள் தள்ள, தண்ணீர் குடிக்க வேண்டிய சூழ்நிலை ஏற்படும். எனவே வாயிலேயே நன்றாக மென்று, கொஞ்சம் கொஞ்சமாக மெதுவாக விழுங்கினால், விக்கல் ஏற்படாது. தண்ணீர் அதிகம் தேவைப்படாது.

பசியைக் குறைக்குமென்றும், உடல் எடையைக் குறைக்க உதவுமென்றும் சாப்பிடுவதற்கு முன் சிலபேர் நிறைய தண்ணீர் குடிப்பார்கள். சிலர், இரைப்பையில் ¾ பங்கு உணவும், ¼ பங்கு தண்ணீரும் இருக்கவேண்டும் என்று கணக்கிட்டு, தண்ணீரை குடிப்பார்கள். பலர் அதிக கார உணவு சாப்பிட்டு விட்டு அதை சரிசெய்ய தண்ணீர் குடிப்பார்கள்.

நடுத்தர சைஸ் உள்ள ஒரு டம்ளர், சுமார் 250 மில்லி லிட்டர் தண்ணீர் பிடிக்கும். அதையே அளவாக வைத்துக்கொண்டு, காலையில் 2 டம்ளர் (500 மி.லி) மதியம் 2 டம்ளர் (500 மி.லி) இரவு 2 டம்ளர் (500 மி.லி) குடித்தாலே, 1 ½ லிட்டர் அளவு தண்ணீர் உடலுக்குள் போய்விடும். இதுபோக இடையில் குடிக்கும் பானங்களையும் சேர்த்தால், உடலுக்குப் போதுமான அளவு தண்ணீர் கிடைத்துவிடும்.

நாம் சாப்பிடுவதற்கு ½ மணி நேரத்திற்கு முன்பும், சாப்பிட்டபிறகு சுமார் 1 மணி நேரம் கழித்தும் தண்ணீர் குடிப்பது நல்லது. இந்த மாதிரி இடைவெளி விட்டு தண்ணீர் குடித்தால், அந்தத் தண்ணீர் நமது உணவு ஜீரணமாவதற்கு மிகவும் உதவியாக இருக்கும். சாப்பாட்டிற்கு இடையில் மது, சோடா, குளிர்பானங்கள் குடித்தால், ஜீரண வேலையைக் கெடுத்துவிடும்.

குறைவாக தண்ணீர் குடித்தால் உடல் சோர்வு, உடல் தளர்ச்சி, மயக்கம், ரத்த அழுத்தம் குறைவு ஆகியவை ஏற்படும். சாப்பிடும்போது தண்ணீர் குடித்தால் வாயில் உமிழ்நீர் சுரப்பது குறைந்துவிடும். உமிழ்நீர் குறைதல் (xerostomia) காரணமாக, வாயிலேயே ஏற்படும் ஜீரணம் குறைந்து, செரிமான செயல்முறை தடைபடலாம்.

உடல் நல்ல ஆரோக்கியத்துடன் இருக்க, உடல் உறுப்புகள் ஒழுங்காக இயங்க, உடலிலுள்ள தண்ணீரின் அளவு எப்பொழுதும் சீராக இருக்க வேண்டும். அப்பொழுதுதான் நாம், நமது அன்றாட வேலைகளை ஒழுங்காகச் செய்யமுடியும். எனவே தினமும் போதுமான அளவு தண்ணீர் குடியுங்கள். தண்ணீர் உங்களைக் காப்பாற்றும்.

5

உப்பு குறைந்தாலும் பிரச்சினை; கூடினாலும் பிரச்சினை!

உப்பு, நமது உடலுக்கு மிக இன்றியமையாதது. அறுசுவைகளில் ஒன்றான உப்பை, சுவைக்காக மட்டுமே உணவில் சேர்ப்பதாக நாம் நினைத்துக் கொண்டிருக்கிறோம். உண்மை அதுவல்ல. உயிர் வாழ்வதற்கே உப்பு அவசியம்.

பிறந்த குழந்தைக்கு தாய்ப்பால் மூலம் உப்புச்சத்து கிடைக்கிறது. பசும்பால் மூலமும் தேவையான உப்பு குழந்தைகளுக்கு கிடைக்கிறது. அதுமட்டுமல்ல, அநேக உணவுகளிலும், உணவுப்பொருட்களிலும் உப்பு இருக்கிறது.

இயற்கையாக கிடைக்கும் காய்கறி, பழங்களில் உப்பு மிக குறைவான அளவில் இருக்கிறது. நீண்டகால தேவையை கருதி பாதுகாக்கப்படும் உணவுப் பொருட்களிலும், பதப்படுத்தப்பட்ட உணவுப் பொருட்களிலும் உப்பு அதிகமாக உள்ளது. உதாரணத்திற்கு, பாக்கெட்டில் அடைத்து பதப்படுத்தப்பட்ட நூறு கிராம் உருளைக்கிழங்கில் சுமார் 7 மில்லி கிராம் உப்பு இருக்கிறது.

மெல்லிய துண்டுகளாக வெட்டி, காயவைத்து, வறுத்தெடுத்து, பாக்கெட்டுகளில் அடைத்து, கெட்டுப்போகாமல் பதப்படுத்தப்பட்டிருக்கும் 'கரகரமுறுமுறு' நூறு கிராம் உருளைக்கிழங்கு சிப்ஸ் மற்றும் 'கிரிஸ்ப்ஸ்'

உணவுப்பொருட்களில் சுமார் 800 மில்லி கிராம் உப்பு இருக்கிறது. (அம்மாடீயோவ் என்று வாயைப் பிளக்க தோன்றுகிறதல்லவா!)

வறுத்த தானியங்கள், இறைச்சி வகைகள், பால் மற்றும் பால் மூலம் தயாரிக்கப்படும் உணவுப் பொருட்களிலும் உப்பு அதிகமாகத்தான் சேர்க்கப்படுகிறது. கிழக்கு ஆசிய நாட்டு மக்கள் உப்புக்குப் பதிலாக உப்புச்சத்து நிறைந்த சோயா சாஸ், மீன் சாஸ், ஆயிஸ்டர் சாஸ் ஆகிய பேஸ்ட்களை சேர்க்கிறார்கள். ஏனெனில் இயற்கையாகவே மேற்கூறியவைகளில் அதிக அளவில் சோடியம் இருக்கிறது. அதனால் சமையல் உப்பு சேர்க்க வேண்டிய தேவையில்லை.

நாம் சாப்பிடும்போது நமக்குத் தேவையான ருசி வரும்வரை, நாம் கொஞ்சம் கொஞ்சமாக உப்பை உணவில் சேர்த்துக்கொண்டுதான் இருப்போம். நாம் உணவு தயாரிக்கும்போது சாம்பாரில் கொஞ்சம், ரசத்தில் கொஞ்சம், கூட்டு, பொரியலில் கொஞ்சம், வறுவலில் கொஞ்சம், மோரில் கொஞ்சம் என்று போடப்படும் உப்பு மட்டும்தான் நமது கண்களுக்கு தெரியும். ஆனால், நாம் சாப்பிடும் ரெடிமேட் உணவுகள், மசாலா அயிட்டங்கள், ஊறுகாய், பிஸ்கெட், கருவாடு, டின்னில் அடைக்கப்பட்ட உணவுகள், பாக்கெட்டில் அடைக்கப்பட்ட உணவுகள் இவைகளிலெல்லாம் இருக்கும் உப்புகள் நமக்கு தெரியாமலே நமது உடலுக்குள் போய்க்கொண்டிருக்கும். சாப்பிட ருசியாக இருப்பதனால் இந்த மாதிரி உணவு அயிட்டங்களை நாம் நிறைய சாப்பிட்டுவிடுகிறோம். இது நமக்குத் தெரியாமலே உடலுக்குள் உப்பை சேர்க்கிறது. சர்க்கரையைப் போலவே உப்பும் உடலில் குறைந்தாலும் பிரச்சினை. கூடினாலும் பிரச்சினை.

உணவு மூலமாக நாம் அதிக அளவில் உப்பை உட்கொண்டாலும், உடலுக்குத் தேவையான அளவுபோக, மீதியுள்ள சோடியமும் குளோரைடும் சிறுநீரகம், மலம் மற்றும் வியர்வை மூலமாக அவ்வப்பொழுது உடலிலிருந்து வெளியேறும். உப்பை உடல் சேமித்து வைக்காது.

உப்பு கடல் நீரில் இருந்து மட்டுமல்லாது, மலைப் பாறைகள், பூமியின் அடியிலுள்ள சுரங்கங்களில் இருந்தும் கிடைக்கிறது. இமயமலையில் உப்பு நிறைய கிடைக்கிறது. ஆண்டொன்றுக்கு சுமார் மூன்று லட்சத்து எண்பத்தைந்தாயிரம் டன் உப்பு இமயமலையிலிருந்து எடுக்கப்படுகிறது. இன்னும் 350 ஆண்டுகளுக்கு இமய மலையிலிருந்து உப்பு எடுக்கலாம் என்று ஒரு ஆய்வு கூறுகிறது.

> **ச**ர்க்கரையின் மேல் பொதுமக்களுக்கு உள்ள பயம், உப்பின்மேல் இருப்பதில்லை. அதனால், உப்பைப்பற்றி யாரும் கவலைப்படுவதில்லை. சர்க்கரையின் பாதிப்பு உடனுக்குடன் உடலில் தெரிந்துவிடும். ஆனால், எந்தவொரு சிக்னலும் கொடுக்காமல், அமைதியாக இருந்து உடலில் அதிகமான பாதிப்பை கொடுப்பது உப்பு.

உப்பு உற்பத்தியில் அமெரிக்கா, சீனா, ஜெர்மனி, இந்தியா, கனடா ஆகிய நாடுகள் முக்கிய இடங்களில் உள்ளன. சீனா பிற்காலத்தில்தான் இந்த வரிசையில் இணைந்தது.

இந்தியர்கள் சராசரியாக ஒரு நாளைக்கு ஒரு டீஸ்பூன், அதாவது 4 முதல் 6 கிராம் உப்புதான் உணவு மூலமாக எடுத்துக்கொள்கிறார்கள். மேற்கத்திய நாடுகளில் வாழ்பவர்களும், அமெரிக்கர்களும் நம்மைவிட அதிகமாக உப்பை உபயோகிக்கிறார்கள். ஒரு நாளைக்கு 10 கிராம் அளவுக்குக்கூட உப்பை பயன்படுத்துகிறார்கள்.

உப்பு நமது உபயோகத்திற்கு மூன்று விதமாக கிடைக்கிறது. அவை: சுத்தப்படுத்தப்படாத உப்பு, சுத்தப்படுத்தப்பட்ட உப்பு, அயோடின் கலந்த உப்பு.

நமது ரத்தத்தில் 136 முதல் சுமார் 145 மில்லிமோல் / லிட்டர் என்ற அளவில் சோடியம் இருக்கும். உடலிலுள்ள நீரின் அளவும், உடலிலுள்ள ரத்தத்தின் அளவும் எப்பொழுதும் குறையாமலிருக்கவும்- இதயத்தின் செயல்பாடு எப்போதும் ஒழுங்காக இருக்கவும்- நாம் சாப்பிடும் உப்பிலுள்ள சோடியமும், குளோரைடும் மிக அவசியம். உடலின் ரத்த அழுத்தத்தை எப்போதும் சீராக வைத்திருக்கவும்- நரம்புகளின் மூலமாக செய்திகளை உடலின் ஒரு பகுதியிலிருந்து, மற்றொரு பகுதிக்கு அனுப்பவும், உப்பிலுள்ள ரசாயனப்பொருட்கள் மிக உதவியாக இருக்கின்றன. ரத்தத்திலுள்ள அமிலம் (Acid) மற்றும் காரம் (Base) ஆகிய ரசாயனப் பொருட்களை சீராக வைக்கவும், உப்புச் சத்து தேவைப்படுகிறது.

உலகில் உற்பத்தியாகும் மொத்த உப்பில், சாப்பாட்டுக்காக பயன்படுத்தப்படுவது வெறும் 6 சதவீதம் மட்டுமே. 12 சதவீதம் உப்பு நீர் சுத்திகரிப்பு பணிகளுக்கும், 8 சதவீதம் உப்பு பனிபடியும் நாடுகளில் தெருக்களிலும், ரோடுகளிலும் உறைந்து நிற்கும் பனியை

> **ச**மையலுக்குப் பயன்படுத்தும் ஒரு கரண்டி உப்பில் 40 சதவீதம் சோடியம் இருக்கிறது. அதாவது 6 கிராம் (ஒரு தேக்கரண்டி) உப்பை நாம் உபயோகிக்கிறோம் என்றால், அதில் 2300 மில்லி கிராம் சோடியம் இருக்கிறது. வயதுக்கு வந்த ஆரோக்கியமான ஒருவருக்கு (ஆண், பெண் இருபாலருக்கும்) தினமும் 1500 மில்லி கிராம் முதல் 2300 மில்லி கிராம் வரை சோடியம் தேவைப்படுகிறது. அதாவது தினமும் ஒரு தேக்கரண்டி உப்பு போதுமானது.

அப்புறப்படுத்தவும் உபயோகிக்கப்படுகிறது. 6 சதவீதம் உப்பு விவசாய பணிகளுக்கும் பயன்படுத்தப்படுகிறது.

மீதி உள்ள 68 சதவீத உப்பு சிறிய மற்றும் பெரிய தொழிற்சாலைகள், உற்பத்திக்கூடங்கள், சோப்பு, கிளிசரின், மருந்துகள், ஸிந்தெடிக் ரப்பர், பிவிசி பைப்புகள், பேப்பர் முதலியவை தயாரிக்கும் தொழிற்சாலைகளில் பயன்படுத்தப்படுகிறது. துணி தயாரிப்பு, துணிக்குப் பயன்படுத்தப்படும் டை (Dye) தயாரிப்பு தொழிற்சாலைகளிலும், தோல் பதனிடும் தொழிற்சாலை, காய்கறி, பழங்கள், இறைச்சி வகைகள் பதனிடும் தொழிற்சாலைகளிலும் உப்பு உபயோகப்படுத்தப்படுகிறது.

அயோடின் சத்துப்பொருள் மனித உடலுக்கு மிகவும் தேவையானதாக இருக்கிறது. ஒரு நாளைக்கு சுமார் 150 மைக்ரோகிராம் அயோடின் ஆணுக்கும் பெண்ணுக்கும் தேவை என்று அமெரிக்க உணவு மற்றும் மருந்து கட்டுப்பாட்டுத்துறை (FDA) சிபாரிசு செய்திருக்கிறது. அதாவது, சுமார் அரை டீஸ்பூன் அயோடின் கலந்த உப்பை தினமும் உணவில் சேர்த்துக்கொள்வது நல்லது.

உடலுக்கு மிகவும் தேவையான அயோடின், தைராய்டு ஹார்மோனிலும் இருக்கிறது. உடலில் அயோடின் குறைவு ஏற்பட்டால், 'ஹைப்போ தைராய்டிஸம்' என்ற குறைபாடு ஏற்படும். அப்போது, 'தைராய்டு ஹார்மோன்' சுரப்பது குறைந்துவிடும். கழுத்தின் முன்பகுதியிலுள்ள தைராய்டு சுரப்பி, வீங்க ஆரம்பிக்கும்.

அயோடின் கலந்த உப்பை சாப்பிட்டால், இந்தப் பிரச்சினை கட்டுக்குள் வரும். அயோடின் குறைவினால் ஏற்படும் தைராய்டு பிரச்சினைகளுக்கு நிவாரணம் தேட, 1924-ம் ஆண்டிலிருந்தே அயோடின் கலந்த உப்பு உபயோகிக்கப்பட்டது.

சமையல் உப்போடு, பொட்டாசியம் அயோடைடு, சோடியம் அயோடைடு ஆகியவைகள் சேர்க்கப்பட்டு அயோடின் கலந்த உப்பாக மாற்றப்படுகிறது. உப்போடு அயோடின் எவ்வளவு சேர்ப்பது என்பது நாட்டுக்கு நாடு வேறுபடுகிறது.

சுத்திகரிக்கப்படாத பாறை உப்பு மற்றும் கடல் உப்பு ஆகிய இரண்டிலுமே அயோடின் சத்து இல்லை. அதனால்தான் அந்த உப்பை சுத்திகரித்து, பின்பு அதில் அயோடின் சேர்க்கப்படுகிறது.

அதிக மன அழுத்தமுள்ளவர்கள் அதாவது டென்ஷன் பேர்வழிகள், அதிக எடை உள்ளவர்கள், அதிக பருமனாக இருப்பவர்கள், அதிக ரத்த அழுத்தம் உள்ளவர்கள், நாள்பட்ட சிறுநீரகக் கோளாறு உள்ளவர்கள் ஆகியோர் உணவில் உப்பை குறைவாகத்தான் சேர்த்துக்கொள்ள வேண்டும். சில நேரங்களில், மனிதன் முதற்கொண்டு பெரும்பாலான பாலூட்டி விலங்குகளுக்கு, உப்புச்சத்து குறைந்துவிடுவதாலும் சில பிரச்சினைகள் ஏற்படும்.

ஏற்கனவே ரத்த அழுத்தம் அதிகமாக உள்ளவர்கள், உணவில் உப்பை தினமும் அதிகமாக சேர்த்தால், கடைசியில் அது பெரும் ஆரோக்கிய சீர்கேடாகிவிடும்.

கல்லீரல் நோய் உள்ளவர்களும், வயிற்றில் அதிக நீர் தேங்கி நிற்பவர்களும், உப்பை குறைவாகத்தான் சேர்த்துக்கொள்ள வேண்டும். உப்பு அதிகமுள்ள உணவுப்பொருட்களை அவர்கள் சாப்பிடுவதையும் தவிர்க்க வேண்டும். காய்கறிகள் வேகவைக்கும்போதும், சூப் தயாரிக்கும்போதும், உப்பை குறைவாகத்தான் பயன்படுத்த வேண்டும்.

டப்பாவில் அடைக்கப்பட்ட காய்கறிகள், பழங்கள் ஆகியவற்றிலும், பதப்படுத்தப்பட்ட, பக்குவப்படுத்தப்பட்ட பாலாடைக்கட்டி, ஊறுகாய், பாட்டிலில் அடைக்கப்பட்ட பழச்சாறு, சூப், ஜெல்லி பவுடர், பதப்படுத்தப்பட்ட மீன், சிக்கன், மட்டன், கெட்சப், சோயா பேஸ்ட் இதுபோன்று இன்னும் நிறைய பதப்படுத்தப்பட்ட உணவுப்பொருட் களில் உப்பு அதிகமாகத்தான் இருக்கும். கவனம் தேவை.

உப்பை அளவோடு சாப்பிடுங்கள். வளமோடு வாழுங்கள்.

6

பழங்களிலுள்ள சத்துக்கள்

பழங்கள் இயற்கையின் பொக்கிஷங்கள். பழங்களிலும், பழச்சாறுகளிலும் நீர்ச்சத்து அதிகமாக இருக்கிறது. இதுபோக, சர்க்கரை, வைட்டமின்கள், தாதுப்பொருட்கள் பொட்டாசியம், ஃபோலேட், வைட்டமின் சி, நோய் வராமல் தடுக்க உதவும் எதிர்ப்புச் சக்திப் பொருட்கள், மிகக் குறைவான அளவில் நார்ச்சத்துப் பொருட்கள் ஆகியவையும் இருக்கின்றன.

பழச்சாறுகள் எல்லாமே இனிப்பு (Fruit Sugar) அதிகமானவைதான். இனிப்பு அதிகமாக பழச்சாறுகளில் உள்ளதால், அவை ரத்தத்திலுள்ள சர்க்கரையை உடனடியாக அதிகரிக்கக்கூடியவை. பெரும்பாலான பழங்களிலும், பழச்சாறுகளிலும் 'Fructose' என்கிற ஒரு வகை சர்க்கரைச் சத்து மிக அதிகமாக இருக்கின்றது. அதனால்தான் சர்க்கரை வியாதி உள்ளவர்களுக்கு, பழச்சாறுகள் அதிகமாக சிபாரிசு செய்யப்படுவதில்லை.

சில நிமிடங்களில் சாப்பிடக்கூடிய ஓர் ஆரஞ்சுப் பழத்தில், சுமார் 60 கலோரி சக்தி இருக்கிறது. அதே நேரத்தில், சில நொடிகளில் குடித்து முடிக்கக்கூடிய ஒரு டம்ளர் ஆரஞ்சு ஜூஸில் சுமார் 110 கலோரி சக்தி இருக்கிறது. கலோரி சக்தி குறைவாக நமக்கு வேண்டுமென்றால், பழம் சிறந்தது. கலோரி சக்தி அதிகமாக வேண்டுமென்றால், ஜூஸ்

பருகலாம். உண்ணாவிரதத்தை முடித்து வைக்க, பழச்சாறுகள் கொடுக்கப்படுவதற்குக் காரணம், அதில் அதிக தண்ணீரும், அதிக சர்க்கரையும் சேர்ந்திருப்பதுதான். இவை இரண்டும் அதிக அளவில் ஒரே நேரத்தில் கிடைப்பதால், உடலுக்கு உடனடியாக சக்தி கிடைக்கிறது.

பழ ஜூஸைவிட, காய்கறி ஜூஸ்களில் சர்க்கரை குறைவாகத்தான் இருக்கும். அதோடு கலோரியும் குறைவுதான். ஆனால், பாட்டிலில் அடைக்கப்பட்ட ரெடிமேட் காய்கறி ஜூஸ்களில் (தக்காளி ஜூஸ் போன்றவை) அதிக அளவில் உப்பு அதாவது சோடியம் இருக்கிறது. இது ரத்த அழுத்தத்தைக் கூட்டும்.

'கொல்லாஜன்' (Collagen) என்கிற புரதப்பொருள், ஆரோக்கியமான சருமத்திற்கும் மூட்டுகளில் இருக்கும் ஜவ்வுகளின் ஆரோக்கியத்திற்கும் உதவி புரியும் ஒரு பொருளாகும். இந்த 'கொல்லாஜன்' புரதப்பொருள் அதிகமாக உடலில் உருவாக, வைட்டமின் 'C' யின் பங்கு மிக முக்கியம். பெரும்பாலான பழங்களில் வைட்டமின் 'C' சத்து, அதிகமாகவே உள்ளது. அத்தகைய பழ ஜூஸ்களை சாப்பிடுவதன் மூலம், உடலில் கொல்லாஜன் அதிகமாகும். அதன் மூலம் சருமம் இளமையாகவும், மினுமினுப்பாகவும், ஆரோக்கியமாகவும் இருக்கும்.

முடி ஆரோக்கியமாகவும், உறுதியாகவும் இருக்க, வைட்டமின் 'C' அதிக அளவில் உதவுகிறது. கண்களில் புரை (Cataract) ஏற்படுவதை தடுக்கும் சக்தியும் வைட்டமின் 'C 'க்கு இருக்கிறது. இது கண்ணின் பின்பகுதியில் ஏற்படும் (Macular Degeneration) நோயின் வீரியத்தை, குறைக்கிறது.

ஓர் ஆரஞ்சுப் பழத்தில் சுமார் 50-லிருந்து 75 மில்லி கிராம் வைட்டமின் 'C' இருக்கிறது. நூறு கிராம் அளவுள்ள, கொய்யாப்பழத்தில் சுமார் 228 மில்லி கிராம் வைட்டமின் 'C' இருக்கிறது. கிவி பழத்தில் சுமார் 90 மில்லி கிராம், லிச்சி பழத்தில் 70 மி.கி, பப்பாளி பழத்தில் 60 மி.கி, அன்னாசி பழத்தில் 48 மி.கி, எலுமிச்சை பழத்தில் 30 மி.கி, மாம்பழத்தில் 28 மி.கி, தக்காளியில் 10 மி.கி, திராட்சை, தர்பூசணி பழங்களில் 10 மில்லி கிராமும் இருக்கிறது. அதுபோல் வாழைப்பழத்தில் 9 மி.கி, ஆப்பிள், கேரட் ஆகியவைகளில் சுமார் 6 மி.கி, பீட்ரூட்டில் 5 மி.கி, அத்திப்பழத்தில் சுமார் 2 மில்லி கிராம் வைட்டமின் 'C' உள்ளது. ஒரு நாளைக்கு, ஒருவருக்கு சுமார் 75லிருந்து 90 மில்லி கிராம் வைட்டமின் 'C' தேவைப்படுகிறது.

பழங்களிலிருந்து சாறு பிழிந்து, பாட்டில்களில் அடைக்கப்படும்போது, அவை கெட்டுப் போகாமலிருக்க, சில ரசாயனப் பொருட்கள்

> மகாத்மா காந்தி, அவருடைய வாழ்க்கைப் பாதையில், சுமார் ஐந்து ஆண்டு காலம் பழங்களை மட்டுமே சாப்பிட்டு வாழ்ந்ததாக சரித்திரம் கூறுகிறது. நுரையீரல் தொற்று நோயினால் அவர் பாதிக்கப்பட்டபோது, டாக்டரின் வேண்டுகோளுக்கிணங்க, பின்னர் பழங்கள் சாப்பிடுவதை மகாத்மா நிறுத்திவிட்டார். உகாண்டா அதிபர் இடிஅமீன், சவுதி அரேபியாவில் வாழ்ந்த சில காலம், வெறும் பழங்களையும், பழச்சாறுகளையும் மட்டுமே சாப்பிட்டு வாழ்ந்தாராம்.

சேர்க்கப்படுகின்றன. இவ்வாறு தயாரிக்கப்படுவதால், இயற்கையாக பழங்களிலுள்ள நார்ச்சத்து குறைந்துவிடுகிறது. மேலும், சில சத்துப்பொருட்களும் குறைந்துவிடுகிறது. கடைசியில் சத்துக்கள் குறைந்த பழச்சாறுதான் நமக்குக் கிடைக்கிறது.

டப்பாக்களிலும், கேன்களிலும், பாட்டில்களிலும் அடைக்கப்பட்ட ரெடிமேட் பழச்சாறுகள் எல்லாவற்றிலுமே, இனிப்பூட்டுவதற்காக, அதிக அளவில் சர்க்கரை சேர்க்கப்படுகிறது. எனவே, ரெடிமேட் பழச்சாறுகள் குடிப்பதைக் குறைக்கவேண்டும்.

45 வயது நிரம்பிய ஓர் ஆசிரியை, சுமார் 12 ஆண்டுகளாக, வெறும் பழங்களையும், பழச்சாறுகளையும் மட்டுமே சாப்பிட்டு வந்ததாகவும், அந்தப் பெண்மணி மிகவும் ஆரோக்கியமாக வாழ்ந்ததாகவும், B.J. மேயர் என்கிற விஞ்ஞானி 1971-ம் ஆண்டில் செய்த ஓர் ஆய்வின் மூலம் தெரிவிக்கிறார்.

இதற்கு எதிர்மாறாக, அமெரிக்காவிலுள்ள கொலம்பியா பல்கலைக்கழகம் நடத்திய ஓர் ஆய்வில், "வெறும் பழங்களையும், பழச்சாறுகளையும் மட்டுமே சாப்பிட்டு வாழ்பவர்களுக்கு கால்சியம், புரதம், துத்தநாகம், வைட்டமின் D, வைட்டமின் B12 மற்றும் முக்கிய கொழுப்பு அமிலங்கள் ஆகிய சத்துக்கள் உடலில் குறைவாக இருக்குமாம். அதிலும், குறிப்பாக வைட்டமின் B12 சத்து நமது உடலுக்குக் கிடைக்க வாய்ப்பே இல்லையாம்" என்று கூறப்பட்டுள்ளது. வைட்டமின் B12 சத்து, நல்ல பாக்டீரியாக்கள் மூலம் நமது உடலுக்குக் கிடைக்கிறது. வெறும் பழங்களை மட்டுமே நம்பியிருந்தால் வைட்டமின் B12 நமது உடலுக்குக் கிடைக்க வாய்ப்பே இல்லை.

அதனால்தான் சுத்த சைவ உணவு சாப்பிடுபவர்கள், வைட்டமின் B12-க்காக, தாவரங்களின் மூலம் கிடைக்கும் பால் (சோயாபால்)

மற்றும் சில தானியங்களை அதிகமாக சேர்த்துக் கொள்கிறார்கள். ஜப்பானியர்கள் அதிகமாக விரும்பிக் குடிக்கும் "பட்டா பட்டா சா" என்கிற ப்ளாக் டீயில், வைட்டமின் B12 அதிகமாக இருக்கிறது.

தக்காளி ஜூஸில் பொட்டாசியம் அதிகமாக இருக்கிறது. ரெடிமேட் தக்காளி ஜூஸில் உப்பு (அதாவது சோடியம்) அதிகமாக இருக்கிறது. ஆகையால் சாப்பிடும்போது கவனம் தேவை. நம்மூரில் இல்லாத, வெளியூரில் இருந்து வரும் ப்ரூன் (Prune) ஜூஸில், 'ஸார்பிடால்' என்னும் பொருள் அதிகமாக இருக்கிறது. இது மலச்சிக்கலை சரிசெய்யும்.

திராட்சை ஜூஸில் 'வைட்டமின் C' இருக்கிறது. சர்க்கரையும் சற்று அதிகமாகவே இருக்கிறது. அதனால் சர்க்கரை வியாதிக்காரர்கள், எப்பொழுதாவது ஆசைக்கு குடித்துக்கொள்ளலாம். திராட்சை ஜூஸில் 'ஆன்டி ஆக்ஸிடன்ட்' பொருள் அதிகமாக உள்ளது. உடலுக்கு இது நல்லது. கிரான் பெர்ரி ஜூஸில், சர்க்கரை அதிக அளவில் இருக்கிறது.

கேரட் ஜூஸில் வைட்டமின் A, பாஸ்பரஸ், மக்னீசியம், கால்சியம், சோடியம், இரும்புச் சத்து ஆகியவை அதிகமாக உள்ளன. ஆப்பிள் ஜூஸில் வைட்டமின் A, கால்சியம் ஃபோலேட், மக்னீசியம், பாஸ்பரஸ் ஆகியவை உள்ளன. தர்பூசணி ஜூஸில் வைட்டமின் A மற்றும் வைட்டமின் C, கால்சியம் ஆகியவை உள்ளன.

ஏற்கெனவே பிழிந்து பாட்டிலில் அடைக்கப்பட்ட ரெடிமேட் பழச்சாறுகளில் பழத்துண்டுகள் இருக்க வாய்ப்பில்லை. அடுத்ததாக, பழ ஜூஸ்களை பதப்படுத்தும்போது, நிறைய ரசாயனப்பொருட்கள் சேர்க்கப்படும். சர்க்கரை நோய் வருவதற்கு பல காரணங்கள்

பழ ஜூஸ்களை சாப்பாட்டு வேளையில் கொடுக்க முயற்சி செய்ய வேண்டும். படுக்கப்போகும் நேரத்தில் ஜூஸ் கொடுக்கக்கூடாது. அதிக சர்க்கரை உள்ள ஜூஸ்களை கொடுப்பதை தவிர்க்க வேண்டும். அதேபோல், பழ ஜூஸ்களில் அதிக சர்க்கரையும் சேர்க்கக் கூடாது. இயற்கையாக ஜூஸில் இருக்கும் சர்க்கரையே போதும். அதிக சர்க்கரை சேர்த்து ஜூஸ் குடிக்கும்போது, குழந்தைகளுக்கு சரியாக வாய் கொப்பளிக்கத் தெரியாத பட்சத்தில் பற்சொத்தை அதிகமாக ஏற்பட வாய்ப்புண்டு. பழத்திலிருந்து ஜூஸ் எடுத்து சாப்பிடுவதைவிட, ஒரு பழத்தை சாப்பிட வைப்பது நல்லது. பழத்தை முழுசாக அப்படியே சாப்பிடும்போது, நார்ச்சத்து நம் உடலுக்கு அதிகமாக கிடைக்க வாய்ப்பு ஏற்படும்.

இருந்தாலும், ரெடிமேட் பழச்சாறுகளில் சேர்க்கப்பட்டுள்ள, "ப்ரெக்டோஸ் கார்ன் சிரப்" (High Fructose Corn Syrup) ஒரு முக்கிய காரணமென்று சொல்லப்படுகிறது. பாட்டிலில் அடைக்கப்பட்ட அநேக பழச்சாறுகளில் இந்தப் பொருள் சேர்க்கப்பட்டிருக்குமாம்.

எப்பொழுதுமே அன்றன்றைக்கு பறிக்கப்பட்ட புதுப்பழங்களாகப் பார்த்து வாங்குங்கள். ஐஸ் பாக்ஸிலும், குளிர்சாதனப்பெட்டியிலும், கோல்ட் ஸ்டோரேஜ்ஜிலும், மாதக்கணக்கில் பாதுகாத்து வைக்கப்பட்டுள்ள பழங்களைவிட, தினமும் கிடைக்கும் புதுப்பழங்கள் உடலுக்கு மிக மிக நல்லவை.

பழங்களை சாப்பிடுவதற்கு முன்பு நன்றாக கழுவுங்கள். பழங்களில் தோட்டத்து கிருமிகள் நிறைய இருக்க வாய்ப்புண்டு. மேலும், பல இடங்களைத் தாண்டி, பல கைகளைத் தாண்டி, நமது கைக்கு வருகிறது.

எனவே பழங்களை அப்படியே சாப்பிடுவதாக இருந்தாலும், ஜூஸ் போட்டு குடிப்பதாக இருந்தாலும் நன்றாக கழுவிவிட்டு உபயோகியுங்கள்.

'பழச்சாறுகளில் நிறைய சத்து, நிறைய சக்தி இருப்பதாக சொல்கிறார்களே! நாம் மட்டும் குடித்தால் போதுமா! நம்முடைய குழந்தைகளும் குடிக்கட்டுமே!' என்ற அளவுகடந்த ஆசையில், பிறந்து ஆறுமாதத்துக்குள் ஆன குழந்தைகளுக்கும், பழச்சாறுகளை கொடுக்க சில தாய்மார்கள் முயற்சிக்கிறார்கள்.

ஆறுமாதங்களுக்குப் பிறகுதான், தாய்ப்பாலுடன் பழச்சாறுகளை மெது மெதுவாகக் கொடுக்க முயற்சி செய்யலாம். ஆறு மாதத்துக்கு கீழுள்ள குழந்தைகளுக்கு, பழச்சாறுகள் கொடுக்கக்கூடாது என்று 'அமெரிக்க குழந்தைகள் நல வாரியம்' அறிவுறுத்தியிருக்கிறது.

பிறந்த நாளிலிருந்து 12 வயது ஆகும் வரை உள்ளவர்கள் அனைவருமே குழந்தைகளாகத்தான் கருதப்படுவர். இரண்டு வயதுக்கு கீழுள்ள குழந்தைகளுக்கு பழ ஜூஸ் கொடுப்பதாக இருந்தால், அது எந்தப் பழ ஜூஸாக இருந்தாலும் சரி ஒரு மடங்கு ஜூஸில், பத்து மடங்கு ஆற வைத்த வெந்நீர் கலந்து கொடுக்க வேண்டும். இரண்டு வயதுக்கு மேல் ஆறு வயதுக்குள் உள்ள குழந்தைகளுக்கு, ஒரு நாளைக்கு சுமார் ஒரு சின்ன டம்ளர் (அதாவது சுமார் 120 மில்லி லிட்டர்) பழ ஜூஸ் கொடுத்தால் போதும். ஆறு வயதுக்கு மேல், பன்னிரண்டு வயதுக்குள் உள்ள குழந்தைகளுக்கு, ஒரு நாளைக்கு இரண்டு டம்ளர் (சுமார் 250 மில்லி லிட்டர்) பழ ஜூஸ் கொடுத்தால் போதும். அதற்கு மேல் கொடுக்க முயற்சி செய்யாதீர்கள்.

‘ட்ரைகிளிசரைடு’ (Tri glyceride) என்று சொல்லக்கூடிய ஒருவகை ரத்தக் கொழுப்பு அதிகமாக உள்ளவர்களும், பழச்சாறுகள் அதிகமாக குடிப்பதைத் தவிர்க்க வேண்டும். காரணம் என்னவென்றால், பழச்சாற்றிலுள்ள அடர்த்தி மிகுந்த தனிச் சர்க்கரைப் பொருள், இந்தக் கெட்டக்கொழுப்பை, அதிகமாக்கக்கூடிய தன்மை வாய்ந்தவை. எனவே, ‘ட்ரைகிளிசரைடு’ கொலஸ்ட்ரால் அதிகமாக உள்ளவர்கள், பழச்சாறுகள் அதிகமாகக் குடிப்பதைத் தவிர்க்க வேண்டும்.

ஆறு வயதுக்கு மேலுள்ள குழந்தைகளுக்கு பிழிந்த பழச்சாறுகளோடு வாழைப் பழத்துண்டுகள், புரத மாவுகள், சோயா மாவுகள், ஐஸ்கிரீம், பாதாம், பிஸ்தா, முந்திரி போன்ற பருப்பு வகைகள் ஆகியவைகளை கலந்துகொடுக்க முயற்சி செய்யலாம். அவை சுவையாகவும் இருக்கும். சாப்பிடுவதற்கு ஆர்வமாகவும் இருக்கும். சத்துக்களும் உடலுக்குக் கிடைக்கும். பழ ஜூஸ்களை சூடு பண்ணுவதோ, கொதிக்க வைப்பதோ கூடாது. அப்படிச் செய்தால் அதன் சுவையும் மணமும் கெட்டுவிடும்.

குழந்தைகளுக்கு பழ ஜூஸ்கள் கொடுத்து பழக்கப்படுத்துவதைவிட, காய்கறி ஜூஸ்கள் கொடுத்து பழக்குங்கள். முதலில் பழ ஜூஸ் கொடுத்து பழக்கிவிட்டால், அந்த இனிப்பு சுவை பிடித்துப்போய், அதற்கப்புறம் காய்கறி ஜூஸ் கொடுத்தால் குழந்தைகள் குடிக்க மறுக்கும். எனவே காய்கறி ஜூஸை முதலில் கொடுக்க வேண்டும். காய்கறியும், பழமும் சேர்த்து செய்யப்படும் சில ஜூஸ்களை கொடுத்தும் பழக்கலாம்.

உதாரணத்திற்கு கேரட் - ஆப்பிள் சேர்த்தும், தக்காளி - கேரட் சேர்த்தும் ஜூஸ் தயாரித்து கொடுக்கலாம். இவற்றோடு புதினா, கொத்தமல்லி, நெல்லிக்காய் ஆகியவைகளின் சாறுகளை கொஞ்சம் சேர்த்து, பெரியவர்களுக்குக் கொடுக்கலாம்.

குழந்தைகளுக்கு வெறும் பழத்தையும், பழ ஜூஸையும் மட்டுமே கொடுத்து வளர்க்கக்கூடாது. அவர்கள் வளர்ச்சி அடையும்போது எல்லாச் சத்துக்களும் உடலுக்குக் கிடைக்க வேண்டும். அப்படியிருக்கையில் பழங்களின் மூலம் கிடைக்கும் சத்துக்கள் மட்டுமே உடலுக்குப் போதாது. வெறும் பழத்தை மட்டுமே நம்பி இருந்தால், சத்துக்குறைவு ஏற்பட்டு நோய்கள் ஏற்பட வாய்ப்புண்டு.

பழஜூஸ்களை குழந்தைகளுக்கு கொடுக்கும்போது, ஏதாவது

அலர்ஜி அல்லது குழந்தைகளுக்கு ஒத்துக்கொள்ளவில்லை என்று தெரியவந்தால், ஜூஸ் கொடுப்பதை அத்துடன் நிறுத்திக் கொள்ள வேண்டும்.

இளநீர் ஒரு மிகச்சிறந்த பானம். ஏனெனில் இதில் நிறைய தாதுப்பொருட்கள் இருக்கின்றன. அதாவது சோடியம், பொட்டாசியம், கால்சியம், மக்னீசியம், இரும்பு, தாமிரம், பாஸ்பரஸ், வைட்டமின் பி காம்ப்ளக்ஸ், வைட்டமின் சி, சர்க்கரை ஆகியவை இருக்கின்றன. முதலில் இரண்டு டீஸ்பூன் இளநீர் மட்டுமே குழந்தைகளுக்கு கொடுக்க முயற்சி செய்ய வேண்டும். பின்னர் கொஞ்சம் கொஞ்சமாக அளவை கூட்டலாம். அதிலும் பச்சை நிறத்தில் இருக்கும் இளநீரை கொடுப்பது நல்லது. பழுப்பு நிறத்தில் இருக்கும் இளநீர் நாள்பட்டதாக இருக்கும் என்பதால் அதை கொடுக்கக் கூடாது.

சில சமயங்களில் பாலும், பழமும் கலந்த 'மில்க் ஷேக்' என்றழைக்கப்படும் ஜூஸ் மிகமிக சத்து கொடுக்கக்கூடியதாக உள்ளது. அதிக சக்தியும் கொடுக்கக்கூடியது. 'மில்க் ஷேக்கில்' உள்ள பாலில் கால்சியம் இருக்கிறது. பழங்களில் வைட்டமின் A, வைட்டமின் C, பாஸ்பரஸ், போலிக் அமிலம், இரும்பு, நார்ச்சத்து, ஆண்டி ஃஆக்ஸிடண்ட், ப்ளாவனாய்டு ஆகிய சத்துக்கள் இருக்கின்றன. ஆக, பாலும் பழமும் ஒன்றாகச் சேர்த்து குடிப்பது நல்லதுதான்.

காய்கறியையும், பழத்தையும் ஒன்றாகப் போட்டு ஜூஸ் தயாரிப்பது சரியல்ல, நல்லதும் அல்ல. இருப்பினும் கேரட், வெள்ளரி இவைகளை பழத்துடன் சேர்த்து ஜூஸ் போடலாம். சேராத ஒன்றைச் சேர்த்து ஜூஸ் போட்டால் வயிற்றுப் பிரச்சினை வந்துவிடும்.

நீங்கள் பாட்டில், கேன், டின்னில் அடைக்கப்பட்ட பழ ஜூஸை பருகுவதாக இருந்தால் நூறு சதவீதம் சர்க்கரை சேர்க்காத, நூறு சதவீதம் சோடியம் சேர்க்காத ஜூஸ் இருக்கிறதா என்று பார்த்து பருகுவது நல்லது. ஜூஸை தயாரித்த உடனேயே குடித்து விடுவது நல்லது. சுமார் 15-லிருந்து 20 நிமிடத்துக்குள், ஜூஸை குடித்துவிட வேண்டும். அதிக நேரம் வைத்திருந்து மெதுவாக குடித்தால், 1) கசப்பு சுவை வந்துவிடும் 2) கெட்டுப்போய் விடும் 3) பாக்டீரியாக் கிருமிகள் உண்டாகிவிடும்.

ஜூஸை காலையிலோ, மாலையிலோ அல்லது எப்பொழுது குடித்தாலும் அது உடலுக்கு உபயோகம்தான். பசியைத் தூண்டவேண்டும் என்பதற்காக பழ ஜூஸ், சாப்பிடுவதற்கு முன்பு கொடுக்கப்படுகிறது. இருந்த போதிலும் காலையில் ஜூஸ் குடிப்பதுதான் உடலுக்குச் சிறந்தது.

சாப்பிடுவதற்கு பத்து நிமிடத்திற்கு முன்னால் ஜூஸ் குடிப்பது நல்லது. சாப்பாட்டுக்குப் பிறகு குடிக்கிறீர்கள் என்றால், ஜூஸை மெதுமெதுவாக, கொஞ்சம் கொஞ்சமாகக் குடியுங்கள். ஜீரண என்ஸைம்கள் வாயில் நன்றாக சுரந்து, ஜூஸோடு சேரும்வரை காத்திருப்பது நல்லது. சாப்பாட்டுடன் ஜூஸ் குடிப்பது செரிமானத்தைத் தடுக்கும். மேலும், இரைப்பைக்கு அதிக சுமையாகிவிடும். ஆகவே, ஜூஸை தனியாகக் குடிப்பதே நல்லது.

அதிலும் வெறும் வயிற்றில் ஜூஸ் குடிப்பது மிகச்சிறந்தது. ஏனென்றால் ஜூஸில் உள்ள சத்துக்கள் உடலில் சேர்வதற்கும், உடல் உறிஞ்சி எடுத்துக்கொள்வதற்கும் காலை நேரம்தான் சிறந்தது. அப்படி வெறும் வயிற்றில் குடிக்கும்போது, மற்ற உணவுகள் வயிற்றில் இல்லாததால், ஜூஸ் மிகச் சுலபமாக ஜீரணிக்கப்படுகிறது. ஜூஸ் குடிப்பதன் மூலம் வயிற்றை சுத்தப்படுத்த ஒரு வாய்ப்பு கிடைக்கிறது. மற்ற உணவுகள் வயிற்றில் இருந்தால் ஜூஸ் உடலில் சேருவது குறைந்துவிடும்.

தர்பூசணி ஜூஸில் கொஞ்சம் மிளகுச்சாறு சேர்த்து குடித்தால், உடம்பில் அளவுக்கு அதிகமாக இருக்கும் தண்ணீரை வெளியே கொண்டுவந்துவிடும். இந்தத் தண்ணீரோடு சேர்த்து உடலுக்குத் தேவையில்லாத விஷப்பொருளும், உப்பும் வெளியேறிவிடும்.

அன்னாசிப்பழத்தில் 'ப்ரோமெலெயின்' என்கிற என்ஸைம் இருக்கிறது. இந்த என்ஸைம் சருமத்தில் ஏற்படும் புற்றுநோயை வரவிடாமல் தடுக்கும் சக்தி உடையது. ஸ்ட்ராபெர்ரி பழச்சாறு, புளூபெர்ரி பழச்சாறுகள், வயதான காலத்தில் ஏற்படும் ஞாபகத்திறன் குறைவை சரிசெய்கிறது. பழ ஜூஸ்களில் வைட்டமின் சி அதிகமாக இருக்கிறது. அதற்காக ஜலதோஷத்திற்கு வைட்டமின் சி சிறந்தது என்று நினைத்து, 3 அல்லது 4 டம்ளர் ஆரஞ்சு ஜூஸை தினமும் குடித்தால், உங்கள் உடல் எடைதான் கூடுமே தவிர, ஜலதோஷம் குறையாது. இதற்குப் பதிலாக வைட்டமின் 'சி' அதிகமுள்ள காய்கறிகளை சாப்பிடுங்கள். உடல் எடை கூடாது.

நீங்கள் ஒழுங்காக சாப்பிடாதவராக, சத்தான உணவை சாப்பிடாதவராக, குறைவான அளவு உணவே சாப்பிடுகிறவராக இருந்தால் வைட்டமின் 'சி' அதிகமுள்ள பழங்கள், காய்கறிகளை சாப்பிடலாம். விளையாட்டு வீரராக இருந்து, தினமும் மணிக்கணக்கில் பயிற்சி செய்பவர்களும், குளிர்ப்பிரதேசத்தில் வசிப்பவர்களும் வைட்டமின் 'சி' அதிகமுள்ள பழங்கள், காய்கறிகளைச் சாப்பிடுவது நன்மை பயக்கும்.

பலவிதமான சத்துக்கள் நிறைந்த உணவை நம் வாயில் போட்டு மெல்லும்போது, வாயில் உள்ள என்ஸைம் அந்த உணவோடு சேர்ந்து, தனித்தனியாக நன்றாக கரையக்கூடிய, மிகச் சுலபமாக ஜீரணமாகக்கூடிய பொருளாக மாற்றப்படுகிறது. வாயில் பழ ஜூஸை கொஞ்சம் நேரம் வைத்திருப்பதால், ஜூஸுடன் வாயிலுள்ள என்ஸைம்களும் சேர்ந்து ஜீரணமாவதற்கு மிகவும் உதவியாக இருக்கிறது. உடல் எடையை குறைக்க பழ ஜூஸைவிட காய்கறி ஜூஸ்தான் நல்லது. காய்கறி ஜூஸ் நல்ல சத்துக்களை உடலுக்குக் கொடுக்கும். அதோடு சர்க்கரையும் மிகவும் குறைவு. கலோரி குறைவு. இவையெல்லாமே பழ ஜூஸில் அதிகமாகத்தான் இருக்கிறது.

ஆப்பிள், வெள்ளரி, எலுமிச்சை, பீட்ரூட், கேரட், சிவப்பு முட்டைகோஸ் ஜூஸ் எல்லாமே உடல் எடையை குறைப்பதற்கு உபயோகப்படும். சாப்பாட்டுக்கு இருபது நிமிடத்திற்கு முன்பு, ஒரு டம்ளர் காய்கறி ஜூஸை குடித்தால் பசியைக் குறைத்துவிடும். அதே நேரத்தில் உடலுக்குத் தேவையான வைட்டமின் தாதுப்பொருட்களையும் ஜூஸ் கொடுத்துவிடும்.

கடைகளில் தயாரித்துக்கொடுக்கப்படும் பழ ஜூஸ்களில் இஷ்டத்திற்கு சர்க்கரை சேர்க்கப்படுகிறது. இனிப்பை மேலும் கூட்ட 'சாக்கரின்' சேர்க்கப்படுகிறது. இதோடுவிடாமல் எஸ்ஸென்ஸ் ஊற்றப்படுகிறது. இதற்கு மேலே ஐஸ் கட்டிகள் போடப்படுகிறது. இப்படி தயாரிக்கப்படும் பழ ஜூஸ்களை எல்லோருடைய உடலும் ஏற்றுக்கொள்ளாது. கடைகளில் ஜூஸ் குடித்தால் சர்க்கரை அறவே இல்லாமல், எஸ்ஸென்ஸ் போடாமல் ஐஸ் போடாமல் ஜூஸ் ஆர்டர் செய்து குடிப்பது நல்லது.

7

பயண நேர உணவுகள்

தினமும் நாம் ஏதாவது ஒரு காரியத்துக்காக, பயணம் செய்துகொண்டுதான் ssஇருக்கிறோம். கார், பஸ், ரயில், விமானம் இப்படி ஏதாவது ஒரு வகையில் நம் பயணம் அமையும்போது, முக்கியமாக கவனிக்க வேண்டிய விஷயம், சாப்பிட வேண்டிய உணவுகள்தான். வீட்டில் இருக்கும்போது எடுத்துக்கொள்ளும் அக்கறையைவிட, பயணம் செய்யும்போது உணவு விஷயத்தில் அதிக கவனம் எடுத்துக்கொள்ள வேண்டும்.

'போகும்போது வழியில் சாப்பிட்டுக்கொள்ளலாம், இதற்காக பெரிய சிரமம் எடுத்துக்கொள்ள வேண்டாம்' என்று நினைப்பவர்கள் அதிகம்பேர் இருக்கிறார்கள். பயண வழி உணவகங்களில், தரமான உணவுகளை தயாரித்துக் கொடுப்பவர்களும் இருக்கிறார்கள். தரக்குறைவான உணவுகளை தயாரித்துத் தருபவர்களும் இருக்கிறார்கள்.

வெகு தூரம்.. விரைவாக சென்றடைய வேண்டும் என்ற எண்ணத்தில் இருப்பவர்கள், 'எந்த உணவு நல்லது, எந்த உணவு கெட்டது, எந்த உணவு சாப்பிடலாம், எந்த உணவு வயிற்றுக்கு பிரச்சினையை உண்டு பண்ணாது என்றெல்லாம் யோசிக்க நேரமில்லாத மன நிலையில் பயணிப்பார்கள்.

இதனால் கிடைத்ததை, சாப்பிட்டுவிட்டு, ஊர் போய்ச் சேர்ந்தபின் வயிற்றுப் பிரச்சினை, உடல் அசதி, உடல் தளர்ச்சி, சோர்வு, ஜலதோஷம், தலைவலி இப்படி ஏதாவது ஓர் உடல் உபாதையால் கஷ்டப்படுவார்கள். சாப்பாட்டு விஷயத்தில் பயணத்தின்போது, நாம் உஷாராக இருந்தால், முடிந்தவரை உடல் பிரச்சினை இல்லாமல் பயணம் செய்யலாம்.

கார், பஸ், ரெயில், விமானம் இதில் எதில் பயணம் செய்தாலும் முதலாவதாக, முக்கியமாக செய்யவேண்டியது அதிக அளவில் தண்ணீர் குடிப்பதுதான். பயணத்தின்போது உடலில் உள்ள தண்ணீரின் அளவு குறையாமல் பார்த்துக்கொள்ள வேண்டும். சில பேர், அதிக தண்ணீர் குடித்தால் அடிக்கடி ‘பாத்ரூம்’ போகவேண்டியது வரும் என்பதற்காக, தண்ணீரே குடிக்க மாட்டார்கள். ஊர்போய்ச் சேர்ந்தபின் நாக்கெல்லாம் வறண்டு, காய்ந்துபோய், கண்கள் உள்ளேபோய், கை, கால்கள் சோர்ந்துபோய் உடம்பில் தெம்பே இல்லாமல், வந்த காரியத்தை சரியாக உற்சாகமாக செய்யமுடியாமல் இருப்பவர்கள்தான் அதிகம்.

பயணத்தின்போது வீட்டில் தயாரித்த, நமக்குப் பிடித்தமான உணவுகளை எடுத்துச்செல்வது நல்லது. கார், பஸ், ரெயில் பயணம் என்றால் வீட்டிலிருந்தே காய்ச்சி, வடிகட்டி, ஆறவைத்த தண்ணீரை பாட்டிலில் எடுத்துக்கொள்ளுங்கள். விமானத்தில் பயணம் செய்வது என்றால், வீட்டிலிருந்தே காலி தண்ணீர் பாட்டில் ஒன்றை எடுத்துக்கொள்ளுங்கள். நீங்கள் கொண்டு செல்லும் லக்கேஜ், பாதுகாப்பு பரிசோதனையின்போது (Security Check), காலி பாட்டில் எடுத்துச்சென்றால் ஒரு பிரச்சினையும் வராது.

பாதுகாப்பு சோதனை முடிந்தபின்பு, விமானத்தில் ஏறுவதற்கு முன்பு இருக்குமிடத்தில், தண்ணீரைப் பிடித்துக்கொள்ளலாம். குடித்துக்கொள்ளலாம். எனக்குத் தெரிந்த நண்பரொருவர் அடிக்கடி விமானப் பயணம் செய்பவர். அவர் புறப்படும்போதே கையோடு ஆப்பிள் துண்டுகள், பேரீச்சம் பழம், வாழைப்பழம், நூடுல்ஸ் ஆகியவைகளை எடுத்துச் செல்வார். அப்படி செய்வதும் நல்லது.

விமானம் புறப்படுவதற்கு தாமதமாகலாம். பயணம் ரத்து செய்யப்படலாம். ஆகவே, கையோடு எதையாவது எடுத்துச்சென்றால், பசிக்கும்போது சாப்பிட்டுக் கொள்ளலாம். பேக்கிங் பண்ணப்பட்ட உணவுகள், ரெடிமேட் உணவுகள், இறைச்சியில் தயாரிக்கப்பட்ட உணவுகள், கரையக்கூடிய கொழுப்பு (Saturated Fat) மற்றும் விஷமான இடைக்கொழுப்பு (Trans Fat) உள்ள உணவுகளை பயணத்தின்போது

பஸ், ரயில் பயணத்தின்போது சுகாதாரம் இல்லாத, ஈ, எறும்புகள் மொய்க்கக்கூடிய உணவுப் பண்டங்களை வாங்கிச் சாப்பிடாதீர்கள். நோய் இங்குதான் ஆரம்பிக்கின்றது. கேரட், வெள்ளரி, தக்காளி, வெங்காயம், குடமிளகாய், புராக்கோலி, முட்டைகோஸ், வெங்காயத்தாள், வேகவைத்த உருளைக்கிழங்கு ஆகியவைகளில் தயாரிக்கப்பட்ட 'சாலட்' மற்றும் 'சாண்ட்விச்' போன்றவை எல்லா பயணத்திற்குமே ஏற்றது.

தவிர்ப்பது நல்லது. உல்லாசக் கப்பல்களில் பயணம் செய்யும்போது, கப்பலில் உள்ள சமையல் அறையில், கெட்ட கொழுப்புள்ள உணவுப்பொருளாகிய 'இடைக்கொழுப்பு' பொருட்களை சமையலுக்கு அறவே பயன்படுத்துவதில்லை.

விமானப்பயணத்தின்போது, திரவமாக இல்லாத உணவுப்பொருட்களை (Nonliquid Lunches) எடுத்துச் செல்வது நல்லது. திரவம் சேர்ந்த உணவுகளை சாப்பிடுவதும் சிரமம். அது கெட்டுப்போவதும் சுலபம். ஆகவே திட உணவுப் பொருட்களை எடுத்துச்செல்வது நல்லது.

சாண்ட்விச், பன் பட்டர் ஜாம், ஆப்பிள் துண்டுகள், கேரட் துண்டுகள், பாதாம் முந்திரி பருப்பு வகைகள், பேரீச்சம் பழம், அத்திப்பழம் ஆகியவை எடுத்துச் செல்லலாம். பயணத்தின்போது இரண்டு அல்லது மூன்று முறை என்று சாப்பிடுவதற்குப் பதிலாக, நான்கு ஐந்து முறையாக பிரித்து சாப்பிடுங்கள். இப்படி அதிக தடவை சாப்பிடுவதால் உங்களது ரத்தத்தில் உள்ள சர்க்கரையின் அளவு ஒரே சீராக இருக்கும்.

வெள்ளரிக்காய், ஆப்பிள், முந்திரி, பாதாம், அத்திப்பழம் போன்ற உணவுகளை வாயில் போட்டு நன்றாக மென்று விழுங்கினால், வாயில் உமிழ்நீர் அதிகமாக சுரந்து, ஜீரணம் நன்றாக நடைபெற உதவியாய் இருக்கும். வேக வேகமாக விழுங்கும் உணவுகளைவிட, மெது மெதுவாக மென்று சாப்பிடும் உணவுகள் பயணத்தின்போது நல்லது.

பயண நேரத்தில் இறைச்சி சம்பந்தப்பட்ட உணவுகளை அறவே தவிர்ப்பது நல்லது. அவை ஜீரணம் ஆக அதிக நேரம் எடுத்துக்கொள்ளும். இத்தாலி நாட்டில் உள்ளவர்கள் பயணம் செய்யும்போது, அந்தந்த பருவத்தில் அதிகமாக விளையக் கூடிய காய், கீரைகள், பழங்கள் முதலியவைகளை, தாங்கள் சாப்பிடும் உணவில் கட்டாயம் இருக்கும்படி பார்த்துக்கொள்வார்கள். பயணத்தின்போது அவர்கள் கோடை காலத்தில்

தாமரைத் தண்டும் (Artichoke), மழைக்காலத்தில் பச்சைக் கீரைகளும் அதிகமாக சேர்த்துக்கொள்வார்கள்.

வாழைப்பழம், ஆப்பிள், ஆரஞ்சு போன்ற முழுப்பழங்களை பயணத்தின்போது அதிகமாக சாப்பிடுவது நல்லது. பாப்கார்ன், பிரெட் - ஜாம், பருப்பு வகைகள் உடலுக்கு தெம்பும் உற்சாகமும் கொடுக்கக்கூடியவை. அவற்றை எடுத்துச்செல்வதும் சுலபம். பயணத்தின்போது எடுத்துச் செல்லப்படும் உணவுகள், எளிதாக ஜீரணம் ஆகக் கூடியதாக இருக்க வேண்டும். அதே நேரத்தில் உடலுக்கு சக்தியையும் கொடுக்க வேண்டும். கொழுப்பு நிறைந்த அசைவ உணவுகளை ஒரு முறை நன்றாக சாப்பிட்டு விட்டால், வழியில் பசி எடுக்காமல் இருக்கும் என்று நினைத்து, நிறைய பேர் அசைவ உணவுகளை பயணத்தின்போது அதிக அளவில் சாப்பிடுவார்கள்.

அப்படிச் சாப்பிடுவது, வயிற்றில் ஜீரணக் கோளாறு, வாயுக் கோளாறு (Gas Problem), மந்தம் ஆகியவை ஏற்பட்டு தலைவலி, வாந்தி, கவனக்குறைவு, உடல்சோர்வு முதலிய பிரச்சினைகளை ஏற்படுத்தும்.

மேலும், கலோரியும் அதிகமாக உடலில் சேர்ந்துவிடும். ஆகவே பயணத்தின்போது, அசைவ உணவைத் தவிர்க்க வேண்டும். தூக்கத்தை வரவழைக்கும் தன்மை கொண்ட உணவுகளை சாப்பிட்டுவிட்டு கார் ஓட்டுவதோ, பயணம் செய்வதோ, பாதுகாப்பானது அல்ல. 'தூக்கம் வருவதற்காகவே இரவு நேரத்தில் நான் பொங்கல் சாப்பிடுவேன்' என்று நண்பரொருவர் நகைச்சுவையாக சொல்வார்.

நெய், எண்ணெய் அதிகமாகச் சேர்த்து தயாரிக்கப்பட்ட உணவுகள் தூக்கத்தையும், மயக்கத்தையும் வரவழைக்கும். இளநீர், பயணத்தின்போது குடிப்பதற்கு, மிகச்சிறந்த பானமாகும்.

தண்ணீரும் தாதுப்பொருட்களும், சத்துப்பொருட்களும், சர்க்கரையும் இளநீரில் இருப்பதால் பயணத்தின்போது தாராளமாகக் குடிக்கலாம். மொத்தத்தில், எப்போது பயணம் செய்தாலும், சுலபமாக, ஜீரணம் ஆகக்கூடிய, எண்ணெய் அதிகமில்லாத, திரவமாக இல்லாத, கொழுப்புச்சத்து இல்லாத உணவுகளை எடுத்துச்செல்வது உடல் ஆரோக்கியத்திற்கு நல்லது.

8

ரத்தசோகை

"என் மகளுக்கு உடம்பில் தெம்பே இல்லை. அவளால் சுறுசுறுப்பாக இருக்க முடிவதில்லை. ஒழுங்காக சாப்பிடுவதில்லை. அடிக்கடி மயக்கம் போட்டு விழுந்து விடுகிறாள்" என்று 39 வயது நிரம்பிய ஒரு பெண்மணியை, அவரது தாயார் என்னிடம் சிகிச்சைக்காக அழைத்து வந்திருந்தார். அந்தப் பெண்மணிக்கு ரத்தப் பரிசோதனை செய்தபோது, 'அனீமியா' (Anemia) அதாவது 'ரத்தசோகை' இருப்பது தெரிய வந்தது.

நமது ரத்தத்தில் 'ஹீமோகுளோபின்' (Hemoglobin) என்று சொல்லக்கூடிய இரும்புச் சத்துப்பொருள் மிகக் குறைவாக இருந்தால், அந்தக் குறைபாட்டை 'அனீமியா' அல்லது 'ரத்தசோகை' என்று சொல்வதுண்டு.

இந்த நோயின் அறிகுறிகள் பின்வருமாறு:

உடல் அசதி, உடல் சோர்வு, உடல் தளர்ச்சி, சுவாசக் கோளாறு, லேசான மூச்சுத் திணறல், எப்பொழுதும் தூக்கம் வருவது போன்ற ஓர் உணர்வு, லேசான மயக்கம், கை கால்களை ஒழுங்காக, வேகமாக அசைக்க முடியாத நிலை, அதிக தாகம், எப்பொழுதும் எதிலும் குழப்பநிலை போன்றவை ஏற்படலாம்.

உலகில் சுமார் மூன்றில் ஒரு பங்கு பேருக்கு ‘அனீமியா’ இருக்கிறது என்று பல ஆய்வுகள் கூறுகின்றன. அதிலும் குறிப்பாக ‘இரும்புச்சத்துக் குறைவினால் ஏற்படும் அனீமியா’ (*Iron Deficiency Anemia*), சுமார் நூறு கோடி பேருக்கு இருப்பதாக ஆராய்ச்சிகள் தெரிவிக்கின்றன. 1990-ம் ஆண்டில் ரத்தச் சோகையால் பாதிக்கப்பட்டு சுமார் 2 லட்சத்து 13 ஆயிரம் பேர் இறந்திருக்கிறார்கள்.

2013ஆம் ஆண்டில் சுமார் 1 லட்சத்து 83 ஆயிரம் பேர் பலியாகி இருக்கிறார்கள். இந்த நோய்க்கு ஆண்களைவிட, பெண்கள்தான் அதிகமாக பாதிக்கப்பட்டிருக்கிறார்கள். சிலர் பார்ப்பதற்கு நன்றாக, பளபளவென்று, பூசி மெழுகினாற்போல் காணப்படுவார்கள். நல்ல சத்தான உணவைச் சாப்பிட்டு, செழிப்பாக இருக்கிறார்கள் என்று நினைப்போம். ஆனால், அவர்களுடைய ரத்தத்தைப் பரிசோதித்துப் பார்த்தால், ஹீமோகுளோபின் அளவு மிகமிகக் குறைவாக இருக்கும்.

நிறைய பேருக்கு, இந்த அனீமியா குறைபாட்டை கண்டுபிடிக்க முடியாமலேயே போய்விடுகிறது. வேறு ஏதாவது காரணத்திற்காகவோ, நோய்க்காகவோ, ஆபரேஷனுக்காகவோ ரத்த பரிசோதனை செய்யும்போதுதான், அனீமியா பாதிப்பு இருப்பதே தெரியவரும்.

மனிதன் தொடங்கி முதுகெலும்புடைய எல்லா பிராணிகளுக்கும், ரத்தத்தில் ஹீமோகுளோபின் இருக்கிறது. மீன் இனத்திற்கு மட்டும் இந்த ஹீமோகுளோபின் இல்லை. நமது உணவு மண்டலத்திலிருந்து நமது உடல் தினமும் சுமார் 6 மில்லி கிராம் இரும்புச்சத்தை இழுத்துக்கொள்கிறது. எனவே தினமும் நாம் இரும்புச் சத்துள்ள உணவுகளை கண்டிப்பாக சாப்பிட்டாக வேண்டும்.

19 வயதிலிருந்து 50 வயது நிரம்பிய ஒரு பெண்ணுக்கு, ஒரு நாளைக்கு சுமார் 18 மி.கி. இரும்புச்சத்தும், 19 வயதை கடந்த ஆணுக்கு சுமார் 13 மி.கிராமுக்கு அதிகமாக இரும்புச் சத்தும் தேவைப்படுகிறது. இரும்புச் சத்து உடலில் குறைவாக இருக்கிறதென்றால், ஹீமோகுளோபின் குறைவாக இருக்கும், தலைமுடி கொட்டும், உடல் அசதி, தலைவலி ஆகிய உடல்நலக் குறைபாடுகள் ஏற்படும். இரும்புச்சத்து குறைபாடு சில சமயங்களில் உயிருக்கே உலை வைத்துவிடும். எனவே மிகவும் கவனமாக இருக்க வேண்டும். அனீமியா இருப்பவர்களுக்கு, அதிக இதயத்துடிப்பு, கால் உளைச்சல் ஏற்படும். கை விரல்களில் உள்ள நகங்கள் கிளி மூக்கு மாதிரி வளைந்திருப்பதற்குப் பதிலாக, ஸ்பூன் போன்று குழிவாக வளைந்திருக்கும் (*Spoon Nails*). இதற்கு ‘கோயிலோனைக்கியா’ (*Koilonychia*) என்று பெயர்.

> 1) ரத்தத்திலுள்ள சிவப்பணுக்களின் (Red Blood Cells) எண்ணிக்கை குறைந்துகொண்டே போவது,
>
> 2) ரத்தத்தில் ஹீமோகுளோபின் என்று சொல்லக்கூடிய இரும்புச்சத்துப் பொருள் குறைந்துகொண்டே போவது,
>
> 3) உடலுக்குத் தேவையான ஆக்ஸிஜனை, ரத்தம் சுமந்து செல்வது குறைந்துகொண்டே போவது போன்ற குறைபாடுதான் 'அனீமியா' எனப்படுகிறது.

5 வயது வரையுள்ள குழந்தைகளுக்கு சுமார் 11 கிராம் / டெசி லிட்டரும், 5 வயதிலிருந்து 12 வயது வரையுள்ள குழந்தைகளுக்கு சுமார் 11.5 கிராமும், 12 வயதிலிருந்து 15 வயது வரையுள்ள வயதினருக்கு சுமார் 12 கிராமும், 15 வயதை கடந்தவர்களுக்கு சுமார் 13 கிராமும், பெண்களுக்கு சுமார் 12 கிராமும், கர்ப்பமுற்ற பெண்களுக்கு சுமார் 11 கிராமுக்கு குறையாமலும் ஹீமோகுளோபின் இருக்க வேண்டும். விபத்துகளின் மூலம் உடலில் ரத்தக்கசிவு ஏற்படலாம். வயிற்றிலுள்ள குடல்களில் ஏற்படும் நோய்களினாலும், ஆசனவாயிலுள்ள பிரச்சினைகளினாலும் ரத்தக்கசிவு ஏற்படலாம்.

ரத்த பரிசோதனை செய்யும்போது, உங்களுடைய ரத்தத்திலுள்ள ஹீமோகுளோபின் அளவு குறைவாக இருந்து, டாக்டர் இரும்புச்சத்து மாத்திரை அல்லது வைட்டமின் மாத்திரைகள் சாப்பிடச்சொல்லி எழுதிக் கொடுத்தால் அந்த மாத்திரைகளை கண்டிப்பாக சாப்பிட வேண்டும். அதன் மூலம், தற்காலிகமாக உங்களது ரத்தத்திலுள்ள ஹீமோகுளோபின் அளவு கூடும். ஆனால், மாத்திரை சாப்பிடுவதை நிறுத்திவிட்டால், மறுபடியும் குறைந்துவிடும்.

ரத்த இழப்பு, எலும்பு மஜ்ஜை பிரச்சினை, புற்று நோய், சிறுநீரக நோய்கள், சில மருந்துகள் நீண்ட நாட்கள் சாப்பிடுவதால் ஏற்படும் பக்க விளைவு, சாப்பிடும் உணவில் இரும்புச்சத்து இல்லாதது, போலிக் அமிலம், வைட்டமின் சி சத்து, வைட்டமின் B12 சத்து ஆகியவை குறைவாக உடலில் இருப்பது போன்ற காரணங்களினால், உடலில் ஹீமோகுளோபின் குறைய வாய்ப்புண்டு. இந்தக் காரணங்கள் ஒவ்வொன்றையும் சரிசெய்தாலே, ரத்தத்தில் ஹீமோகுளோபின் அளவு கூடிவிடும். சத்துக்குறைவினால் ஏற்படும் அனீமியாவை, சத்துள்ள உணவுகள் சாப்பிடுவதன் மூலம் சரிசெய்து விடலாம்.

100 கிராம் கோழி ஈரலில் (Chicken Liver) சுமார் 9 கிராம் இரும்புச்சத்து இருக்கிறது. 100 கிராம் பூசணி விதையில் (Pumpkin Seeds) சுமார் 15 மி. கிராமும், 100 கிராம் கொக்கோ சாக்லேட்டில் சுமார் 17 மி.கிராமும், 100 கிராம் பருப்புகளில் சுமார் 7.5 மி.கிராமும், 100 கிராம் ப்ராக்கோலி காய்கறியில் சுமார் 2.7 மி.கிராமும், 100 கிராம் ப்ரூன் பழ ஜூஸில் சுமார் 5.4 மி.கிராமும் இரும்புச்சத்து இருக்கிறது.

கடல் உணவுகள், கடல் மீன்கள், (குறிப்பாக இந்தியப் பகுதியைச் சேர்ந்த சால்மன் மீன்), ஆட்டிறைச்சி, மாட்டிறைச்சி, கோழியின் நெஞ்சுப்பகுதி, எலும்பு மஜ்ஜை பகுதி, ஈரல், நத்தை, இறால் ஆகிய அசைவ உணவுகளில் இரும்புச் சத்து அதிகமாக இருக்கின்றது.

பழுப்பு அரிசி, கோதுமை, ஓட்ஸ், பார்லி, சீமைத் தினை, வெந்தயக்கீரை, பாசிப்பயறு, தண்ணீர்விட்டான் கிழங்கு, எள், பேரீச்சம்பழம், சர்க்கரை பாதாமி (Apricot), ஸ்ட்ராபெர்ரி பழம், முந்திரிப்பழம், ஆப்பிள், வாழைப்பழம், ஆரஞ்சு, உருளைக்

கிழங்கு, தக்காளி, தர்பூசணி, அவரை, பீன்ஸ், பூசணி, பீட்ரூட், அனைத்துக்கீரைகள், ரவை, தினை, மக்காச்சோளம், தோட்டப்பூண்டு, பிரியாணியில் சேர்க்கப்படும் பிரிஞ்சி இலை (Bay Leaf), சீனக்கொத்தமல்லிக் கீரை, பாதாம்பருப்பு, புதினா, துளசி, வெல்லம், பனை வெல்லம் இவைகளிலும் இரும்புச்சத்து நிறையவே இருக்கிறது.

உணவிலிருந்து இரும்புச்சத்தை இழுக்க, வைட்டமின் சி உதவி செய்வதால், வைட்டமின் சி அதிகமுள்ள உணவுப்பொருட்களாகிய பழங்களை நிறைய சாப்பிடலாம். வைட்டமின் சி போதுமான அளவு உடலில் இருந்தாலே, இரும்புச்சத்து உணவிலிருந்து உடலுக்குள் தினமும் இழுக்கப்படும். (கொய்யா, கிவி, பப்பாளி, ஆரஞ்சு, ஸ்ட்ராபெர்ரி, திராட்சை போன்ற பழங்கள், வைட்டமின் சி நிறைந்தவை). குடமிளகாய், ப்ராக்கோலி, தக்காளி, பாலக் கீரை, முட்டைகோஸ் ஆகியவையும் வைட்டமின் சி நிறைந்தவைதான்.

வைட்டமின் சி சத்து போலவே, ஃபோலிக் அமிலமும், வைட்டமின் B12-ம், இரும்புச்சத்து ரத்தத்தில் சேர்வதற்கு உதவி புரிகின்றன. அனைத்துக் கீரைகள், பருப்பு வகைகள், பட்டாணி, வாழைப்பழம், சோளம், ஆப்பிள், வேர்க்கடலை ஆகியவை ஃபோலிக் அமிலத்தை அதிகமாக்கக் கூடியவை.

கால்சியம் சத்து அதிகமுள்ள பால், வெண்ணெய் போன்ற உணவுப்பொருட்களை அதிகமாக சேர்க்காமல் இருப்பது நல்லது.

ஏனெனில் இவை, உடலிலிருந்து இரும்புச்சத்தை இழுக்கும் வேலையைக் குறைத்துவிடும். அதேபோல் காபி, டீ, மதுபானங்கள் முதலியவைகளையும் குறைக்க வேண்டும்.

தினமும் ஏதாவதொரு கீரையில் செய்யப்பட்ட சூப்பை (soup) பெரியவர்களையும், குழந்தைகளையும் குடிக்கச் சொல்லுங்கள். வளரும் குழந்தைகளை தினமும் 2 பேரீச்சம் பழம் சாப்பிட வையுங்கள். வருடத்திற்கொருமுறை ரத்த பரிசோதனை செய்து, ஹீமோகுளோபின் அளவு எவ்வளவு இருக்கிறது என்று தெரிந்துகொள்ளுங்கள். ரத்தத்தில் ஹீமோகுளோபின் அளவு சுமார் 6 கிராமுக்கு கீழே போய்விட்டால், ரத்தத்தை உடலில் ஏற்ற வேண்டிய சூழ்நிலை ஏற்படலாம். எனவே ஜாக்கிரதையாக இருங்கள். ரத்தத்தை விருத்தி செய்யக்கூடிய உணவுகளாகப் பார்த்துச் சாப்பிடுங்கள். எப்பொழுதும் தெம்பாக, உற்சாகமாக இருங்கள்.

9

கொழுப்பு அதிகமாயிடுச்சு!

உலகிலுள்ள மொத்த ஆண்களில் 43 சதவீதம் பேர் வயிறு பெரிதாகி தொப்பையானவர்கள் பட்டியலில் இடம்பெற்று இருக்கிறார்கள். பெண்களில் 64 சதவீதம் பேர் இந்தப் பட்டியலில் இணைந்திருக்கிறார்கள். வயிற்றில் அதிகமாக கொழுப்பு படிந்து, வயிறு பெரிதாக இருப்பவர்களுக்கு சர்க்கரை வியாதி, இதய நோய், அதிக ரத்த அழுத்தம், பக்கவாதம், ரத்தத்தில் அதிக அளவு கொலஸ்ட்ரால், புற்றுநோய் முதலியவை வர அதிக வாய்ப்புண்டு என்று ஆராய்ச்சிகள் கூறுகின்றன.

உடம்பில் கொழுப்பு எவ்வளவு படிந்திருக்கிறது என்பதைவிட, எங்கு அதிகமாக படிந்திருக்கிறது என்பது மிக முக்கியம். உடம்பில் எல்லா இடத்திலும் சேரும் கொழுப்பைவிட, வயிற்றில் சேரும் கொழுப்புதான் மிகவும் ஆபத்தானது. நிறைய பேர் ஒல்லியாக இருப்பார்கள். உடல் எடை கூட இவர்களுக்கு அதிகம் இருக்காது. ஆனால், வயிறு மட்டும் பெரிதாக, தொப்பையுடன் இருப்பார்கள். இதுவும் ஆபத்தானதுதான். வயிற்றின் உள்ளேயும், வெளியேயும் சேரும் கொழுப்பு, இதயத்துக்கும், நுரையீரலுக்கும், எலும்புகளுக்கும் தீங்கு விளைவிக்கும்.

தொப்புளுக்கு நேராக 'டேப்' வைத்து, உங்களுடைய இடுப்புச்

சுற்றளவை நீங்களே அளந்து பார்க்கலாம். ஆண்களுக்கு சராசரியாக இடுப்புச் சுற்றளவு சுமார் 36 அங்குலத்திலிருந்து 38 அங்குலம் வரை இருக்க வேண்டும். பெண்களுக்கு சராசரியாக சுமார் 35 அங்குலத்திலிருந்து 37 அங்குலம் வரை இருக்க வேண்டும். ஆனால், இந்தக் கணக்கெல்லாம், இப்பொழுது எடுபடாது. இருபது ஆண்டுகளுக்கு முன்பிருந்த ஆண், பெண்களின் இடுப்பளவு இப்பொழுது 15 சதவீதம் அதிகரித்துவிட்டது.

தொப்பை மட்டும் பெரிதாகிக்கொண்டு போவதை நினைத்து, உலகெங்கும் உள்ள மக்கள் அதிகமாக கவலைப்படுகிறார்கள். இதற்குக் காரணம், அதிகமாக புழக்கத்தில் இருக்கும் ரெடிமேட் உணவுகள், துரித உணவுகள், ரசாயனப்பொடிகள் சேர்ந்த உணவுகள், மருந்துகள் சேர்க்கப்பட்ட உணவுப் பொருட்கள், அதிக அசைவ உணவுப் பழக்கம், உடலுழைப்பு குறைந்து போவது, உடற்பயிற்சி

அதிகம் இல்லாதது, தூக்கமின்மை, மருந்துகளின் பக்கவிளைவுகள், டென்ஷனுடன் கூடிய வாழ்க்கை, இப்படி நிறைய காரணங்களைச் சொல்லிக்கொண்டே போகலாம். மொத்தத்தில் உணவு, உடலுக்கு நல்லதையும் செய்கிறது. தீமையையும் செய்கிறது.

சரியான வேளையில் உணவு சாப்பிடாதது, அதிகமாக சாப்பிடுவது, அதிக சர்க்கரையுள்ள உணவு சாப்பிடுவது, இவையெல்லாமே வயிற்றில் கொழுப்பு அதிகமாகப் படிய காரணமாகிறது. பெண்களுக்கு அவர்களின் மொத்த எடையில் (Body Weight) சுமார் 20 முதல் 29 சதவீதம் வரை கொழுப்பு (Body Fat) இருக்கலாம். பெண்களுக்கு மாதவிலக்கு முழுவதுமாக நின்றபிறகு (Menopause), இந்த உடல் கொழுப்பு சதவீதம் சிறிது அதிகரிக்கும். அதாவது, சுமார் 32 சதவீதம் வரை போகலாம்.

நமது உடலிலுள்ள மரபணுக்கள்தான் (Genes) நமது உடலில் எவ்வளவு கொழுப்பு செல்கள் இருக்க வேண்டும், எங்கு அதிகமாக படியவேண்டும் என்பதையெல்லாம் தீர்மானிக்கிறது.

ஆண்களில் நிறையபேருக்கு, வயிறு பானைபோல் இருக்கும். இதை ஆங்கிலத்தில் 'Pot Belly' என்று அழைப்பார்கள். அப்படி வயிற்றில் கொழுப்பு அதிகமாகப் படியக்காரணம், ஆண்களின் உடலிலுள்ள 'டெஸ்டோஸ்டிரோன்' (Testosterone) என்னும் ஹார்மோனின் கட்டுப்பாட்டினால்தான். இதுபோக 'ஸ்ட்ரெஸ் ஹார்மோன்', 'கார்டிஸால் ஹார்மோன்'களும் வயிற்றில் கொழுப்பு படியக் காரணமாக இருக்கிறது.

இதேபோல், பெண்களுக்கு இடுப்பு, தொடை, புட்டம் ஆகிய

இடங்களில் கொழுப்பு அதிகமாகப் படியும். இதற்குப் பெண்களின் உடலில் அதிகமாக உள்ள 'ஈஸ்ட்ரோஜன்' (Estrogen) என்னும் ஹார்மோன் காரணம். ஆண்களுக்கு 'டெஸ்டோஸ்டிரோன்' ஹார்மோனும், பெண்களுக்கு 'ஈஸ்ட்ரோஜன்' ஹார்மோனும் உடலில் அதிகமாக இருக்கின்ற காரணத்தினால்தான், ஆண்களின் உடலமைப்பு வேறு மாதிரியும், பெண்களின் உடலமைப்பு வேறு மாதிரியும் அமைந்திருக்கிறது.

ஆண்களுக்கு இடுப்புக்குமேலே கொழுப்பு அதிகமாகப் படியும். பெண்களுக்கு இடுப்பிலேயும், இடுப்புக்குக் கீழேயும், கொழுப்பு அதிகமாகப் படியும். பெண்களுக்கு இடுப்புக்கு மேலே சிறியதாகவும், இடுப்புக்கு கீழே பெரியதாகவும் கொழுப்பு படிவதை 'பேரிக்காய்' போன்ற வடிவில் (Pear Shaped) இருக்குமென்று சொல்வதுண்டு. அதேபோல், ஆண்களுக்கு இடுப்புக்கு கீழே சிறியதாகவும் இடுப்புக்கு மேலே பெரியதாகவும் கொழுப்பு படிந்தால் அது ஆப்பிள் போன்ற வடிவில் (Apple Shaped) இருப்பதாகக் கூறுவார்கள். ஆனால், மொத்தத்தில் எடை குறைய சுலபமான இடம் இடுப்புக்கு மேலுள்ள பகுதிதான். இடுப்புக்குக் கீழே பேரிக்காய் போன்ற வடிவத்தில் படியும் கொழுப்பு, அதிகமாக தோலுக்குக் கீழேதான் படியும். இடுப்புக்கு மேலே ஆப்பிள் போன்ற வடிவத்தில் படியும் கொழுப்பு, அதிகமாக வயிற்றுக்குள்தான் படியும்.

குழந்தைப் பருவத்திலிருந்து உடலில் கொழுப்பு எப்படிப் படிகிறது என்பதை பார்ப்போம்:

குழந்தை கருவில் வளரும்போது, சுமார் ஆறு மாதத்துக்குப் பிறகு, குழந்தையின் உடலில் 'கொழுப்பு செல்கள்' உருவாக ஆரம்பிக்கிறது. அதன்பின், பருவம் அடையும் வயதில்தான், அதாவது 'பாலின ஹார்மோன்கள்' (Sex Hormones) உடலில் சுரக்க ஆரம்பிக்கும் நேரத்தில்தான் மறுபடியும் கொழுப்பு செல்கள் புதிதாக உருவாகிறது. இந்த பாலின ஹார்மோனின் தூண்டுதலினால்தான், ஆண்-பெண் உடல் அமைப்புக்கு ஏற்ப உடலில் கொழுப்பு படிகிறது.

சுமார் 15 வயதிற்கு மேல் கொழுப்பு செல்கள் புதிதாக உருவாவதில்லை. ஏற்கெனவே உருவான செல்கள் அப்படியேதான் இருக்கும். அந்தச் செல்களில் கொழுப்பு மட்டும் தொடர்ந்து சேர்ந்து கொண்டே இருக்கும்.

பருவ வயதைத் தாண்டியபிறகு, சிலருக்கு புதிதாக, மிக அரிதாக, புது கொழுப்பு செல்கள் உருவாகும். இது எப்பொழுது தெரியுமா? 25 வயது வாலிபருக்கு, உடல் எடை கட்டுக்கு அடங்காமல், அதிக பருமனானால், புது கொழுப்பு செல்கள் அவரது உடலில் உருவாகும். அதேபோல்,

> சில உணவுப்பொருட்கள், வயிற்றில் அதாவது இரைப்பையிலும், குடலிலும் அதிகமாக வாயுத்தொல்லையை (Gas) ஏற்படுத்தி விடுகிறது. அதிக அளவில் குளிர்பானங்களைக் குடித்தாலும், வயிறு பருமனாகிவிடும். அதிலும் அதிக சர்க்கரை உள்ள குளிர்பானங்கள், ரத்தத்திலுள்ள சர்க்கரையின் அளவை உடனடியாக அதிகரித்து விடும். இதனால் ரத்தத்தில் இன்சுலின் அளவும் கூடும். இதன் காரணமாக உடலில் அதிகமாக உள்ள சர்க்கரை, சின்னச் சின்ன கொழுப்புக் கட்டிகளாக மாறுகிறது. இக்கட்டிகள், வயிற்றில் படிய ஆரம்பித்து நிரந்தரமான தொப்பையை உண்டாக்கி விடுகிறது.

சிலரின் உடலில் அதிகமாக சேர்ந்துள்ள கூடுதல் கொழுப்பு செல்கள் முழுவதும் சுரண்டி எடுக்கப்பட்டுவிட்டாலும் (Liposuction Surgery), புது கொழுப்பு செல்கள் அவர்களது உடலில் உருவாகும்.

வேளாவேளைக்கு நன்றாக சாப்பிட்டுவிட்டு, தூங்கித் தூங்கி எழுந்துகொண்டிருந்தால், வயிற்றில் கொழுப்பு படியத்தான் ஆரம்பிக்கும். 'கை எலும்பு முறிவு, கால் எலும்பு முறிவு, ஆபரேஷன் முடிந்துவிட்டது, ஒரு மாதம் நடக்கக் கூடாது, படுக்கையிலேயே தான் இருக்க வேண்டும் என்று டாக்டர் சொல்லி விட்டார். நன்றாக சாப்பிட்டுவிட்டு நடக்காமல் இருந்தேன், இப்பொழுது வயிற்றில் கொழுப்பு படிந்து புதிய தொப்பை வந்துவிட்டது' என்று நிறைய பேர் சொல்வதை நாம் கேட்டிருப்போம்.

தினமும் உடற்பயிற்சி செய்து உடம்பை கட்டுக்குள் வைத்திருக்கும் நிறைய பேர், சில காரணங்களினால் உடற்பயிற்சியை சில மாதங்களுக்கு செய்ய முடியாமல் போனால் அவர்கள் வயிற்றில் கொழுப்பு படிந்து, வயிறு பெரிதாக வாய்ப்பிருக்கிறது. கட்டுப்பாடான உணவும், உடற்பயிற்சியும், உடலுழைப்பும் தினமும் இருந்தால் வயிறு பெரிதாகாது.

உடலுழைப்பு இல்லாமல் கொழுப்புச் சத்துள்ள உணவுகளை தினமும் அதிகமாக சாப்பிட்டுக்கொண்டிருந்தால், வயிறு மட்டுமல்ல, உடல் முழுவதுமே பருமனாக ஆரம்பிக்கும்.

கடைகளில் கொழுப்பில்லாத உணவு (Fat Free Diet) என்று சில உணவுப்பொருட்களின் கவர்களில் குறிப்பிடப்பட்டிருக்கும். அதனால் அதில் கொழுப்பு இருக்காது என்று நினைத்து, அதை இஷ்டத்துக்கு சாப்பிடக்கூடாது. 'கொழுப்பில்லாத உணவு' என்று குறிப்பிடப்பட்ட நிறைய உணவுப்பொருட்களில், அதிக சர்க்கரை, அதிக கலோரி

> பெண்களுக்கு மாதவிலக்கு நின்றபிறகு 'ஈஸ்ட்ரோஜன்' ஹார்மோனின் அளவு குறைந்து விடுகிறது. இதனால் அவர்களுக்கு வயிற்றிலும் கொழுப்பு படிய ஆரம்பித்துவிடுகிறது. பெண்களைவிட, ஆண்களுக்கு வயிற்றுக்கொழுப்பு (Belly Fat) அதிகமாகப் படியும் சூழ்நிலை ஏற்பட்டாலும், உடற்பயிற்சி மற்றும் உணவுக்கட்டுப்பாட்டின் மூலம் விரைவாகவே வயிற்றுக்கொழுப்பு கரைந்துவிட அதிக வாய்ப்பு உண்டு. ஆனால், மாதவிலக்கு நின்ற பெண்களுக்கு, வயிற்றில் கொழுப்பு சேர்ந்தால், அவ்வளவு சீக்கிரத்தில் குறையாது, கரையாது.

இருக்கும். அதிகமாக சுத்திகரிக்கப்பட்ட கார்போஹைட்ரேட் சத்தும் இருக்கும். அவையாவும் உடலுக்கு நல்லதல்ல.

மனித உடலில் கொழுப்பு இரண்டு விதமாக பிரிக்கப்படுகிறது. 1) வெள்ளைக்கொழுப்பு (White Fat), 2) பழுப்புக் கொழுப்பு (Brown Fat).

உடலுக்கு சக்தியைக் கொடுக்கவும், உடல் எந்த நேரமும் சூடாக இருக்கவும், உடலில் காயம், எதுவும் படாமல் உடலை மெத்தைபோன்று வைத்திருக்கவும் வெள்ளைக்கொழுப்பு உதவுகிறது.

பிறந்த குழந்தைகளுக்கும், சிறுவர்களுக்கும் பழுப்புக்கொழுப்பு அதிகமாக இருக்கும். வயதானவர்களுக்கு பழுப்புக்கொழுப்பு மிக, மிகக் குறைந்த அளவிலேயே இருக்கும். நாம் சாப்பிடும் கொழுப்புச்சத்துள்ள உணவில் 'ட்ரை கிளிசரைடு' (Triglyceride) என்று சொல்லக்கூடிய ஒருவகை ரத்தக்கொழுப்புதான் அதிகமாக இருக்கும்.

அசைவ உணவுப்பொருட்களை பயன்படுத்தி செய்யப்படும் சமோசா, பக்கோடா, பர்கர், பப்ஸ், நக்கட்ஸ், கட்லெட் போன்றவைகளில் அநேகமாக கரையக்கூடியக் கொழுப்பு (Saturated Fat) அதிகமாக இருக்கும். இந்த கரையக்கூடியக் கொழுப்பு, சிறிய ரத்தக் குழாய்களை அடைப்பதோடல்லாமல், வயிற்றில் கொழுப்பு படிவதையும் அதிகப்படுத்துகிறது. இதுபோக, இந்த மாதிரி வறுத்தெடுத்த, பொரித்தெடுத்த அசைவப் பண்டங்களில் உப்பு அதிகமாகப் போடப்பட்டிருக்கும். உப்பு அதிகமாக உள்ள உணவுகள், உடலில் தண்ணீரை அதிகமாக சேர்த்து வைக்க தூண்டி விடும். இதனால் உடல் முழுவதுமே தண்ணீர் தேங்கி, உடல் வீங்கி பெரிதாகக் காணப்படும்.

சூயிங்கம் வாயில்போட்டு மெல்லும்போது, வாய்வழியாக காற்றை

நாம் குடிக்கிறோம். சாதாரணமாக வாய்வழியாக காற்று உள்ளே போகும்போது எந்த பிரச்சினையையும் உண்டு பண்ணாது. ஆனால் அதிக அளவில் தொடர்ந்து மென்றுகொண்டே காற்றைக் குடிக்கும்போது, கண்டிப்பாக வயிற்றில் வாயு சேர்ந்து பிரச்சினையை ஏற்படுத்திவிடும். இதனாலும் வயிறு பெரிதாகும்.

வேகவைத்து சாப்பிடும் காய்கறிகளும், ஜூஸ், சூப் போன்றவற்றைச் செய்வதற்குப் பயன்படும் காய்கறிகளும், பச்சையாக சாப்பிடும் சில காய்கறிகளும் உடல் எடையைக் குறைக்கும். தொப்பையையும் குறைக்கும். இதற்கு மாறாக அதிக எண்ணெய்யில் பொரிக்கப்படும், வறுக்கப்படும் (Deep Fry) காய்கறி பதார்த்தங்கள் உடல் எடையைக் கூட்டி வயிற்றைப் பெரிதாக்கி விடும்.

மேலும் காய்கறிகளை அதிக நேரம் அதிக எண்ணெய்யில் வறுத்தெடுக்கும்போது, கெட்டக்கொழுப்பாகிய இடைக்கொழுப்பு (Trans fat) நிறைய உடலில் சேர்ந்துவிடுகிறது. இந்த இடைக்கொழுப்பு, உடலில் பாதிப்பை ஏற்படுத்தி, உடல் எடையைக் கூட்டி, வயிற்றையும் பெரிதாக்கி விடுகிறது.

கட்டுப்பாடான உணவும், கொழுப்பு குறைந்த உணவும், வயிற்றிலும், உடலிலும் கொழுப்பை சேரவிடாது. அதோடு உடற்பயிற்சியும், உடலுழைப்பும் தினமும் இருந்தால், வயிற்றில் கொழுப்பு அறவே சேராது. ஆகவே உடலுழைப்பும், உணவுக் கட்டுப்பாடும் மிக முக்கியம் என்பதை மறந்துவிடாதீர்கள்.

10

உலகின் 'நம்பர் ஒன்' காரம்!

உலகம் முழுவதும் இனிப்பு கலந்த உணவைவிட, காரம் கலந்த உணவைத்தான் மக்கள் விரும்பிச் சாப்பிடுகிறார்கள். காரம் போதுமான அளவு இல்லை என்றால் உணவு ருசியில்லாமல் போய்விடுகிறது.

உணவில் காரத்தை தீர்மானிப்பதில் முதன்மையானது மிளகாய். அடுத்தது மிளகு. உலகம் முழுக்க காரத்திற்காக இவை இரண்டில், அதிகம் பயன்படுத்தப்படுவது மிளகாய்தான். உலகின் பல பகுதிகளிலும் மிளகாய் விளைவிக்கப்படுகிறது. அவற்றில் காரமான வகையும் காரம் குறைந்த வகையும் உண்டு.

இந்தியாவில் அசாம், நாகாலாந்து, மணிப்பூர் ஆகிய மாநிலங்களிலும், வங்காளதேசத்திலும் விளையும் 'கோஸ்ட் பெப்பர்' என்கிற ஒருவகை மிளகாய்தான் 'உலகிலேயே அதிக காரம் கொண்ட மிளகாய்' என்கிற அந்தஸ்துடன் 2009-ம் ஆண்டு வரை இருந்தது.

உள்ளூர் மொழியில் 'புத் ஜொலோக்கியா' (Bhut Jolokia) என்று அழைக்கப்பட்ட இந்த மிளகாயை, அமெரிக்க மிளகாய் தோற்கடித்துவிட்டது. அங்கு தெற்கு கரோலினா மாகாணத்தில் விளையும் 'கரோலினா ரீப்பர்' (Carolina Reaper) என்கிற மிளகாய்தான், 2013-ம்

ஆண்டிலிருந்து உலகிலேயே மிக அதிக காரம் கொண்டதாக கின்னஸ் சாதனையில் பதிவாகியிருக்கிறது.

காரத்தில் இந்திய மிளகாய்தான் 'உலகின் நம்பர் ஒன்' என்று இருந்ததை, இந்த அமெரிக்க மிளகாய் முறியடித்துவிட்டது. ஆனாலும், காரம் அதிகம் சாப்பிடுபவர்களில் உலகிலேயே நாம் எப்போதுமே முதலிடத்தில்தான் இருந்துகொண்டிருக்கிறோம்.

நமது முன்னோர்கள் ஒருசிலர், பச்சை மிளகாயை கடித்து வயிறு நிறைய சாப்பிட்டதை நாம் கண்கூடாகப் பார்த்திருக்கிறோம். சிலர் அல்வாபோல் அதை சாப்பிடுவார்கள். ஆனால், காரம் அதிகமாகிவிட்டால் கண், மூக்கு எல்லாவற்றிலிருந்தும் நீர் வழிய ஆரம்பித்துவிடும். உச்சந்தலை சுள்ளென்று எரியும். தலை சூடாகும். வியர்த்துக்கொட்டும். உடம்பு முழுவதுமே கதகதவென்று உஷ்ணம் ஏறும். நாக்கு துடிக்கும். வயிறு எரிந்து, சிலருக்கு ஆசனவாயில் அமிலம் விட்டதுபோல் இருக்கும். காரம் இவ்வளவு கடுமையானது.

அதனால்தான் பெரும்பாலானவர்கள் மிளகாய் வகைகளை நேரடியாக உணவில் சேர்க்காமல் இன்னொன்றோடு கலந்தே சமையலில் பயன்படுத்துவார்கள். மிளகாயை மற்ற உணவுப்பொருட்களுடன் சேர்த்து வறுக்கும்போது, அரைக்கும்போது, வேகவைக்கும்போது அதனுடைய வீரியம், அதாவது காரத்தன்மை கொஞ்சம் குறைந்துவிடுகிறது. அதனால்தான் காரம் உடலில் அதிக பாதிப்பை ஏற்படுத்துவதில்லை. ஆனாலும், காரத்தை அதிகமாக சேர்த்தால், உணவுப்பாதையில் கண்டிப்பாக பாதிப்பை ஏற்படுத்தும். அதனால், அமெரிக்காவில் மிளகாயை அதன் காரத்தன்மைக்கு ஏற்ப தரம்பிரித்து பாக்கெட்டுகளில் வைத்திருப்பார்கள்.

சரி.. எந்த மிளகாயில் எந்த அளவு காரம் இருக்கிறது? என்பதை அளவீடு செய்வது எப்படி?

அமெரிக்க விஞ்ஞானி வில்பர் ஸ்கோவில் என்பவர் மிளகாயின் காரத்தன்மையை அளவிட ஒரு புதிய முறையை உருவாக்கினார். "SHU" அதாவது 'Scoville Heat Units' என்பது அவர் உருவாக்கிய குறியீடு.

உதாரணத்திற்கு இந்தியாவைச் சேர்ந்த 'கோஸ்ட் பெப்பர்' மிளகாயின் கார அளவு 8 ½ லட்சம் "SHU" விலிருந்து, 21 லட்சம் "SHU" வரை இருக்கும். உலகிலேயே அதிக காரமான மிளகாயாக சொல்லப்படும் 'கரோலினா ரீப்பர்' கார அளவு 11.5 லட்சம் "SHU" விலிருந்து 22 லட்சம் "SHU" வரை இருக்கிறதாம்.

இந்திய உணவுகளில் நாம் வழக்கமாக பயன்படுத்தும் ஜலப்பினோஸ் வகை மிளகாயில் கார அளவு 1000 முதல் 4000 வரையும், பனானா பெப்பர் வகை மிளகாயில் 100 முதல் 900 "SHU" வரைதான் இருக்கிறது. தென் மாநிலங்களில் நாம் அதிகமாக உபயோகிக்கும் குண்டூர் மிளகாயில் 30,000 முதல் 50 ஆயிரம் "SHU" வரை காரத்தன்மை இருக்கிறது. பச்சை மிளகாயைவிட காய்ந்த மிளகாயில் காரம் அதிகம். உதாரணத்திற்கு 'டார்ஸெட் நாகர்' என்று அழைக்கப்படும் ஒருவகை பச்சை மிளகாயின் காரத்தன்மை 6,61,000 "SHU". அதுவே காய்ந்த மிளகாயாக மாறும்போது காரத்தன்மை 10,32,000 புள்ளிகளுக்கு உயர்ந்துவிடுகிறது.

வடகிழக்கு இந்தியாவில் காட்டுப்பகுதிகளில் யானைகளை விரட்ட மிளகாய் பொடியை வேலிகளின் மீது தூவி வைப்பதுண்டு. பாலியல் தொந்தரவு செய்யும் ஆண்களை மிரட்ட பெண்கள் பெப்பர் ஸ்பிரே (Pepper Spray) பயன்படுத்துவதும் உண்டு.

சத்துக்களும் மிளகாயில் இருக்கின்றன. அதிக அளவில் வைட்டமின் சி சத்து, குறைந்த அளவில் கரோட்டீன் சத்து, B6 சத்து, பொட்டாசியம், மெக்னீசியம், இரும்புச் சத்து ஆகியவை உள்ளன. இன்னொரு முக்கியச் செய்தி என்னவென்றால், அதிக காரத்தைக் கொடுக்கக்கூடிய மிளகாயில் சர்க்கரையும் இருக்கிறது. அதாவது, 100 கிராம் பழுத்த மிளகாயில் 5.3 கிராம் சர்க்கரைச்சத்து இருக்கிறது. அதனால்தான் கிளி போன்ற சில பறவைகள் மிளகாய்ப் பழத்தைக் கொத்தி ருசித்து தின்னுகின்றன.

ஆஸ்திரேலியா, நியூசிலாந்து, தென்னாப்பிரிக்கா, இந்தியா ஆகிய நாடுகளில் மிளகாய் ஆங்கிலத்தில் 'Chilli' என்றழைக்கப்படுகிறது. மற்ற நாடுகளில் மிளகாய் ஆங்கிலத்தில் 'Pepper' என்றழைக்கப்படுகிறது. இந்தியாதான் உலகிலேயே மிளகாயை அதிகமாக உற்பத்தி செய்கிறது. அதிகமாக ஏற்றுமதி செய்கிறது. இந்தியாதான் அதிகமாக மிளகாயை பயன்படுத்தவும் செய்கிறது. இந்தியாவில் பயிராகும் மொத்த மிளகாயில் 30 சதவீதம் ஆந்திராவிலுள்ள குண்டூரில் விளைகிறது.

அதேமாதிரி இந்தியாவிலிருந்து ஏற்றுமதியாகும் மொத்த மிளகாயில் 75 சதவீதம் ஆந்திராவிலிருந்துதான் செல்கிறது. குண்டூர் மிளகாய் வெளிநாடுகளில் கொண்டாடப்படுகிறது. மிளகாய் சேர்த்த காரமான உணவுகளை சாப்பிடுவதென்பது, ராட்சத ராட்டினத்தில் நாம் சுற்றுவதுபோன்றது. அதில் நாம் சுற்றும்போது சந்தோஷத்தைவிட பதற்றமும், பயமும்தான் அதிகமாக இருக்கும். அதேபோல்தான், அதிக காரம் சாப்பிடும்போதும் நமக்குள் மாற்றங்கள் நிகழும். எந்த வகை

‘கேப்ஸெய்ஸின் (Capsaicin) என்று சொல்லப்படும் ஒருவித ரசாயனப் பொருள் எல்லாவிதமான மிளகாய்களிலும் இருக்கிறது. அதுதான் காரத்திற்கான அடிப்படை பொருள். இந்தப்பொருள் கெட்டுப்போன செல்களை உடலிலிருந்து அப்புறப்படுத்தவும், உடலில் நோய் எதிர்ப்பு சக்தியைக் கூட்டவும் (Antioxidant) மிக உபயோகமாக இருக்கிறது. இந்த ‘கேப்ஸெய்ஸின்’ புற்றுநோயை தடுக்கும் சக்தியாகவும் திகழ்கிறது.

மிளகாயாக இருந்தாலும் அதிக அளவில் சாப்பிட்டால் கண்டிப்பாக வயிற்றுப் பிரச்சினை ஏற்படும்.

காரம் சாப்பிட்டு பழக்கமில்லாதவர்கள் திடீரென்று ஒரு நாள் அதிக காரமான உணவுகளைச் சாப்பிட்டால் நிறைய தொந்தரவுகள் வரும். அஜீரணம், நெஞ்செரிச்சல் வயிற்றெரிச்சல், நெஞ்சு கரிப்பது, வாந்தி வருவது போன்ற உணர்வு, ஆசனவாய் எரிச்சல் ஆகியவை அதில் குறிப்பிடத்தக்கவை. சிலருக்கு வயிற்று வலியுடன் வயிற்றுப்போக்கும் ஏற்படும். மிளகாயை அதிக அளவில் தொட்ட பின்பு, வினிகர் கொண்டு கையை கழுவினால் சருமத்திற்கு பாதிப்பு ஏற்படாது. மிளகாய் அதிகமுள்ள உணவுகளைச் சாப்பிட்டு வாய், தொண்டைப்பகுதி எரிகிறதென்றால் உடனே வாழைப்பழத்தை சாப்பிடவேண்டும். எரிச்சல் குறையும்.

காரம் அதிகம் சாப்பிட்டால் வயிற்றில் புண் வந்துவிடும் என்று பொதுவாக சொல்வதுண்டு. வயிற்றில் புண் உண்டாக மிளகாய் காரணமில்லை. வயிற்றில் ஏற்கெனவே இருக்கும் புண்ணை, மிளகாயின் காரம் அதிகப்படுத்தி வலியை உருவாக்கிவிடும். மிளகாயால் வயிற்றுப்புண் உருவாகாது. ஆஸ்துமா தொந்தரவு இருப்பவர்கள் மிளகாயை நேரடியாக பயன்படுத்துவதை குறைக்க வேண்டும். கார உணவுகளை அவர்கள் அதிகம் சாப்பிட்டால், காற்றுக் குழாய் சுருங்கி மூச்சுத்திணறல் ஏற்படலாம்.

காரம் சேர்க்காவிட்டால் உணவு சுவையிருக்காதுதான். ஆனால், அளவோடு காரம் சாப்பிடுவது ஆரோக்கியத்திற்கு ஏற்றது. இனிமேல் காரத்திலும் கணக்கு பார்த்து சாப்பிடுங்கள்.

11

சதைப்பிடிப்பு

'எனக்கு வருஷக்கணக்கில் ராத்திரி பகல்னு இல்லாம திடீர் திடீர்னு கால் முட்டிக்குக் கீழே தசைவலி தாங்க முடியாத அளவுக்கு வந்துடும். ராத்திரி நேரத்தில வந்திட்டால் என்னால தூங்கவே முடியாது. எங்க பாட்டி இருந்தப்போ வெந்தயச் சாறு, வெந்தய ஊறுகாய் சாப்பிடு, கால் இழுக்காதுன்னு சொல்லுவாங்க..' - இப்படி வெந்தயத்திற்கு ஆதரவாக கொஞ்சம் பேர்.

'எனக்கு சர்க்கரை வியாதி 30 வருஷமா இருக்கு. எப்பவாவது கால் இரண்டும் இழுத்துக்கிட்டு போகும். அந்த நேரத்துல கால் விரலெல்லாம் மடங்கி உள்ளே போறமாதிரி ஆயிடும். அப்போ ஒரு டம்ளர் தண்ணியில ஒரு கரண்டி உப்பு போட்டு குடிப்பேன். மெல்லமெல்ல அந்த வலி குறைஞ்சிடும்' - இப்படி உப்புக்கு ஆதரவாக கொஞ்சம் பேர்.

'எனது முகத்திலிருக்கிற சின்னச்சின்ன தசைகள்கூட அவ்வப்போது சுண்டி இழுக்கும். கொஞ்சம் கடுகை வாயிலே போட்டு மென்னு முழுங்கிடுவேன். கொஞ்ச நேரத்துல சரியாயிடும்' - இப்படி கடுகை பயன்படுத்துகிறவர்களும் இருக்கிறார்கள்.

'எனக்கு கை திடீர்னு வலிச்சிட்டு இழுத்திட்டுப்போகும். உடனே

டாக்டர் சொன்ன மாத்திரையை போட்டு தண்ணீர் குடிச்சிடுவேன். சரியாயிடும்..'

- இப்படி மாத்திரைகள் பயன்படுத்துகிறவர்கள் சொல்கிறார்கள்.

இவ்வாறு வெந்தயம் முதல் மாத்திரை வரை பலரும் பயன்படுத்த காரணமாக இருப்பது 'தசைப் பிடிப்பு' என்ற தாங்க முடியாத வலி.

தசை இழுப்பு, நரம்புப் பிடிப்பு, கொரக்கலி என்றெல்லாம் அழைக்கப்படும் தசைப்பிடிப்பு (Muscle Cramps and muscle spasm) உடலின் எந்த பாகத்தில் வேண்டுமானாலும், யாருக்கு வேண்டுமானாலும், எப்போது வேண்டுமானாலும் வரலாம். முன்பெல்லாம் முதுமையில் வரும் தசைப்பிடிப்பு இப்போது இளைஞர்களைக்கூட பாடாய்ப்படுத்திக் கொண்டிருக்கிறது.

தசைப் பிடிப்பு ஏன் வருகிறது?

உடலிலிருந்து அதிக நீர் வெளியேறிவிட்டால், தசைகள் இழுக்கும். அதிக வெப்பமாக இருக்கும் நேரத்தில், கடுமையான உடலுழைப்பு செய்யும் சூழ்நிலை ஏற்பட்டாலும் தசை இழுப்பு வரும்.

கர்ப்பிணிகளுக்கு கர்ப்பக் காலத்தின் தொடக்கத்தில் இருந்து ஒன்பதாவது மாதம் வரை தசை இழுப்பு வரலாம்.

தைராய்டு சுரப்பி நோய் (Hashimoto's Disease) உள்ளவர்களுக்கும் தசை இழுக்கும்.

உடலிலுள்ள செல்கள் ஒழுங்காக செயல்பட மிகவும் தேவையான மின் அயனியாகிய (Electrolyte) பொட்டாசியம் குறைந்தாலும் தசை இழுப்பு ஏற்படலாம்.

காலையிலிருந்து இரவு வரை கால்களுக்கு ஓய்வு கொடுக்காமல் ஏதாவது வேலை பார்த்துக்கொண்டே இருந்தால், கால்கள் தளர்ச்சியாகி, அதனால், கால் தசைகள் இழுக்கலாம். இதனை 'Restless Leg Syndrome' என்போம்.

தொடையின் பின்பகுதியிலுள்ள தசையில் அடி, காயம், போன்றவை ஏற்பட்டு (Hamstring injury) அதனாலும் தசை இழுக்கும்.

விபத்திலோ, விளையாட்டிலோ, கை தோள்பட்டை எதிர்பாராமல் திடீரென்று இறங்கிவிடும். இப்படி இறங்கும்போது தோள்பட்டை இணைப்பிலுள்ள நரம்புகளின் செயல்குறைவால் கைத்தசைகள் இழுக்கலாம்.

'பார்க்கின்ஸன் நோய்' என்று சொல்லக்கூடிய நரம்பு சம்பந்தப்பட்ட நோயில் பாதிக்கப்பட்டவர்களுக்கு அநேக உடல் தசைகள் பலம் குன்றிப் போய்விடும். அவர்கள் நடப்பதற்கே சிரமப்படுவார்கள். தசை பலம் குறைவதாலும் தசை இழுப்பு தோன்றலாம். காலிலுள்ள தசைகளுக்கு ரத்த ஓட்டம் குறைந்துபோகும் சமயத்திலும் தசைப்பிடிப்பு ஏற்படலாம்.

பெரிய தசைகள் எந்த காரணமும் இல்லாமல் ஒன்றுக்கொன்று சுருங்கிக்கொண்டு கல்போன்று ஆகிவிடும். அதனாலும் தசை இழுக்கும். இதனை '*Myofascial pain syndrome*' என்போம்.

காலரா நோய் வந்தவர்களுக்கு வாந்தி மற்றும் பேதியினால் உடலிலுள்ள தண்ணீர் முழுவதும் வெளியேறி, அதனால் தாதுப்பொருட்கள் மற்றும் மின் அயனிப் பொருட்கள் குறைந்து தசை இழுப்பு ஏற்படலாம். இந்த தசை இழுப்பு மிகக் கடுமையாக இருக்கும்.

இங்கேதான், அங்கேதான், இப்படித்தான், அப்படித்தான்.. என்று சிலர், அதிக அலைச்சலுக்குப் பிறகு உடல்வலியினால் (*Sprain and strain*) அவதிப்படுவார்கள். இந்த மாதிரியான வலியின் போதும் ஆங்காங்கே தசை பிடிக்கும்.

கை, கால்களை முறைப்படி நீட்டி, மடக்கி வைத்திருக்காமல், சிலர் இறுக்கமாக நிற்பதுண்டு. நடப்பதுண்டு. படுப்பதுண்டு. அவர்களது தசைகள் சரியாக நெகிழ்ச்சியடைந்து சுருங்கி விரியாததால் அப்படியே இழுத்துப்பிடித்துக் கொள்வதுண்டு.

எலும்புகளில் ஏற்படும் பிரச்சினைகளினால், எலும்புகளை ஒட்டியிருக்கும் தசைகளில் இழுப்பு ஏற்படலாம். 'எம்மாடீ இவ்வளவு காரணங்களா?' என்று கேட்காதீர்கள். இன்னும் இருக்கிறது.

இந்தமாதிரி வலிக்கும் நேரத்தில் அப்படியே அமைதியாக உட்கார்ந்து, சாதாரணமாக தசையை மெதுவாக நீவி விடவேண்டும். சிறிது சிறிதாக வலி குறையத் தொடங்கும். கை, கால்களிலுள்ள பெரிய பெரிய தசைகள் போக, உடல் உறுப்புகளிலுள்ள சிறிய சிறிய தசைகளில்கூட இழுப்பு '*Smooth muscle spasm* ' ஏற்படுவதுண்டு. இந்த வலி, சிறிய தசைகளின் சுவர்களினுள் இருக்கும் நுண்ணிய தசைகளில்தான் ஏற்படும்.

மாத விலக்கு சமயத்தில் பெண்களுக்கு அடிவயிற்றில் ஏற்படும் வலி- பித்தப்பை கல் உள்ளவர்களுக்கு பித்தப்பை சுருங்கி விரியும் போது ஏற்படும் வலி- சிறுநீரகக் கல் உள்ளவர்களுக்கு கல் வெளியாகும்போது ஏற்படும் வலி- இவை அனைத்துமே நுண்ணிய தசைகளில் ஏற்படும் பயங்கரமான வலியாகும்.

> தசைப்பிடிப்பு, உடலிலுள்ள வெவ்வேறு தசைகளில், வெவ்வேறு அறிகுறிகளை ஏற்படுத்தும். எலும்புத் தசைப்பிடிப்பு (Skeletal muscle spasm) அநேகம் பேருக்கு அடிக்கடி ஏற்படுவதாகும். இது உடலில் தண்ணீர் அளவு குறைந்து போகும்போதுதான் ஏற்படும். திடீரென்று தோன்றும். பயங்கரமாக வலிக்கும். ஆனால், கொஞ்ச நேரம்தான் இருக்கும்.

மூளையில் செய்திகளை பரிமாற்றம் செய்யப் பயன்படும் ரசாயனப் பொருட்கள் குறைந்து போனாலோ அல்லது கூடினாலோ ஒருவித தசைப்பிடிப்பு ஏற்படும். இதை 'டிஸ்டோனியா' (Dystonia) என்று சொல்வதுண்டு.

கழுத்து ஒரு பக்கமாக இழுத்துக்கொள்ளுதல், கண் இமைகள் துடித்துக்கொண்டே இருப்பது, பின்பு தானாகவே கொஞ்ச நேரத்தில் சரியாகிவிடுவது இவைகளெல்லாம் சிறிய வகை தசைப்பிடிப்புகள்.

நாம் உணவில் உப்பு சேர்க்கிறோம். 'சோடியம் குளோரைடு' என்பது அதன் ரசாயனப் பெயர். இந்த சோடியம் குளோரைடு உப்பு போன்று பல வகையான உப்புகள் நம் உடலில் இருக்கின்றன. இவைகளை 'எலக்ட்ரோலைட்' (Electrolyte) என்றும் அழைக்கிறோம். சோடியம், பொட்டாசியம், கால்சியம், பைகார்பனேட், மக்னீசியம், குளோரைடு, ஹைட்ரஜன் பாஸ்பேட், ஹைட்ரஜன் கார்பனேட் ஆகியவைகள் 'எலக்ட்ரோலைட்' பொருட்களில் குறிப்பிடத்தக்கவை.

உடலில் இதன் செயல்பாடு இன்றியமையாதது. உடலிலுள்ள தசை, சுருங்க (Contraction) கால்சியம், சோடியம், பொட்டாசியம், ஆகிய எலக்ட்ரோலைட் பொருட்கள் மிக முக்கியம். மேற்கண்ட மூன்று எலக்ட்ரோலைட் பொருட்களும் உடலில் சரியான அளவில் இல்லாவிட்டால் தசைகள் மிகவும் சோர்வடைந்து, வலுவிழந்து போகும். அல்லது தசைகள் மிகப் பயங்கரமாக இழுத்துப் பிடிக்கும்.

இருதயம், உடல் தசைகள், நரம்பு செல்கள் போன்றவைகளும் இந்த 'எலக்ட்ரோலைட்' பொருட்களை உபயோகிக்கின்றன. இவைகளுக்கு மின்சாரத்தை கடத்தும் சக்தியும் உண்டு.

நாம் கடினமாக உழைக்கும்போதும், தீவிர உடற்பயிற்சி செய்யும்போதும் உடலிலிருந்து அதிக வியர்வை வெளியேறும். அதன்

மூலம் சோடியமும், பொட்டாசியமும் வெளியேறுகிறது.

எலக்ட்ரோலைட் ரசாயனப் பொருட்கள் எப்போதும் உடலிலும், ரத்தத்திலும் சரியான அளவில் இருந்தால் தசைப் பிடிப்பு, தசை இழுப்பு போன்றவை அடிக்கடி வராது. அதற்காக எலக்ட்ரோலைட் பொருட்கள் அதிகமுள்ள உணவுகளை நாம் தினமும் சாப்பிடவேண்டும்.

ஆப்பிள், வாழைப்பழம், உலர்ந்த பழங்கள், பச்சைக் கீரைகள், காளான், யோகர்ட், தக்காளி, வேகவைத்த உருளைக்கிழங்கு ஆகியவைகளில் முக்கிய எலக்ட்ரோலைட் பொருளான 'பொட்டாசியம்' சத்து அதிகமாக இருக்கிறது.

கொக்கோ (*Cocoa*), ப்ராக்கோலி, பாதாம் முதலியவைகளில் கால்சியமும், மக்னீசியமும் மிக அதிகமாக இருக்கிறது.

சால்மன் மீன், பச்சைப்பட்டாணி, முள்ளங்கி இலை, ஆகியவைகளில் கால்சியம் அதிகமாக இருக்கிறது.

சூரியகாந்தி விதைகள், பூசணி விதைகள், கடல் உணவுகள், பருப்புகளில் மக்னீசியம் அதிகமாக இருக்கிறது.

மொத்தத்தில் பச்சைக் காய்கறிகள், பழங்கள், பழச்சாறு போன்றவற்றை அவ்வப்போது சாப்பிட்டாலே தசைப்பிடிப்பு இன்றி சந்தோஷமாக வாழலாம்.

12

உடற்பயிற்சிக்கு உணவு

'டாக்டர், நான் தினமும் அதிகாலையில் எழுந்து முக்கால் மணி நேரம் நடக்கிறேன். அப்போது சில நாட்களில் நடக்கும் போதும், நடந்தபிறகும் சோர்வாகவும் தளர்ச்சியாகவும் உணர்கிறேன். அதனால் 'வாக்கிங்' செல்வதற்கு முன்பு ஏதாவது சாப்பிடலாமா? வாக்கிங் முடிந்த பின்பு என்ன சாப்பிட வேண்டும்? எந்த அளவில் சாப்பிட வேண்டும்?' என்று பல பெண்கள் என்னிடம் கேட்கிறார்கள்.

'நான் வாரத்தில் மூன்று நாட்கள் ஜிம்முக்கு செல்கிறேன். ஜிம்முக்கு செல்வதற்கு முன்பும் பின்பும் நான் சாப்பிட வேண்டிய உணவு எது? என்றும், 'சற்று குண்டாக இருக்கிறேன், எடையை குறைக்க தினமும் 'ஜாகிங்' செல்கிறேன். நான் 'ஜாகிங்'குக்கு முன்பும் பின்பும் சாப்பிட வேண்டிய உணவு எது?' என்றும் சிலர் விளக்கம் கேட்கிறார்கள்.

எல்லோருக்கும் உடற்பயிற்சி மீதும், உணவு மீதும் இந்த அளவுக்கு விழிப்புணர்வு ஏற்பட்டிருப்பதற்கு முதலில் நாம் சந்தோஷப்பட்டுக்கொள்வோம்.

உடல் எடையைக் குறைப்பதற்காக தினமும் வியர்க்க விறுவிறுக்க நடந்துகொண்டிருக்கும் இளம் பெண் ஒருவர், என்னிடம் ஓடோடி வந்தார்.

'நான் தினமும் வெறும் வயிற்றில் உடற்பயிற்சி செய்கிறேன். அதனால் என் உடல் எடையும், அதிக கொழுப்பும் சீக்கிரமாக குறையும்தானே?' என்று கேட்டார்.

நான் சோகமாக முகத்தை வைத்துக்கொண்டு "இல்லை" என்றேன்.

பல பெண்களிடம், வெறும் வயிற்றில் பட்டினி கிடந்து உடற்பயிற்சி செய்தால் உடல் எடை வேகமாக குறையும் என்ற தவறான எண்ணம் இருக்கிறது.

நாம் உடற்பயிற்சி செய்யும்போது அந்த பயிற்சி செய்வதற்கு தேவையான சக்தி நம் உடலில் இருக்க வேண்டும். இல்லாவிட்டால் உடல் வேகமாக சோர்ந்து போய் 'தசைக்காயம்' (Muscle Loss) ஏற்பட்டுவிடும். இது உடல்ரீதியான பிரச்சினை. அதே நேரத்தில் மனோரீதியாக 'உடம்பு இப்படி சோர்ந்துபோகிறதே! இவ்வளவு கஷ்டப்பட்டு இந்த பயிற்சியை செய்தாக வேண்டுமா?' என்ற அலுப்பு

மனதில் தோன்றிவிடும். மறுநாள் அதிகாலையில் படுக்கையை விட்டு எழுந்திருக்காமல், போர்த்திக்கொண்டு உடற்பயிற்சிக்கு செல்லாமல் தூங்கத் தோன்றும். வெறும் வயிற்றில் உடற்பயிற்சி செய்யும்போது நீர்ச்சத்து பற்றாக்குறையும் (Dehydration) உடலில் ஏற்படும்.

'அது எங்களுக்குத் தெரியும். அதனால் நாங்கள் வெறும் வயிற்றில் தண்ணீர் குடித்துவிட்டுத்தான் உடற்பயிற்சி செய்கிறோம்' என்று சிலர் சொல்லக் கேட்டிருக்கிறோம்! இதுவும் சரியல்ல!

சிலர் உடற்பயிற்சி செய்வதற்கு போகும்போது, ஏதோ போர்க்களத்திற்குச் செல்வதுபோல் தயாராகிறார்கள். நாலைந்து முட்டை மற்றும் புரோட்டீன் சத்து நிறைந்த பானம் போன்றவைகளை சாப்பிட்டுவிட்டு உடற்பயிற்சிக் களத்தில் குதிக்கிறார்கள். இதுவும் சரியல்ல!

'இந்தக் கதையெல்லாம் இருக்கட்டும். உடற்பயிற்சிக்கு முன்பு என்ன உணவை உண்ண வேண்டும்?' என்று நீங்கள் அவசரப்படுவது புரிகிறது. சொல்கிறேன்.

பொதுவாக எல்லோரும் எவ்வளவு நேரம் உடற்பயிற்சி செய்வார்கள்...?

சுமார் 30 - 45 நிமிடம்! இவ்வளவுதான்!

இவ்வளவு நேரம் ஒரு வாகனம் ஓடவேண்டும் என்றால், அதற்குத் தேவையான எரிபொருள் வேண்டும் அல்லவா! அதுபோல்தான் 45

உடற்பயிற்சியின்போது நன்றாக வியர்க்கும். அதனால், உடலில் இருந்து சோடியம், பொட்டாசியம் போன்றவை இழப்பாகிறது. அதை ஈடுகட்ட அப்போது வாங்கிய பழங்களை ஜூஸ் போட்டு குடிக்க வேண்டும். உடற்பயிற்சி செய்பவர்கள், ஒரே நேரத்தில் அதிகமான அளவு சாப்பிட்டுவிடக் கூடாது. அதற்குப் பதிலாக இரண்டு மணி நேரத்துக்கு ஒரு முறை உணவை மிதமாக உண்பது, உடலில் ‘உணவுப்பொருள் சிதைவு அளவை’ (Metabolic Rate) சீராக வைத்திருக்கும். உடலில் அதிக கொழுப்பு சேராமலும் பார்த்துக்கொள்ளும்.

நிமிட உடற்பயிற்சி என்றால், அவ்வளவு நேர உடல் செயல்பாட்டிற்கு தேவையான எரிபொருள் நம் உடலுக்கும் தேவை. ஏனென்றால் முதல் நாள் இரவில் சுமார் 8 மணிக்கு சாப்பிட்டிருப்பீர்கள்.

மறுநாள் காலை சுமார் 6 மணிக்கு விழித்திருப்பீர்கள். சாப்பிட்டு சுமார் 10 மணிநேர இடைவெளி உருவாகி விடுவதால், உடலில் இருக்கும் குளுகோஸின் அளவு குறைந்துவிடும். அதனால்தான் வெறும் வயிற்றில் உடற்பயிற்சி செய்தால் உடல் எளிதாக வெகு சீக்கிரம் சோர்ந்துவிடுகிறது. உடற்பயிற்சிக்குத் தேவையான சக்தி உடலில் இல்லாததால் சோர்வும், அலுப்பும் விரைவாக ஏற்பட்டு விடும். சோர்வு ஏற்படாமல் இருக்க வேண்டும் என்றால், அதற்குத் தேவையான உணவை சாப்பிட்டுவிட்டே, உடற்பயிற்சியைத் தொடங்கவேண்டும்.

என்ன சாப்பிடலாம்?

உடற்பயிற்சிக்கு முந்தைய உணவு மிகவும் கவனிக்கத்தக்கது. கெட்டியான உணவை சாப்பிடக் கூடாது. ஏனென்றால் அது ஜீரணமாக மூன்று மணிநேரத்திற்கு மேலாகிவிடும். அதற்குப் பதிலாக, எளிதாக ஜீரணம் ஆகக்கூடிய சத்தான உணவினை சாப்பிட வேண்டும். அது, சுமார் 250 கலோரி அளவுக்கு சக்தியை உடனடியாக உடலுக்கு அளிக்கக்கூடியதாக இருக்க வேண்டும்.

இரண்டு முட்டையில் உள்ள வெள்ளைக்கரு சேர்த்து ஒரு ஆம்லெட் தயார் செய்து சாப்பிடலாம். அல்லது, ஒரு வாழைப்பழம், ஒரு கப் ஆரஞ்சு ஜூஸ், அல்லது முழு தானிய பிரட் இரண்டு துண்டில் வேர்க்கடலை பட்டர் தடவி சாப்பிடலாம்.

அல்லது, இளஞ் சூடுபாலில் சிறிதளவு சர்க்கரை கலந்து, ஒரு

டேபிள்ஸ்பூன் சத்து மாவு கலந்து சாப்பிடுங்கள். அல்லது, உங்களுக்குப் பிடித்த 250 கலோரி சக்தி கொண்ட, எளிதில் ஜீரணம் ஆகக்கூடிய சத்துணவு எதையாவது சாப்பிட்டு, ஒரு மணி நேரம் கழித்து, உடற்பயிற்சி செய்யுங்கள். உடற்பயிற்சிக்குத் தேவையான சக்தி இதன் மூலம் கிடைக்கும். சோர்வு ஏற்படாது. தசை காயமும் தோன்றாது. உடற்பயிற்சிக்கு முன்பு தவிர்க்க வேண்டிய சில உணவுகளும் இருக்கின்றன.

செயற்கை நிறம், செயற்கை இனிப்புகள் சேர்ந்த பானங்களை பருகக்கூடாது. பருப்பு சேர்ந்த பானங்களை பருகக்கூடாது. பருப்பு சேர்ந்த உணவுகள் எளிதாக ஜீரணமாகாது. அதனால், அவற்றையெல்லாம் தவிர்க்க வேண்டும்.

சிப்ஸ் மற்றும் உப்பு சேர்ந்த நட்ஸ் வகைகளையும் சாப்பிடவேண்டாம். கொழுப்பு சேர்ந்த உணவுகளும் உடலுக்கு அவசியம்தான். ஆனால், உடற்பயிற்சிக்கு முன்பு கொழுப்பு சேர்ந்த உணவுகளைத் தவிர்க்க வேண்டும். வாயு சம்பந்தப்பட்ட தொந்தரவுகள் ஏற்படும் என்பதால், பயறுவகை உணவுகளையும் தவிர்த்திட வேண்டும்.

உடற்பயிற்சிக்கு இரண்டு மணி நேரத்துக்கு முன்பும் பின்பும் நார்ச்சத்து நிறைந்த உணவுகளையும் சாப்பிடக்கூடாது. உடற்பயிற்சி செய்யும்போது உடல் தசைகள் சேர்த்து வைத்திருக்கும், 'கிளைக்கோஜன்' (Glycogen) உடலுக்குப் பயன்பட்டுக்கொண்டிருக்கும். உடற்பயிற்சி முடியும்போது 'கிளைக்கோஜன், பெருமளவு தீர்ந்துபோய்விடும். இதை ஈடுசெய்ய கார்போஹைட்ரேட் நிறைந்திருக்கும் அரிசி வகை உணவுகள், சப்பாத்தி போன்றவற்றைச் சாப்பிட வேண்டும்.

உடற்பயிற்சிக்குப் பின்பு, இரண்டு மணிநேரம் கழித்து நீங்கள் காலை உணவுக்கு தயாராகுவீர்கள். உடற்பயிற்சிக்கு முன்பு புரோட்டீன் பானம் ஏதாவது பருகியவர்கள் காலை உணவில் மீண்டும் அதைப் பருக வேண்டாம். அதே நேரத்தில், புரோட்டீன், கார்போஹைட்ரேட் கலந்த காலை உணவு சாப்பிட வேண்டும்.

உடற்பயிற்சி செய்து சோர்ந்து போன தசைகளுக்கு பலம் கிடைக்க, வாழைப்பழத்தை உணவில் சேர்த்துக்கொள்ள வேண்டும். அதில் இருக்கும் சோடியம், பொட்டாசியம் போன்ற 'எலக்ட்ரோலைட்ஸ்' தசையைப் பலப்படுத்தும்.

உடற்பயிற்சி செய்பவர்கள் இரவு உணவில் அதிக கவனம் செலுத்த வேண்டும். முடிந்தவரை இரவு எட்டு மணிக்குள், இரவு உணவை சாப்பிட்டுவிடுங்கள். குறைந்தது 2 மணி நேரம் கழித்துத் தூங்குங்கள்.

இல்லாவிட்டால் உடலில் கொழுப்பு சேர்ந்துவிடும்.

தூங்கச் செல்வதற்கு முன்பு, ஆடை நீக்கிய ஒரு கப் பாலை மிதமான சூட்டில் பருகுங்கள். இது நன்றாகத் தூங்கவும், இரவில் பசி ஏற்படாமலும் பார்த்துக்கொள்ளும். உறக்கத்தில், உடலில் குளுகோஸ் நிலையை சீர்செய்யவும், தசைகளை நன்றாக நெகிழவைக்கவும் பால் மிகவும் உதவும்.

உடற்பயிற்சி என்பது உடலை வருத்தி செய்யக்கூடியதல்ல. ரசித்து ரசித்து செய்யக்கூடியது. உடற்பயிற்சி செய்பவர்கள் அதிகம் சாப்பிட வேண்டியதும் இல்லை. பட்டினியாகவும் இருக்க வேண்டியதில்லை. சத்துணவுகளை அளவோடு ருசித்து சாப்பிடுங்கள். உடற்பயிற்சியையும் ரசித்து செய்யுங்கள்.

13

இதயம் பொல்லாதது

இருதயம் என்றும் இதயம் என்றும் அழைக்கப்படும் தமிழ்ச் சொல்லுக்கு வேறு மொழிகளிலும் கிட்டத்தட்ட அதுபோன்றுதான் உச்சரிப்பு வருகிறது. தெலுங்கில் ஹ்ருதயமு, மலையாளத்தில் ஹ்ருதயம், கன்னடத்தில் ஹ்ருதயா, இந்தியில் ஹ்ருதய்!

மனிதனின் இருதயத்தைப் பற்றிப் பேசும்போதே, நமக்கு அதன் மீது இதயபூர்வமான ஒருவித நெருக்கம் ஏற்பட்டுவிடுகிறது. கம்ப்யூட்டர், லேப்டாப், கம்ப்யூட்டர் சர்வர் போன்ற அனைத்துக்குமே இருதயம் இருக்கிறவைதான். அதை, 'மைக்ரோ பிராசஸர்' என்று அழைக்கிறோம். அதுபோன்று மனிதனின் உயிர்நாடி, மனிதனின் மைக்ரோ பிராசஸர், அவனுடைய இருதயம்தான்! உடலில் உள்ள மற்ற தசைகளைவிட, இருதயத்தின் தசைகள் சற்று அதிக உறுதிகொண்டது. அதனால்தான் 24 மணி நேரமும் - 365 நாட்களும் - ஆயுள் முழுவதும் ஓய்வில்லாமல் இருதயத்தால் இயங்க முடிகிறது.

இருதயத்தின் எடை ஆண்களுக்கு சுமார் 300 கிராமும், பெண்களுக்கு சுமார் 200 கிராமும் இருக்கும். விளையாட்டு வீரர்களுக்கும், கடின உழைப்பு செய்பவர்களுக்கும், தசை நார்கள் இருதயத்தில் மற்றவர்களைவிட சற்று அதிகமாக இருக்கும். அதனால், இருதயம் இவர்களுக்கு சற்று

கனமாக இருக்கும். மொத்தத்தில், மனித உடல் எடையில் 0.5 சதவீதம் இருதயத்தின் எடை இருக்கும். உதாரணத்திற்கு, 60 கிலோ எடையுள்ள ஒருவரின் இருதய எடை சுமார் 300 கிராம் என்றிருக்கும். மனிதனின் இருதயம் 12 செ.மீ நீளமும், 9 செ.மீ அகலமும் கொண்டது.

'உனக்கு மனசு இரங்காதா, உனக்கு இதயமே இல்லையா?' என்று சிலரை நாம் கோபத்தில், வருத்தத்தில் திட்டுவதுண்டு. அதுபோன்று, ஈ, எறும்புகளைத் திட்டமுடியாது. ஏன் என்றால், சிறுசிறு பூச்சிகள், எறும்புகள், ஈக்கள், ஜெல்லி மீன் போன்றவற்றுக்கு இருதயம் கிடையாது. நெஞ்சுக்கூட்டின் இடதுபக்கத்தில் வலது, இடது நுரையீரல்களுக்கு நடுவில் இருதயம் உட்கார்ந்திருக்கிறது. உடலில் உள்ள மொத்த உறுப்புகள், செல்கள், திசுக்கள் ஆகியவற்றுக்கு ரத்தத்தை அனுப்புவதுதான் இருதயத்தின் முதல் வேலையும், முக்கியமான வேலையும் ஆகும்.

ஒரு உள்ளங்கையை மொத்தமாக மூடினால் எப்படி இருக்குமோ அதுதான் இருதயத்தின் அளவு. ஒரு நிமிடத்திற்கு சுமார் 72 தடவை இருதயம் சுருங்கி விரிகிறது. இந்த உள்ளங்கை அளவுக்கு இருக்கும் தசைப்பிண்டம் சுருங்கி விரியவில்லை என்றால், நாம் உயிரோடு இருக்க முடியாது.

நமது உடல் இயங்க சுத்தமான ஆக்சிஜன் தேவை. உடல் முழுக்க ரத்தத்தின் மூலம்தான் ஆக்சிஜன் சப்ளை செய்யப்படுகிறது. இருதயம், ரத்தத்தை நுரையீரலுக்கு 'பம்ப்' பண்ணுகிறது. ரத்தம் நுரையீரலின் உள்ளே நுழைந்து வெளியே வரும்போது, ஆக்சிஜனையும் சுமந்துகொள்கிறது. பிறகு ரத்தக்குழாய்கள் மூலம் உடலின் அனைத்துப் பாகங்களுக்கும் கொண்டு செல்கிறது. இதயம் சுருங்கி விரியும்போது துடிக்கிறது. அப்போது ரத்தம், இருதயத்திலிருந்து வேகமாக வெளியேறி, உடலின் அனைத்துப் பாகங்களுக்கும் சீராக பாய்ந்து செல்கிறது.

சர்க்கரை வியாதி, ரத்தக் கொதிப்பு, காசநோய், ஆஸ்துமா, புற்றுநோய்க்கட்டி போன்ற பல நோய்கள் மனிதர்களுக்கு ஏற்படுகின்றன. தகுந்த சிகிச்சை எடுத்துக்கொண்டால் குறையும். பின்பு குணமாகும். ஆனால், மாரடைப்பு மற்றும் சில இதய நோய்கள், வருவதும் தெரியாது, போவதும் தெரியாது. அதனால்தான், இருதயம் சம்பந்தப்பட்ட நோய்கள் என்றாலே எல்லோரும் பயப்படுகிறார்கள். அதிகமாக மது அருந்துதல், அதிகமாக காபி உட்கொள்ளுதல், தேவையில்லாத டென்ஷன், போதுமான சத்துக்கள் இல்லாத உணவுகளைச் சாப்பிடுதல் போன்றவை இருதயத்தின் ஆரோக்கியத்தைக் கொஞ்சம் கொஞ்சமாக மோசமாக்கும்.

மற்ற வலிகளை எல்லாம் மார்தட்டிக்கொண்டு ‘என்னால் தாங்கிக்கொள்ள முடியும்’ என்று சொல்பவர்கள்கூட, லேசான நெஞ்சுவலி என்றால் உடனே பயந்துபோய் நடுநடுங்கி மார்பை பிடித்துக்கொண்டுவிடுவார்கள். மார்பு வலியை அனுபவிப்பவர்கள் அதிக பயம் கொள்ளக்கூடாது. பயந்தால் டென்ஷன் அதிகரிக்கும். இது இருதய செயல்பாட்டை மேலும் மோசமாக்கும்.

ஹார்ட் அட்டாக், நெஞ்சுவலி, இருதய நோய்களைத் தவிர்க்க ஆரோக்கியமான உணவுகளைச் சாப்பிடவேண்டும். கெட்ட கொழுப்பு அதிகமுள்ள உணவுகளைத் தவிர்க்க வேண்டும். நன்மை தரக்கூடிய கொழுப்பு அதிகமுள்ள உணவுகள், நார்ச்சத்து அதிகமுள்ள உணவுகளைச் சாப்பிட வேண்டும்.

இருதயத்தை பத்திரமாகவும், பாதுகாப்பாகவும் வைத்துக்கொள்வதற்கென்றே சில உணவுகள் இருக்கின்றன. குளம் மற்றும் ஆறுகளில் உள்ள சிறிய மீன்கள் மற்றும் சால்மன் வகை மீன்கள், சார்டின் மற்றும் மேக்ரல் ஆகிய மீன்கள் இருதயத்துக்கு மிகுந்த ஆரோக்கியம் தரக்கூடியவை. அந்த வகை மீன்களிலெல்லாம், ‘ஒமேகா 3 கொழுப்பு அமிலம்’ என்று சொல்லக்கூடிய நன்மை தரக்கூடிய கொழுப்பு நிறையவே இருக்கிறது. இது இருதயத்துக்கு ரொம்ப நல்லது செய்யக்கூடியது.

இந்த ‘ஒமேகா 3 கொழுப்பு அமிலம்’ ‘அரித்மியா’ (*Arrythmia*) என்று சொல்லக் கூடிய ‘சீரில்லா இருதயத் துடிப்பு நோய்’ மற்றும் ‘*Atherosclerosis*’ என்று சொல்லக் கூடிய ரத்தக் குழாய்களுக்குள் கொழுப்பு படியும் நோய் மற்றும் ‘ட்ரை கிளிசரைடு’ என்று சொல்லக்கூடிய கெட்ட கொழுப்பு ரத்தத்தில் சேருதல் ஆகியவைகளை சீர்செய்துவிடும்.

உலகம் முழுவதும் உள்ள இருதய பாதுகாப்பு அமைப்புகள், ‘ஒமேகா 3 கொழுப்பு அமிலம்’ அதிகமாகவுள்ள மீன்களை வாரத்திற்கு இருமுறையாவது சாப்பிடுங்கள் என்று பரிந்துரைக்கின்றன. இந்த கொழுப்பு அமிலம், மீன்கள் அல்லாமல் ப்ளாக்ஸ் விதைகள், வாதுமை கொட்டைப் பருப்பு, சோயா பீன்ஸ், தாவரங்கள், குடமிளகாய் ஆகிய உணவுப்பொருட்களிலும் இருக்கிறது.

கரையக்கூடிய நார்ச்சத்து அதிகமுள்ள ஓட்ஸ் உணவு, கொலஸ்ட்ராலைக் குறைக்கும் சக்தி உடையது. உணவுப் பாதையில் வரும் கொலஸ்ட்ராலை, இந்த நார்ச்சத்து நிரம்பிய ஓட்ஸ் உணவுப்பொருள், அப்படியே உறிஞ்சி இழுத்து, ஒட்டவைத்து, ரத்தக்குழாய்களுக்குள் போகவிடாமல், உடலைவிட்டு வெளியே அனுப்பிவிடுகிறது.

சுமார் 60 முதல் 70 சதவீதம் வரை கொக்கோவை (Cocoa) பயன்படுத்தி தயாரிக்கப்படும் சாக்லெட்டுகளை தினமும் சாப்பிட்டால், மாரடைப்பு வருவது தடுக்கப்படும் என்று பல ஆய்வுகள் கூறுகின்றன. இதில் பாலிபீனால் (Polyphenol) இருப்பதால், அது ரத்த உறைவு, அதிக ரத்த அழுத்தம் ஆகியவைகளை எப்பொழுதும் கட்டுப்பாட்டிற்குள் வைக்கிறது. ஆனால், பால் அதிகம் சேர்க்கப்பட்ட சாக்லெட்டுகளில், கொக்கோ சாக்லெட் அளவுக்கு பலன் கிடையாது. அதனால், எந்த சாக்லேட்டுகளை சாப்பிடுகிறீர்கள் என்பது மிகவும் கவனிக்கத்தகுந்தது.

அவுரிநெல்லி, (Blueberries) ஸ்ட்ராபெர்ரி முதலிய பழங்களும் இருதயத்துக்கு நல்லது செய்யக்கூடியதுதான். இந்தப் பழங்களிலுள்ள ஆந்தோசையனின்ஸ் (Anthocyanins) மற்றும் ப்ளாவனாய்டு ஆகிய இரண்டு பொருட்களும் ரத்த அழுத்தத்தைக் குறைத்து, ரத்தக் குழாய்களை விரிவடையச் செய்கின்றன.

வைட்டமின் சி அதிகமுள்ள ஆரஞ்சுப்பழங்கள், பப்ளிமாஸ் (Grape Fruit) ஆகிய பழங்களைச் சாப்பிட்டால், பெண்களுக்கு ரத்த சப்ளை குறைவினால் ஏற்படும் மாரடைப்பை (Ischemic Stroke) தடுக்கலாம் என்று ஒரு ஆய்வு கூறுகிறது. சோயா உணவுப்பொருட்களில், கரையாத பொதுக்கொழுப்பு (Poly unsaturated Fat), நார்ச்சத்து, வைட்டமின், தாதுப்பொருட்கள் மற்றும் புரதம் அதிகமாக உள்ளது. மற்ற புரதப்பொருட்களைவிட, சோயாவிலுள்ள புரதம், எல்.டி.எல். (LDL) என்கிற கெட்ட கொழுப்பை மிக அதிகமாக குறைக்கும் சக்தி கொண்டது.

உருளைக்கிழங்கு என்றாலே எல்லோருக்குமே பயம்தான். காரணம் கொழுப்பு அதிகமுள்ளது என்பதே. ஆனால், எண்ணெய்யில் வறுக்காத உருளைக்கிழங்கு உடலுக்கு நல்லது. உருளைக்கிழங்கில் பொட்டாசியம் அதிகமாக இருக்கிறது. அது உயர் ரத்த அழுத்தத்தை சீராக்கும். உருளைக்கிழங்கைப் போல் தக்காளியிலும் பொட்டாசியம் அதிகம் இருக்கிறது. இதுபோக, லைகோபின் Lycopene) என்று சொல்லக்கூடிய பொருளும் உள்ளது. இந்தப்பொருள் உடலிலுள்ள கெட்டக் கொழுப்பை குறைக்கக் கூடிய சக்தி வாய்ந்தது. பாதாம், பிஸ்தா, வாதுமை, வேர்க்கடலை ஆகியவைகளில் நார்ச்சத்து, வைட்டமின் இ, ஒமேகா 3 கொழுப்பு அமிலம் போன்றவை இருக்கின்றன. இவை கொலஸ்ட்ராலைக் குறைக்கும் சக்தி வாய்ந்தவை.

அவரை, பச்சைப்பட்டாணி, பருப்பு வகைகளில் புரதச்சத்து அதிகமாக இருக்கிறது. வாரத்தில் 2 நாட்கள் இவைகளை சாப்பிடுபவர்களுக்கு, இதய நோய் வருவது குறைவாக இருக்கிறது என்று ஒரு ஆய்வு கூறுகிறது. ஆலிவ் எண்ணெய்யில் (*Extra virgin olive oil*) கரையாத தனிக்கொழுப்பு அதிகமாக இருக்கிறது. இது கொலஸ்ட்ராலையும் குறைக்கிறது. உயர் ரத்த அழுத்தத்தையும் சீராக்குகிறது. தினமும் 4 டேபிள் ஸ்பூன் ஆலிவ் எண்ணெய் சமையலுக்குப் பயன்படுத்தினால், 'ஹார்ட் அட்டாக்' வருவது குறைக்கப்படும் என்று சிபாரிசு செய்யப்படுகிறது.

ரெட் ஒயின் - இதில் பாலிபீனால் மற்றும் ரெஸ்வெரட்ரால் (*Resveratrol*) ஆகிய இரண்டு பொருட்கள் அதிகமாக இருக்கின்றன. இவை இதய நோய் வருவதைத் தடுக்கிறது. தினமும் 120 மி.லி. அதாவது, ஒரு சிறிய டம்ளர் அளவு குடித்தால் உடலுக்கு நல்லது. ஆனால் 4 அவுன்ஸோடு நிறுத்திக்கொள்வது நல்லது.

கிரீன் டீயில் உள்ள '*Catechins*' என்கிற பொருள் இருதயத்துக்கு நன்மை பயக்கிறது. தினமும் 2 அல்லது 3 கப் கிரீன் டீ குடிக்கலாம். ஆசிய நாடுகளில் இப்பொழுது கிரீன் டீ குடிக்கும் பழக்கம் அதிகமாகிவிட்டது.

இதயத்துக்கு நல்லது என்று எடுத்துக்கொண்டால், பச்சைத் தாவரங்களும், பச்சைக் காய்கறிகளும்தான் முதலில் நிற்கும். இவை இரண்டிலும் இருதயத்துக்கு நல்லது செய்யக்கூடிய எவ்வளவோ விஷயங்கள் இருக்கின்றன. 'கரோட்டினாய்டு' என்கிற பொருள் இந்தப் பச்சைத் தாவரங்களில் அதிகமாக இருக்கிறது.

'ப்ராக்கோலி' என்கிற பச்சைப் பூகோஸ், ஸ்பினாக் என்கிற பசலைக்கீரை, காலே என்கிற ஒருவகை முட்டைகோஸ் ஆகியவைகளில் ஒமேகா 3 கொழுப்பு அமிலம் அதிகமாக இருக்கிறது. இதில் ப்ராக்கோலி என்கிற காய்கறி நம்மூரில் இப்பொழுது தாராளமாகக் கிடைக்கிறது. காலிப்ளவர் நிறைய அடர்த்தியாக, ரொம்ப பச்சையாக இருந்தால் எப்படியிருக்குமோ அதுதான் ப்ராக்கோலி. பெயரைப்பார்த்துப் பயந்துவிட வேண்டாம்.

பீடி, சிகரெட், சுருட்டு போன்றவைகளை உபயோகிப்பவர்களுக்கு ரத்தக் குழாயில் உறைவு ஏற்பட்டு, அது அடைப்பை உண்டாக்கும். அதிக ரத்தக்கொழுப்பு இருப்பவர்கள், மருந்துகளை தவறாமல் தினமும் சாப்பிடுங்கள். ஒவ்வொரு வேளை உணவிலும், பாதி உணவு பழங்களும், காய்கறிகளும் இருக்க வேண்டும்.

அதிக உப்பும் இருதயத்திற்கு ஆபத்து. தினமும் 1500 மி.கி. உப்புக்கு

மேல் சேர்த்துக் கொள்ளாதீர்கள். இது 50 வயதுக்கு மேலுள்ளவர்களுக்கு பொருந்தும்.

'ஆர்டிசோக்' (Artichoke) என்று சொல்லக்கூடிய ஒருவகை தாமரையை தண்டோடு சேர்த்து வேகவைத்து அதன் சாறைக் குடிக்கவேண்டும். இது நல்ல கொலஸ்ட்ராலைக் (HDL) கூட்டும். கெட்ட கொலஸ்ட்ராலைக் (LDL) குறைக்கும். மேலும், இதிலுள்ள Apigenin மற்றும் Luteolin ஆகிய பொருட்களும் உடலுக்கு நன்மை பயக்கின்றன.

ஆரோக்கியமான உணவும், சத்தான உணவும், உப்பு குறைந்த உணவும், கெட்ட கொழுப்பு குறைந்த உணவும், நல்ல தேகப்பயிற்சியும், தினமும் நடைப்பயிற்சியும், எப்பொழுதும் சந்தோஷமும் சிரிப்பும், தேவையில்லாதவற்றுக்கெல்லாம் டென்ஷன் ஆகாத மனமும், நல்ல தூக்கமும், ஹார்ட் அட்டாக், இருதய நோய் இவற்றிலிருந்து நமது உடலை கண்டிப்பாக பாதுகாக்கும்.

உங்கள் இருதயத்தை பாதுகாக்க தேவையான எல்லா நடவடிக்கைகளையும் இன்றே இப்போதே எடுங்கள்..!

14

சிறுநீர் சிரமங்கள்

'ரெண்டு நாளா ஒண்ணுக்கு போகலை, அடிவயிறு கல் மாதிரி இருக்கு..'

- 'சொட்டு, சொட்டாத்தான் ஒண்ணுக்கு போகுது! ரொம்ப கஷ்டமா இருக்கு'

- 'சிறுநீர் கழிக்கும்போது ரொம்ப எரியுது.'

- 'மஞ்சள் கலர்ல சிறுநீர் போகுது..'

இப்படி சிறுநீர் கழிப்பதில் (Urination) சில பிரச்சினைகள் இருப்பதை ஆணும், பெண்ணும் ஆங்காங்கே சொல்லிக்கொண்டுதான் இருக்கிறார்கள்.

மனிதனுக்கு இரண்டு சிறுநீரகங்கள் உள்ளன. இரண்டிலிருந்தும் 24 மணி நேரமும் சொட்டுச் சொட்டாக வடிந்து கொண்டிருக்கும் சிறுநீர், தொப்புளுக்குக் கீழே அடிவயிற்றின் உள்பகுதியிலுள்ள சிறுநீர்ப்பையில் (Urinary Bladder) வந்து சேருகிறது.

சிறுநீர் ஒழுங்காக சேர்ந்து, சீராக உடலைவிட்டு வெளியே போய்க்கொண்டிருக்கும் வரை, சிறுநீரைப் பற்றியோ, சிறுநீரகம்

(Kidney), சிறுநீர்ப்பை முதலியவைகளைப் பற்றியோ யாரும் நினைத்துப் பார்ப்பதில்லை. ஆனால், ஒரே ஒரு நாள் ஒரே ஒரு வேளை சிறுநீர் வெளியேறவில்லை என்றால், அந்த நபர் படும்பாடு சொல்ல முடியாதது. அந்த அளவுக்கு சிரமத்தை அனுபவிப்பார்கள்.

சிறுநீர் ஒழுங்காக போகவில்லை என்பது மட்டுமல்ல பிரச்சினை. சிறுநீர் அதிகமாகப் போகிறது. அடிக்கடி போகிறது. சிறுநீரை அடக்க முடியலை. முக்கி முக்கித்தான் சிறுநீரை வெளியேற்ற வேண்டியதிருக்கிறது. இப்படி அதிலே ஏகப்பட்ட பிரச்சினைகள் இருக்கின்றன.

பிறந்த குழந்தை முதல் வயதான கிழவன் வரை அனைவருக்கும் சிறுநீர்ப்பையிலிருந்து சிறுநீர் வெளியேறுவது இயற்கையானது. இயல்பானது. அதற்கு எந்த மருந்தும், மாத்திரைகளும் தேவையில்லை. அதுபோன்று மனிதருக்கும் சில விலங்குகளுக்கும், சிறுநீர் கழித்தல் என்பது அவரவர் / அதனதன் கட்டுப்பாட்டுக்குள் இருக்கும் (Voluntary Control) ஒரு விஷயம்தான்.

சிறுநீர் கழிப்பது என்பது நமது கண்ட்ரோலில் இருக்கக்கூடிய ஒரு விஷயம் என்று ஏன் சொல்கிறேன் என்றால், நாம் விரும்பினால் உடனே சிறுநீர் கழிக்கலாம். விரும்பாவிட்டால் சிறிது நேரம் தள்ளியும் வைக்கலாம். இதெல்லாம் நமது கட்டுப்பாட்டிற்கு உட்பட்டதே! நமது கண்ட்ரோலில் இல்லாமல், நினைத்த நேரமெல்லாம் சிறுநீர் போய்க்கொண்டிருந்தால், உடலில் பிரச்சினை அதிகமாக இருக்கிறது என்று அர்த்தம்.

குழந்தை பிறந்து இரண்டிலிருந்து - மூன்று வயது ஆகும் வரை, சிறுநீர் கழித்தல் குழந்தையின் கட்டுப்பாட்டில் இருக்காது. சிலர் ஒரு வயதுகூட நிரம்பாத குழந்தையிடம், 'இங்கே ஒண்ணுக்கு போகக்கூடாது. அங்கே போகக்கூடாது' என்று மிரட்டுவார்கள். இது தவறு. 2 வயதாகும்போது தானாகவே சிறுநீர் கழிக்கும் கட்டுப்பாடு குழந்தைகளுக்கு வந்துவிடும்.

முதுமையில் தள்ளாடுபவர்களும், நாள்பட்ட நோயினால் படுத்த படுக்கையாக இருப்பவர்களும், அதிக அளவில் நரம்பு பாதிப்பு ஏற்பட்டவர்களும் சிறுநீர் கழித்தலை தங்கள் கட்டுப்பாட்டிற்குள் வைத்துக்கொள்ள முடியாமல் தவிப்பார்கள். அவர்களது கட்டுப்பாட்டில் இல்லாமல் சிறுநீர் போய்க்கொண்டிருக்கும்.

ஒரு நாளைக்கு 6 அல்லது 7 முறை சிறுநீர் கழிப்பது என்பது சரியானது. சிறுநீர் கழிக்கும் நேரம் என்பது 2 நிமிடத்துக்குள் இருக்கவேண்டும். சிறுநீர் போவதற்கு நிறைய நேரம் எடுத்துக்கொண்டால், உடலில் பிரச்சினைகள் இருக்கிறது என்று அர்த்தம்.

சிறுநீர்ப்பையின் கொள்ளளவு சுமார் 400 மி.லி! ஆனால், 600 மி.லி முதல் 800 மி.லி வரைகூட தாங்கும். சிறுநீர்ப்பை விரிந்து கொடுத்து இந்த அளவுக்கு சிறுநீரை தேக்கிவைக்கும் சக்தி கொண்டது.

ஆனாலும், வயதாகும்போது சுமார் 300 மி.லி வரை சேர்ந்துவிட்டாலே சிறுநீர் கழிக்கவேண்டும் என்கிற உணர்வு வந்துவிடும்.

அதிக நாட்கள் தொடர் பிரயாணம் செய்பவர்களுக்கும், ஆபரேஷன் முடிந்து, வீட்டுக்கு வந்தவர்களுக்கும், நோயினால் பாதிக்கப்பட்டவர்களுக்கும், சிறுநீர் கழிப்பது மிகப்பெரிய பிரச்சினையாக இருக்கும். இப்படிப் பிரச்சினையில் கஷ்டப்படுபவர்களை பாத்ரூமில் கொண்டுபோய் நிற்கவைக்கவேண்டும். தண்ணீர் குழாயைத் திறந்துவிட்டு, தண்ணீரை கொட்டிக்கொண்டே இருக்க செய்யவேண்டும். சிறுநீர் கழிக்க சிரமப்படுகிறவர், அதைப் பார்த்துக்கொண்டே இருந்தால், சிறிது நேரத்தில் அவர் தானாகவே சிறுநீர் கழிக்கும் சூழ்நிலை உருவாகிவிடும்.

இதேபோல் வெந்நீர் நிரப்பப்பட்ட ஒரு வாளிக்குள் கையை முக்கி வைத்திருந்தால் கூட, கொஞ்ச நேரத்தில் தானாகவே சிறுநீர் போக ஆரம்பித்து விடுவார். நரம்பு மண்டலத்தின் தூண்டுதலினால் ஏற்படும் இயற்கையான செயல்கள் இவையாகும்.

சிறுநீர் கழிப்பது என்பது அன்றாடம் நடக்கவேண்டிய ஆரோக்கியமான, இயற்கையான விஷயம் என்றாலும், நாம் உண்ணுகின்ற உணவிலுள்ள சில பொருட்களும் இந்த விஷயத்தை ஊக்கப்படுத்துகின்றன. தாகம் அதிகம் எடுக்கக்கூடிய உணவுகளை சாப்பிட்டால், தண்ணீர் அதிகம் பருகவேண்டியதாகிவிடும். தண்ணீர் அதிகம் குடிக்கும்போது, சிறுநீர் வெளியேறுவதும் அதிகமாகும்.

'கிரன்பெர்ரி பழம்' (Cranberry Fruit) என்று வெளிநாட்டினர்களால் அழைக்கப்படும் 'ப்ளம்ஸ்' பழத்தில் நார்ச்சத்தும், பொட்டாசியமும் அதிகமாக இருக்கிறது. வாழைப்பழத்திலும் பொட்டாசியம் அதிகமாக இருக்கிறது. சிறுநீர்ப்பை உறுதியாகவும், பலமாகவும் இருக்க பொட்டாசியம் மிக அவசியம். ஆகவே கிரன்பெர்ரி பழச்சாறு, வாழைப்பழம், யோகர்ட் போன்றவை சிறுநீர் சீராக வெளியேற உதவி செய்யும்.

பாதாம் பருப்பு, பச்சைத் தேங்காய், முள்ளங்கிக் கீரை, எள், ப்ளாக்ஸ் விதை, பூண்டு, சுத்தமான தேன், கரும்பு ஜூஸ், கேரட் ஜூஸ் போன்றவையும் சிறுநீர் சீராக வெளியேற உதவும்.

> சிறுநீர்ப்பை நிரம்பியவுடன் மூளைக்கு சேதி (Micturition Reflex) செல்லும். உடலின் பின்பகுதியில் இருக்கும் குருத்தெலும்பில், இடுப்புக்கு நேராக இருக்கும் எலும்புகளிலிருந்து வெளிப்படும் நரம்புகள்தான் (Limbo Sacral Spinal Cord) சிறுநீர்ப்பையை கண்ட்ரோல் பண்ணுகிறது. மூளையிலிருந்து செய்தி மேற்கூறிய நரம்புகள் வழியாக, சிறுநீர்ப்பையை வந்தடைகிறது. இதன்பிறகுதான், நாம் சிறுநீர் கழிக்கிறோம்.

அடிக்கடி மலச்சிக்கல் ஏற்படுபவர்களுக்கு சிறுநீர் வெளியேறுவதிலும் பிரச்சினை ஏற்படும். மலச்சிக்கலினால், பெருங்குடல் வழக்கத்தைவிட சற்று பெரியதாக இருக்கும். இதனால் பெருங்குடலை ஒட்டியிருக்கும் சிறுநீர்ப்பைக்கு அழுத்தம் ஏற்படும். சிறுநீர்ப்பையில் அழுத்தம் ஏற்பட்டால், சிறுநீர் சரியாக, ஒழுங்காக வெளியேறாது. எனவே மலச்சிக்கலை சரிசெய்தால், பெருங்குடல் சீராகி வீக்கம் போய்விடும். சிறுநீர்ப்பையிலும் அழுத்தம் ஏற்படாது.

அதனால், மலச்சிக்கல் இருப்பவர்கள் பார்லி, பழுப்பரிசி, ஓட்ஸ், ஆப்பிள், கேரட், முட்டைகோஸ், உலர்ந்த பழங்கள், பச்சைக் காய்கறிகள் போன்ற நார்ச்சத்து அதிகமுள்ள உணவுப்பொருட்களை அன்றாட உணவில் உட்கொள்ளவேண்டும். இதனால் சிறுநீர் கழிப்பதில் ஏற்படும் சிக்கலும் நீங்கும்.

தண்ணீரை போதுமான அளவு குடித்து, சிறுநீர் நன்றாக வெளியேறினாலே சிறுநீரகப்பாதையில் எந்த நோயும் ஏற்படாது. போதுமான அளவு தண்ணீர் தினமும் குடிக்கிறீர்கள் என்றால், தேவையான அளவு தண்ணீர் உங்கள் உடலில் இருக்கிறதென்றால், உங்கள் சிறுநீர், நிறமற்ற தண்ணீர் மாதிரியோ அல்லது மிகமிக லேசான மஞ்சள் நிறத்திலோ (வைக்கோல் நிறத்தில்) இருக்கும். அதிக அடர்த்தியான அளவில், அதிக மஞ்சள் நிறத்தில் உங்கள் சிறுநீர் இருந்தால், உங்கள் உடலில் போதுமான அளவு தண்ணீர் இல்லையென்று அர்த்தம்.

சிறுநீர் கலங்கலாகவும், ரொம்ப அடர்த்தியாகவும், நாற்றத்துடனும் இருந்தால் உடனே உங்கள் குடும்ப டாக்டரைப் பார்க்க வேண்டும். அதிக காரமுள்ள உணவுகளை சாப்பிட்டால் வாயில் மட்டும் எரிச்சல் ஏற்படாது. சிறுநீர்ப்பையிலும் எரிச்சல் ஏற்படும்.

சில உணவுகளை அளவுக்கு அதிகமாக சாப்பிட்டால் சிறுநீர் வெளியேறுவதில் பிரச்சினை தோன்றும். காபி, மது, தக்காளி, சர்க்கரை

போன்றவைகளை அதிகம் உணவில் சேர்க்காதீர்கள். புரோட்டின் உணவுகளையும், குளிர்பானங்களையும் அதிகம் உட்கொள்ளாதீர்கள்.

இரவில் அடிக்கடி எழுந்துபோய் சிறுநீர் கழிக்கிறீர்கள் என்றால், படுக்கப்போவதற்கு 2 மணி நேரத்திற்கு முன்பே தண்ணீர் குடிப்பதை நிறுத்திவிடுங்கள்.

வெளியிடங்களுக்கு செல்லும்போது சிறுநீர் கழிக்க விரும்பவில்லை என்றால், வெளியில் போகிற நேரத்தில் தண்ணீர், காபி, குளிர்பானங்கள் ஆகியவற்றைக் குடிக்காதீர்கள். ஒரே நேரத்தில் தண்ணீர் அதிக அளவில் குடிப்பதைத் தவிர்த்து, சிறிய அளவில் கொஞ்சம் கொஞ்சமாக பருகுங்கள்.

காபியில் உள்ள 'காபின்' (Caffeine) என்கிற பொருளுக்கு சிறுநீரை அதிகமாக வடிகட்டும் சக்தி உண்டு, ஒரு கப் காபியில் சுமார் 180 மில்லி கிராம் வரை 'காபின்' இருக்கிறது. 100 மி. கிராமுக்கு குறைவாக ஒரு நாளைக்கு காபின் உடலில் இருக்கிற மாதிரி பார்த்துக்கொண்டால், சிறுநீர் பிரச்சினைகள் ஏற்படாது. வாழைத்தண்டு சாறில் (Plantain Stem Juice) நார்ச்சத்தும், பொட்டாசியமும் அதிகமாக இருக்கிறது. எனவே இது மலச்சிக்கல், சிறுநீரகப் பிரச்சினை ஆகிய இரண்டையும் சரிசெய்யும் தன்மைகொண்டது.

ஒரு கைப்பிடி அளவு பனை வெல்லமும் (Medicinal Sugar) அதே அளவு சமையலுக்குப் பயன்படுத்தும் புளியையும் எடுத்து தண்ணீரில் அரைமணி நேரம் ஊறப்போட்டு, பின்பு அதை கையால் நன்றாகப் பிசைந்து, கரைத்து, வடிகட்டி, அதனுடன் ஒரு செம்பு அளவு குடிதண்ணீரை சேர்த்து, கலக்கி, மாதம் ஒரு முறை காலையில் வெறும் வயிற்றில் குடித்தால், சிறுநீரகப் பாதையில் வரும் சிறிய சிறிய பிரச்சினைகளைத் தவிர்க்கலாம்.

சிகரெட் அதிகமாக புகைக்கும் பழக்கம் உள்ளவர்களுக்கு சிறுநீர்ப்பை புற்று நோய் வர அதிக வாய்ப்புண்டு. எனவே சிகரெட் சம்பந்தப்பட்ட விஷயங்களை அறவே நிறுத்த வேண்டும்.

சிறுநீரகங்களும், அது தொடர்புடைய உறுப்புகளும் நமது கண்களுக்குத் தெரியாத இடத்தில் இருந்தாலும் நாம் அதன் மீது முழுக் கவனம் வைக்கவேண்டும். நுட்பமான அந்த உறுப்புகளின் செயல்பாட்டிற்கு துணைபுரியும் உணவுகளை உண்ணவேண்டும்.

15

ரத்தக் கொதிப்பு

மூன்று நண்பர்கள் டீக்கடை ஒன்றில் சந்தித்தார்கள். முதலாமவர், 'எனக்கு உணவில் அதிக உப்பு சேர்த்தால்தான் சுவையாக இருக்கும். அதனால், மற்றவர்களைவிட நான் உப்பு அதிகம் சேர்த்துக்கொள்கிறேன்' என்றார்.

இரண்டாமவர், 'எனக்கு அடிக்கடி கட்டுப்படுத்த முடியாத அளவுக்கு கோபம் வருகிறது. கோபத்தில் எடுத்த எடுப்பிலேயே மற்றவர்களை அடிக்க பாய்ந்துவிடுகிறேன். அதனால் நாளுக்குநாள் பிரச்சினை கூடிக்கிட்டே போகுது' என்றார்.

மூன்றாமவர், 'என் நிலைமை உங்களைவிட மோசம். தூக்கமே வரமாட்டேங்குது. தினமும் நான் மூன்று மணி நேரம்தான் தூங்குகிறேன். ராத்திரி மீதமுள்ள நேரமெல்லாம் உருண்டு, புரண்டுட்டு கிடக்கிறேன்..' என்றார்.

இவர்கள் அனுபவிக்கும் பிரச்சினைகளை வைத்துப் பார்த்தால் இந்த மூன்று நண்பர்களுக்குள்ளும் இன்னொரு ஒற்றுமையும் இருக்கிறது. அது என்ன தெரியுமா?

- ரத்த அழுத்தம்!

அதிக உப்பு சாப்பிடும் பழக்கம். அதிக கோபம் கொள்ளுதல். தூக்கமில்லாமல் தவிப்பது ஆகிய மூன்றுமே ரத்த அழுத்தத்தை அதிகரிக்கக்கூடிய காரணங்கள்.

- ரத்த கொதிப்பு இருக்கு என்று கூறுவது
- BP அதிகமா இருக்கு என்று கூறுவது
- ஹைப்பர்டென்ஷனால் அவதிப்படுகிறேன் என்று கூறுவது

.. ஆகிய மூன்றுமே அதிக ரத்த அழுத்தத்தைக் (High Blood Pressure) குறிப்பிடுவதுதான். தெருவுக்குத் தெரு டீக்கடைகள் இருப்பதுபோல, வீட்டுக்கு வீடு ரத்தக் கொதிப்பு நோய் இருப்பது இப்போது சாதாரணமான விஷயமாகிக் கொண்டிருக்கிறது.

இருதயம் தன்னிடம் இருக்கும் ரத்தத்தை, ஒரே சீராக ரத்தக் குழாய்களுக்குள் 'பம்ப்' பண்ணிவிடுகிறது. இவ்வாறு 'பம்ப்' பண்ணப்படும்போது இருதயத்தைவிட்டு ரத்தம் வெளியேறி ரத்தக்குழாய்களுக்கு வருகிறது. ரத்தக்குழாய்கள், ரத்தத்தை உடலின் அனைத்துப் பாகங்களுக்கும் எடுத்துச் செல்கிறது. நாள் முழுக்க, ஆயுள் முழுக்க இப்படித்தான் ரத்த ஓட்டம் நடைபெற்றுக் கொண்டே இருக்கிறது.

ரத்த அழுத்தம் அதிகமாக உள்ளவர்களுக்கு, இருதயம் மிகவும் கஷ்டப்பட்டு 'ரத்தத்தை' பம்ப்' பண்ணி, ரத்தக் குழாய்களுக்குள் அனுப்ப வேண்டிய மிகவும் சிக்கலான நிலை ஏற்படுகிறது. இதனால் ரத்தக் குழாய்கள் விரிந்து கொடுக்காமல், கடினமாகி விடுகிறது. இதனால் இருதயத்தில் பாதிப்பு ஏற்பட்டு, அடுத்து ஒன்றன்பின் ஒன்றாக தொடர்ந்து பல பாதிப்புகள் உடலில் ஏற்படுகின்றன.

ரத்த அழுத்தம் அதிகமாவதற்கு பல காரணங்கள் இருக்கின்றன. அதில் 15 முக்கிய காரணங்கள்.

அவை:

○ புகை பிடித்தல்

○ அதிக உடல் எடை

○ குண்டாக இருத்தல்

○ தினமும் முறையான உடற்பயிற்சி செய்யாமை

○ உடல் உழைப்பை குறைத்து சோம்பேரித்தனமாக இருத்தல்

- உப்பு சேர்த்த பண்டங்களை அதிகம் சாப்பிடுதல்
- அதிக அளவில் மது அருந்துவது
- மனஉளைச்சல் நிறைந்த வாழ்க்கை
- முதுமை
- பரம்பரை பாதிப்பு
- நாள்பட்ட சிறுநீரக நோய்
- அட்ரினல் சுரப்பி நோய் பாதிப்பு
- தைராய்டு பிரச்சினை
- குடும்பக் கட்டுப்பாடு மாத்திரைகளை அடிக்கடி சாப்பிடுபவர்கள்
- 'கொகெய்ன்' (Cocaine) போன்ற தடைசெய்யப்பட்ட மருந்துகளை உபயோகிப்பவர்கள்..

- இப்படி ரத்த அழுத்தத்தை உருவாக்கக்கூடிய காரண பட்டியல் நீண்டுகொண்டே போகும்.

நாற்பது வயது ஆகிவிட்டாலே உணவின் அளவை கொஞ்சம் குறைத்துவிட வேண்டும். உதாரணத்துக்கு காலையில் ஆறு இட்லி சாப்பிட்டுக் கொண்டிருந்தால், நாலு இட்லியாக குறைக்கவேண்டும். என்ன சாப்பிடுகிறோம், எவ்வளவு சாப்பிடுகிறோம் என்பதில் கவனம் கொள்ளவேண்டும்.

முதலாவதாக நம் வீட்டில் தயாரிக்கும் உணவுகளில் உப்பு அதிகம் சேர்ப்பதைக் குறைக்க வேண்டும். அதேமாதிரி வெளியிலிருந்து வாங்கிச் சாப்பிடும் உணவுகளில் உப்பு அதிகமாக இருப்பதை உணர்ந்தால், அதைக் கட்டாயம் தவிர்க்க வேண்டும். ஏற்கெனவே தயாரித்து, பாக்கெட்டுகள், பொட்டலங்கள், பாட்டில்கள் முதலியவற்றில் அடைத்து 'பேக்' பண்ணப்பட்டு வரும் உணவுகளில் உப்பு அதிகம் இருக்கும். அவற்றைத் தவிர்த்திடுங்கள் அல்லது மிகக் குறைந்த அளவில் மட்டும் சாப்பிடுங்கள்.

உப்பில் அதிக அளவு சோடியம் இருக்கிறது. 2 ½ கிராம் உப்பில், 1 கிராம் சோடியம் உள்ளது. சோடியம்தான் ரத்த அழுத்தத்தை கூட்டுகிற வேலையையும், குறைக்கிற வேலையையும் செய்கிறது. சோடியம் மற்ற வடிவங்களிலும் உணவுகளில் கலந்திருக்கின்றது. இப்பொழுது மிகப்பிரபலமாக பேசப்படும் MSG என்கிற 'மோனோ

சோடியம் குளூடாமேட்' கூட ஒருவகை சோடியம்தான். இதுவும் உணவுப்பொருட்களில் அதிகமாகக் கலக்கப்படுகிறது. சீன உணவுத் தயாரிப்புகளில் இந்த *MSG* அதிகமாகவே சேர்க்கப்படுகிறது.

அதிக உப்பை உணவில் சேர்ப்பதால், அதிக சோடியம் உடம்பில் சேருகிறது. அதிக சோடியம் உடலில் சேரச்சேர, அதை உடலிலிருந்து வெளியேற்ற நமது உடல் அதிக அளவில் தண்ணீரை சேர்க்கிறது. 'உப்பைத் தின்னவன் தண்ணி குடிப்பான்' என்ற பழமொழி இதற்காக சொல்லப்பட்டதுதான்.

சோடியத்தை உடலில் இருந்து வெளியேற்ற உடல் அதிகமாக எடுத்துக்கொள்ளும் தண்ணீர் இருதயத்தையும், ரத்தக் குழாய்களையும் அழுத்தும். இதனால் ரத்த அழுத்தம் கூடும். உப்பினால் ரத்த அழுத்தம் கூடுவது இப்படித்தான்.

'தினமும் தேவைப்படும் உப்பின் அளவு' (*Daily Value*) என்று சில உணவுப் பொருட்களின் பாக்கெட்டுகளின் மேல் அச்சிடப்பட்டிருக்கும். இதில், '5 சதவீதம் அல்லது அதற்குக் குறைவாக', என்று போடப்பட்டிருப்பதை மட்டும் வாங்கிச் சாப்பிடுங்கள். அதற்குப் பதிலாக '20 சதவீதம் அல்லது அதற்குக் கூடுதலாக' என்று போட்டிருந்தால், அந்தப்பக்கமே போகாதீர்கள்.

பாட்டிலில் அடைத்த, டப்பாவில் அடைத்த, பாக்கெட்டுகளில் அடைத்த, டின்களில் அடைத்த உணவுப்பொருட்களை வாங்கி உபயோகிப்பதைக் கண்டிப்பாக குறையுங்கள். துரித - ரெடிமேட் உணவுகளில் கிட்டத்தட்ட அனைத்திலுமே உப்பு அதிகமாக சேர்க்கப்படுகிறது என்பதை எல்லா நேரத்திலும் கவனத்தில் வைத்திருங்கள். சமையலறையில் நாமாக உணவில் சேர்க்கும் உப்பின் அளவு மிகக் குறைவுதான். ஆனால், கிச்சனில் நம்மைச் சுற்றியிருக்கும் பேக் செய்யப்பட்ட மளிகை சாமான்கள் மற்றும் உணவுப்பொருட்கள் மூலம் நமது உடலுக்குள் செல்லும் உப்பின் அளவு மிக அதிகம். அதனால், அத்தகைய பொருட்களின் பயன்பாட்டைக் குறைத்து, வீட்டில் செய்யப்படும் உணவுகளைச் சாப்பிடுங்கள்.

சில உணவுப் பாக்கெட்டுகளில் உப்பு எவ்வளவு இருக்கிறது என்று போடாமல், சோடியம் எவ்வளவு இருக்கிறது என்று போட்டிருப்பார்கள். 2 ½ கிராம் உப்பு 1 கிராம் சோடியத்துக்கு சமம்.

100 கிராம் உணவுப்பொருளில் 0.6 கிராம் (600 மி. கிராம்) சோடியம் இருக்கிறதென்று அச்சிடப்பட்டிருந்தால், அதைத் தொடாதீர்கள். 600 மில்லி கிராமுக்கு குறைவாக சோடியம் இருக்கிறது என்று போட்டிருந்தால்,

எப்பொழுதாவது ஒரு முறை வாங்கிச் சாப்பிடுங்கள். சில நேரம் உணவுப் பாக்கெட்டுகளில் எவ்வளவு உப்பு இருக்கிறது, எவ்வளவு சோடியம் இருக்கிறது என்று போடாமல், உப்பு இருக்கிறது என்று மட்டும் லிஸ்டில் இருந்தால், அதில் அதிக உப்பு இருக்கிறதென்று அர்த்தம். அதை சாப்பிடவே வேண்டாம்.

உப்பிலுள்ள சோடியம், ரத்தக் கொதிப்புக்கான காரணகர்த்தா என்பதை எல்லா நேரத்திலும் மனதில் வைத்திருங்கள். பொட்டாசியம், மக்னீசியம், கால்சியம் சத்து கலந்த உணவுப் பொருட்கள் ரத்த அழுத்தத்தை சீராக வைத்துக்கொள்ள மிகவும் உதவும். எனவே உணவைத் தேர்ந்தெடுக்கும்போது, சோடியம் குறைவாகவும், கால்சியம், மக்னீசியம், பொட்டாசியம் அதிகமாகவும் இருக்கக்கூடிய உணவுகளாகப் பார்த்து சாப்பிடவேண்டும்.

ஆப்பிள், வாழைப்பழம், பேரீச்சம்பழம், ப்ராக்கோலி, கேரட், திராட்சை, பச்சைப்பட்டாணி, மாம்பழம், எலுமிச்சை, ஆரஞ்சு, அன்னாசி, உருளைக்கிழங்கு, முள்ளங்கி, தக்காளி, சர்க்கரைவள்ளிக்கிழங்கு, ஸ்ட்ராபெர்ரி பழம், கொழுப்பில்லாத யோகர்ட் ஆகியவைகளில் பொட்டாசியம், மக்னீசியம் அதிகமாக இருக்கிறது.

பொட்டாசியம், மக்னீசியத்தோடு நார்ச்சத்தும் அதிகமாகவுள்ள உணவுப்பொருட்களை வாங்கி உபயோகிக்கப் பழகுங்கள். பழங்களிலும் காய்கறிகளிலும் பொட்டாசியம், மக்னீசியம், நார்ச்சத்து ஆகியவை மிக அதிகமாகவே இருக்கிறது. இவற்றில் சோடியமும் குறைவாகத்தான் இருக்கிறது. அதனால், அவற்றைத் தாராளமாக சாப்பிடலாம். பருப்பு வகைகள், விதைகள், முட்டை ஆகியவைகளிலும் மக்னீசியம் அதிகமாகவே இருக்கிறது. பழங்களைப் பிழிந்து சாறாக்கி பருகும்போது அதில் இருக்கும் நார்ச்சத்து போய்விடுகிறது. அதனால், பழங்களை அப்படியே சாப்பிடும் பழக்கத்தை ஏற்படுத்திக் கொள்ளுங்கள்.

'மனிதனுக்கு ஏற்படும் தீய குணங்களில் ஒன்று கோபம்' என்று கோபத்தைப் பற்றி அதிகமாகவே, அந்த நாட்களிலேயே குறிப்பிட்டிருக்கிறார் சுவாமி சிவானந்தர். கோபத்தை அடக்குவது என்பது உண்மையில் மனதை அடக்குவதாகும். எந்த மனிதன், எந்த நேரத்தில் கோபமடைவான் என்று சொல்ல முடியாது. திடீரென்று அற்ப விஷயங்களுக்கெல்லாம் கோபம் வந்துவிடும். கோபம் பெரியதாக வடிவெடுக்கும்போது, அதை அடக்குவது கடினமாகி விடுகிறது. ஆகவே, லேசாக கோபம் வருவதற்குரிய அறிகுறி தோன்றும்போதே, அதை அப்படியே நசுக்கி, வெளியே தூக்கிப்போட்டுவிடவேண்டும்.

கோபத்தை கையாளத் தெரியவேண்டும். அதைச் சரியாகக் கையாளாவிட்டால், பிரேக் இல்லாத காரைப் போல் நம்மைக் கண்ட இடத்தில் கொண்டுபோய் இடிக்கவைத்து விடும். பெரும் பாதிப்பு நமக்குத்தான்.

கோபம் வந்தால், அந்த நேரத்தில் உடம்பு முழுவதுமே தூண்டப்பட்டுவிடுகிறது. அதன் தொடர்ச்சியாக அட்ரினலின் சுரப்பி தூண்டப்பட்டு, மன அழுத்த ஹார்மோன்களாகிய (Stress Hormones) அட்ரினலும், கார்டிஸாலும் உடல் முழுக்க மிக விரைவாக 'ரிலீஸ்' செய்யப்படுகிறது. அப்போது மூளை, வயிற்றுப் பகுதிகளுக்கு ரத்தம் அதிகம் போகாமல், தசைப்பகுதிகளுக்கு ரத்தம் அதிகம் செல்ல உத்தரவிடுகிறது.

அடுத்து இருதயத் துடிப்பு, ரத்த அழுத்தம், மூச்சு வேகம் ஆகிய மூன்றுமே அதிகரிக்கும். உடலில் உஷ்ணம் கூடும். தோல்கள் வியர்வையை வெளியேற்ற ஆரம்பிக்கும். மூளை அதிகமாக யோசிக்கத் தொடங்கும்.

மன அழுத்த ஹார்மோன்களாகிய அட்ரினலின் மற்றும் கார்டிஸால் ஆகிய இரண்டும் தொடர்ந்து உடம்பு முழுவதும், கோபம் இருக்கும் வரை 'ரிலீஸ்' ஆகிக்கொண்டே இருக்கும். நாம் அடிக்கடி கோபம் கொண்டால், அடிக்கடி இந்த இரண்டு ஹார்மோன்களும் உடம்பு முழுக்க 'ரிலீஸ்' ஆகும். இப்படி அடிக்கடி இந்த இரண்டு ஹார்மோன்களும் உடம்பு முழுக்க 'ரிலீஸ்' ஆகும்போது, உடலில் வளர்சிதை மாற்றங்கள் (Metabolic Changes) ஏற்படுகின்றன.

'கண்ட்ரோல்' பண்ணமுடியாத கோபம் ஏற்படும்போது, இந்த ஹார்மோன்களும் அடிக்கடி ரிலீஸாகி, உடம்பின் பல பகுதிகளையும் பாதிக்கச் செய்யும்.

தலைவலி, வாந்தி, படபடப்பு, தூக்கமின்மை, எரிச்சல், டென்ஷன், மனதளர்ச்சி, அதிக ரத்த அழுத்தம், 'ஹார்ட் அட்டாக்', பக்கவாதம் முதலியவை 'கண்ட்ரோல்' பண்ணமுடியாத அதிக கோபத்தினால் ஏற்படுபவையாகும்.

வெறும் கோபம்தானே என்று தயவுசெய்து அலட்சியமாக நினைக்காதீர்கள். கோபம் உடம்பையும், மனதையும் பாடாய்ப் படுத்திவிடும். தினமும் அடிக்கடி கோபம் வந்தால், டென்ஷன் அதிகமாகி தலைவலி மற்றும் அதிக ரத்த அழுத்தத்தில் (High BP) கொண்டுபோய் விட்டுவிடும்.

ரத்த நிறத்திலிருக்கும் பீட்ருட் ஜூஸ் ஒரு கப் மடமடவென்று வேகமாக குடித்தால், உடனே அதிக ரத்த அழுத்தம் கட்டுப்பாட்டுக்குள் வந்துவிடும். இதிலுள்ள நைட்ரேட் என்கிற பொருள், 24 மணி நேரத்திற்குள் அதிக ரத்த அழுத்தத்தை அப்படியே குறைத்துவிடும். கொழுப்பு நீக்கப்பட்ட பாலில் கால்சியம் அதிகமாக இருக்கிறது. இதுவும் ரத்த அழுத்தத்தைக் கட்டுப்பாட்டுக்குள் வைக்க உதவும்.

ரத்த அழுத்தம் உயர்வதற்கு கோபம் ஒரு முக்கியக் காரணம். நீங்கள் கோபத்தை கட்டுக்குள் வைத்துக்கொண்டால் ஊக்க போனஸ் போன்று ரத்த அழுத்தம் சீராக இருக்கும்.

கோபம் உங்களை ரத்த அழுத்தத்தில் கொண்டுபோய் விட்டிருந்தால் நீங்கள் உணவில் அதிக கவனம் செலுத்த வேண்டும். ரத்த அழுத்தத்தைக் கட்டுப்படுத்த நீங்கள் என்னென்ன உணவுகள் சாப்பிடவேண்டும் என்பதைப் பார்ப்போமா!

ரத்த அழுத்தத்தை சீரான நிலைக்குக் கொண்டுவர பொட்டாசியம் சத்து நிறைந்த உணவுகளை உண்ணவேண்டும்.

மலைக்கீரை, முளைக்கீரை, பரட்டைக்கீரை, சிறுகீரை, பசலைக்கீரை, சிவப்பு முள்ளங்கிக் கீரை போன்று நாம் அன்றாடம் சாப்பிடக்கூடிய பலவகை கீரைகளில் பொட்டாசியம் அதிகமாக இருக்கிறது.

ஸ்ட்ராபெர்ரி, ப்ளூபெர்ரி, ராஸ்பெர்ரி பழங்கள் உயர் ரத்த அழுத்தத்தை கட்டுக்குள் கொண்டுவரும். உருளைக்கிழங்கில் பொட்டாசியமும், மக்னீசியமும் அதிகமாக உள்ளது. இதுவும் உயர் ரத்த அழுத்தத்தைச் சீராக்கும் உணவுதான்.

நார்ச்சத்து அதிகமுள்ள, கொழுப்பு குறைவாகவுள்ள, சோடியம் குறைவாகவுள்ள உணவுகள் எல்லாமே ரத்த அழுத்தத்தைக் கட்டுப்பாட்டுக்குள் வைக்க உதவுபவைகளே. ஓட்ஸ் தானிய உணவு இதற்கு ஒரு சிறந்த உதாரணம்.

நான் ஏற்கெனவே சொன்னதுபோல், வாழைப்பழத்தில் பொட்டாசியம் அதிகமாக இருக்கிறது. இதுவும் ரத்தக் கொதிப்புக்காரர்களுக்கு நல்லதே.

பொட்டாசியம், மக்னீசியம், கால்சியம் ஆகிய மும்மூர்த்திகளும் ரத்த அழுத்தத்தை ‘கண்ட்ரோலில்’ வைக்க நன்றாகவே உதவுவார்கள்.

ஆகவே, எந்தெந்த உணவில் இந்த 'மும்மூர்த்திகள்' அதிகமாக இருக்கிறார்கள் என்பதைக் கண்டுபிடித்து அதை அதிக அளவில், அதிக ரத்த அழுத்த நோய் உள்ளவர்கள் சாப்பிடவேண்டும்.

ஒரு கப் வெள்ளை அவரையில் (White Beans) அன்றாடம் நமது உடலுக்குத் தேவைப்படும் கால்சியம் 13 சதவீதமும், மக்னீசியம் 30 சதவீதமும், பொட்டாசியம் 24 சதவீதமும் இருக்கிறது. சைவ உணவுகளில் புரதச்சத்து அதிகமாக உள்ள உணவு இது. பன்றி இறைச்சியில் நமது உடலுக்குத் தேவைப்படும் மக்னீசியம் 6 சதவீதம், பொட்டாசியம் 15 சதவீதம் இருக்கின்றது.

ஒரு கப் கொழுப்பு நீக்கப்பட்ட யோகர்ட்டில் அன்றாடம் நமது உடலுக்குத் தேவைப்படும் கால்சியம் 49 சதவீதமும், மக்னீசியம் 12 சதவீதமும், பொட்டாசியம் 18 சதவீதமும் இருக்கிறது.

125 கிராம் எடையுள்ள நெய் மீனில் (Tilapia) அன்றாடம் நமது உடலுக்குத் தேவைப்படும் மக்னீசியம் 8 சதவீதமும், பொட்டாசியம் 8 சதவீதமும் இருக்கிறது.

வாழைப்பழத்தில் கால்சியம் 1 சதவீதமும், மக்னீசியம் 8 சதவீதமும், பொட்டாசியம் 12 சதவீதமும் உள்ளது.

சிவப்பு குடமிளகாயில் கால்சியம் 1 சதவீதமும், மக்னீசியம் 4 சதவீதமும், பொட்டாசியம் 9 சதவீதமும் இருக்கிறது.

தோலுடன் கூடிய சர்க்கரை வள்ளிக்கிழங்கு ஒன்றில் கால்சியம் 4 சதவீதமும், மக்னீசியம் 8 சதவீதமும், பொட்டாசியம் 15 சதவீதமும் இருக்கிறது.

அரை கப் சீமைத்திணையில் (Quinoa) கால்சியம் 1.5 சதவீதமும், மக்னீசியம் 15 சதவீதமும், பொட்டாசியம் 4.5 சதவீதமும் இருக்கிறது.

ஒரு நாளைக்கு ஒரு ஆளுக்கு 100 மில்லி கிராம் கால்சியம் தேவை. ஒரு நபருக்கு ஒரு நாளைக்கு பொட்டாசியம் 3500 மில்லி கிராம் தேவை. மக்னீசியம் ஒருவருக்கு ஒரு நாளைக்கு 400 மில்லி கிராம் தேவை.

இதை மனதில் வைத்துக்கொண்டு எந்தெந்த உணவுப்பொருளில், எவ்வளவு மில்லி கிராம் கால்சியம், மக்னீசியம், பொட்டாசியம் இருக்கிறது என்று கணக்கு போட்டு சாப்பிடுங்கள். சாப்பிட்டால் ரத்த அழுத்தம் உங்கள் கட்டுப்பாட்டிற்குள் இருக்கும்.

சரியான தூக்கமும் மிக அவசியம். ஆழ்ந்து தேவையான நேரம்

தூங்காவிட்டால் ரத்த அழுத்தம் கூடிவிடும். அதனால், கோபதாபம் இல்லாமல் மனதை அமைதியாக்கிக்கொண்டு ஆழ்ந்து தூங்க பழகிக்கொள்ளுங்கள்.

வயிற்றுக்கு அழுத்தம் கொடுக்கும் விஷயங்கள் எல்லாமே ரத்த அழுத்தத்தைக் கூட்டிவிடும். மலச்சிக்கல் இருப்பவர்களுக்கு ரத்த அழுத்தம் கூடிவிட வாய்ப்பு உண்டு.

எனவே இரவு நேரம் சீக்கிரமாக சாப்பிட்டுவிட வேண்டும். இரவு நேரங்களில் சுலபமாக, சீக்கிரமாக ஜீரணமாகும் உணவுகளை தேர்ந்தெடுத்து உண்ணவேண்டும்.

சிறுநீர் கழிக்க வாய்ப்பு கிடைக்கவில்லையே, வசதி கிடைக்கவில்லையே என்று நினைத்து தள்ளிப் போடாதீர்கள். இதுவே வயிற்றின் அழுத்தத்தைக் கூட்டிவிடும். எனவே சிறுநீர் கழிக்கணும் என்ற உணர்வு வந்துவிட்டாலே, உடனே வெளியேற்றிவிடுங்கள்.

அதிக ரத்த அழுத்தம் மிக ஆபத்தானது. அறிகுறிகளை காட்டாமலேயே இறுதிக் கட்டத்திற்குக் கொண்டுசென்றுவிடும். அதனால், இந்த 'மவுன கொலையாளி' மீது மறக்காமல் கவனம் செலுத்துங்கள்.

16

நரம்பு சுருட்டிக்கிட்டு இருக்கு!

'காலையிலிருந்து ராத்திரி வரைக்கும் பத்து மணி நேரத்துக்கும் மேல் ஒரே இடத்தில் நின்று வேலைபார்த்தேன். இப்போ இரண்டு கால்களிலும், முட்டிக்குக் கீழே பின்பக்கம் நரம்பு சுத்திகிட்டு நரம்பு வீங்கிப்போய், கடுகடுன்னு கால்வலி வருகிறது' என்று உங்களுக்கு தெரிந்த சிலர் புலம்புவது, உங்கள் காதுகளில் விழுந்திருக்கத்தான் செய்யும்.

சிலருக்கு கால் முட்டிக்குக் கீழே, பின்பக்கமுள்ள கெண்டைக்கால் (Calf) பகுதியில் மண் புழுவைப்போல் வளைந்து நெளிந்து பெரிதாக வெளியே தெரியும். பார்க்கவே ஒரு மாதிரியாக இருக்கும். இதை காலில் 'நரம்பு சுருட்டிக்கிட்டு இருக்கு' என்று கிராமங்களில் சொல்வார்கள். 'கெண்டைக்கால் பகுதியில் நரம்பு சுருட்டிக்கொண்டு, புடைத்துக்கொண்டு இருக்கிறது' என்றும் சொல்கிறார்கள்.

அதை நரம்பு (Nerve) என்று சொல்லி பழகிவிட்டோம். ஆனால், அது நரம்பு அல்ல. அதுவும் ஒரு ரத்தக்குழாய் (Blood Vessels) தான்.

ரத்தக் குழாய்கள் இரண்டு வகைப்படும். இருதயத்திலிருந்து சுத்தமான ரத்தத்தை உடலின் மற்ற பாகங்களுக்கு எடுத்துச்செல்லும் ரத்தக் குழாய்களுக்கு 'தமனி' (Artery) என்று பெயர். இது ஒருவகை.

உடலின் பல்வேறு இடங்களிலிருந்து அசுத்தமான ரத்தத்தை, அதாவது கெட்ட ரத்தத்தை இருதயத்துக்குக் கொண்டு செல்லும் ரத்தக் குழாய்களுக்கு ‘சிரை’ (*Veins*) என்று பெயர். இது இன்னொரு வகை.

கெண்டைக்கால் பகுதியில் நரம்பு சுருட்டிக்கொண்டு இருக்கிறது என்கிறோமே, அது கெட்ட ரத்தத்தை இருதயத்துக்குக் கொண்டு செல்லும் ‘சிரை’ (*Vein*) என்கிற ரத்தக் குழாய்!

நிறைய பேருக்கு கால்களில் இந்த ரத்தக்குழாய்கள் சுருண்டுபோய், வீங்கிப்போய்தான் காணப்படுகின்றன. அதை அவர்கள் பொருட்படுத்துவதில்லை. அப்படி சுருண்டு இருப்பது ஒரு வகை நோய்தான் என்று பலருக்கு தெரிந்திருக்கவில்லை.

‘சிரை’ (*Vein*) என்பது மிகச்சிறிய, மெல்லிய சுவர்களைக் கொண்ட அசுத்த ரத்தக்குழாய் என்று பார்த்தோம். அது ரத்தத்தை கைகளிலிருந்தும், கால்களிலிருந்தும் இருதயத்திற்கு அனுப்பக்கூடிய வேலையைச் செய்கிறது. அசுத்த ரத்தக்குழாய் (*Vein*) எதிர்திசையில் ரத்தத்தை எடுத்துச் செல்லும்.

அதாவது ரத்தத்தை கீழேயிருந்துதான் மேலே அனுப்புமே தவிர, மேலேயிருந்து கீழே அனுப்பாது. இவ்வாறு கீழேயிருந்து மேலே ரத்தத்தை அனுப்புவதால், ரத்தம் மறுபடியும் கீழே வந்துவிடாமல் கட்டுப்படுத்த வால்வுகள் (*Valves*) இருக்கின்றன. காலிலிருந்து மேலே போய், இதயத்தில் விழவேண்டிய ரத்தம், மேலே போய்ச் சேராமல், கீழே திரும்பி வந்துவிடக்கூடாது அல்லவா! அதற்காகத்தான் இந்த வால்வு.

வால்வுகள் சரிவர வேலை பார்க்கவில்லை என்றால், ரத்தம் ஒழுங்காக மேலே போகாமல், கீழேயே தேங்க ஆரம்பித்துவிடும். இதனால் ரத்தக்குழாய்கள் வீங்கும். கொஞ்ச நாட்களில் ரத்தக்குழாய்கள் விரிந்து, பெரிதாகி, சுருண்டு, நெளிந்து, கடினமாகி, தடிமனாகி, ஒரு மண் புழுபோல் வளைந்து கெண்டைக்கால் பகுதியிலும், தொடையின் உள்பகுதியிலும் தெரியும்.

ரத்தக் குழாய்கள் வழியாகத்தான் உடல் முழுக்க ரத்தம் ஓடிக்கொண்டிருக்கிறது. ரத்தக் குழாய்களுக்கு உள்ளே ஆங்காங்கே வால்வுகள் (*Valves*) இருக்கின்றன. இந்த வால்வுகள் மூடித்திறப்பதனால்தான், நமது உடலுக்குள் ஒரே வேகத்தில், ஒரே சீராக, ரத்த ஓட்டம் நடைபெறுகிறது.

மலையிலிருந்து கடலுக்குப் போய் சேரும் ஆற்று நீரின் வேகத்தைக் கட்டுப்படுத்த, எப்படி அணைகளும், மதகுகளும், இருக்கிறதோ, அதுபோலத்தான் இந்த வால்வுகளும் ரத்த ஓட்டத்தைக் கட்டுப்படுத்துகிறது.

உடலிலுள்ள மற்ற ரத்தக் குழாய்களைவிட, கால்களிலுள்ள 'சிரை' என்று சொல்லப்படும் அசுத்த ரத்தக்குழாய்க்கு (Leg Veins) கொஞ்சம் வேலைப்பளு அதிகம். ஏனென்றால் கட்டை விரலில் இருந்து, அசுத்த ரத்தத்தை கால் வழியாக இருதயத்திற்கு கொண்டு போய் சேர்க்க வேண்டும். அதிலும் கீழேயிருந்து ரத்தம் மேலே போயாக வேண்டும். மிகவும் கஷ்டமான காரியம். ஆனால், மனிதனாகப் பிறந்த அனைவருக்கும் இது இயற்கையாக நடந்து கொண்டுதான் இருக்கிறது.

சில நேரங்களில் இந்த வால்வுகள் பாதிப்படைந்து, ஒழுங்காக வேலை செய்யாது. இப்படி வால்வுகள் பாதிப்படையும்போது ரத்த ஓட்டமும் மாறிவிடுகிறது. வேகமாகச் செல்லவேண்டிய ரத்தம், பாதிப்படைந்த ரத்தக்குழாய் வழியாக வரும்போது, மெதுவாக செல்ல வேண்டிய சூழ்நிலை ஏற்படுகிறது.

இதனால் அந்தக் குறிப்பிட்ட இடத்தில் ரத்தக் குழாய் வீங்க ஆரம்பிக்கிறது. ரத்தம் தேங்க ஆரம்பிக்கிறது. அதனால் ரத்தக் குழாய் இயல்புக்கு மாறாக வளைந்து, நெளிந்து விடுகிறது. இதுதான் 'நரம்பு சுருட்டிக் கொண்டிருக்கிறது' என்று சொல்லப்படுகிறது. ஆனால், இதை 'ரத்தநாள வீக்க நோய்' (*Varicose Veins*) என்று அழைப்பது சரியாக இருக்கும்.

பெரும்பாலும் நாற்பது வயதைத் தாண்டியவர்களுக்கு இந்த 'ரத்த நாள வீக்க நோய்' ஏற்பட அதிக வாய்ப்புண்டு. இந்த நோய் ஆண், பெண் இருவருக்குமே வருவதுண்டு. ஆணைவிட, பெண்ணுக்கு அதிகமாக இருப்பதாக ஆய்வுகள் சொல்கின்றன.

பெண்களுக்கு 'ரத்தநாள வீக்க நோய்' அதிக அளவில் கர்ப்பமாயிருக்கும் காலத்தில்தான் ஏற்படும். கர்ப்பக் காலத்தில் கருவினுடைய வளர்ச்சியால், ரத்தக் குழாய்கள் அமுக்கப்படுகின்றன. இப்படி ரத்தக் குழாய்கள் அமுக்கப்படுவதால், அதன் உள்ளேயிருக்கும் வால்வுகளும் அமுக்கப்பட்டு, பாதிக்கப்பட்டு ஒழுங்காக வேலை செய்ய முடியாமல் போய்விடுகிறது.

இதனால்தான் கர்ப்பிணிப் பெண்களின் காலிலுள்ள ரத்தக் குழாய்கள் வீங்கிப்போய் சுருண்டுகொண்டு, பாதிப்பை உண்டாக்குகிறது. ஆண்களுக்கு முட்டிக்குக் கீழே மட்டும்தான் கெண்டைக்கால் பகுதியில்

இந்த 'ரத்தநாள வீக்க நோய்' ஏற்படும். ஆனால், பெண்களுக்கு தொடையின் மேல் பகுதியிலிருந்தே, ரத்தக் குழாய்கள் சுருண்டு கொண்டிருக்கும். குழந்தை பிறந்த பிறகு, இந்த வீக்கம் சரியாகிவிடும். ஒரு சிலருக்கு சரியாகாமலேயே நிரந்தரமாகிவிடும்.

உலகில் ரத்தநாள வீக்க நோயினால் ஏராளமானோர் பாதிக்கப்பட்டுள்ளனர். இந்த நோய், எந்தவித அறிகுறியும் காட்டாது. கெண்டைக்கால் பகுதியிலும், சிலருக்கு பாதம் வரைக்கும் கூட இருந்து தொந்தரவு செய்துகொண்டிருக்கும். முதலில் கண்டுகொள்ளமாட்டார்கள். வீக்கம், கால் வலி வந்த பின்புதான் அதுபற்றி யோசிப்பார்கள்.

அறிகுறியும் இருக்காது. பெரும்பாலும் ஆபத்தும் இருக்காது. ஆனால், அசிங்கமாக இருக்கிறதே என்று சிலர், 'ஆபரேஷன் செய்து அப்புறப்படுத்த முடியுமா?' என்ற கோணத்தில் சிந்திப்பார்கள்.

இந்த நோய் முற்றிப்போய்விட்டால், கால் பாத வீக்கம், கால் வீக்கம், கால் வலி, தசைப்பிடிப்பு, கால் அரிப்பு, தோல் கருத்துப்போதல், கால்களில் அங்கங்கே கரும்புள்ளிகள், தோலின் நிறம் மாறிவிடுதல், கால் கனமாக இருப்பது போன்ற உணர்வு, மன அழுத்தம் முதலியவை ஏற்படும்.

ரத்தநாள வீக்க நோய் யார் யாருக்கு வரும்?

பரம்பரையாக வரலாம். ஒரே குடும்பத்தில் நிறைய பேருக்கு வர வாய்ப்புண்டு. பிறவியிலேயே வரலாம். அதாவது பிறக்கும்போதே ரத்தக் குழாய்களின் வால்வுகள் குறைபாட்டுடன் இருந்தால் இந்த நிலை ஏற்படும்.

இயற்கையாகவே ரத்தக் குழாய்களின் சுவர்கள் மிக மெல்லியதாக இருந்தால், பலகீனமாக இருந்தால்! நிறைய குழந்தைகள் பெற்ற பெண்களுக்கும் இந்த பாதிப்பு ஏற்படும். குண்டாக இருப்பவர்களும் இதனால் பாதிக்கப்படக்கூடும். உடலுழைப்பு அதிகம் இல்லாதவர்களுக்கும் இந்தப் பாதிப்பு நேரலாம்.

'ஆழ் ரத்தநாள உறைவு' நோய் (Deep Vein Thrombosis) உள்ளவர்கள் தொடர்ந்து நீண்ட நேரம் நிற்பவர்கள். தொடர்ந்து நீண்ட நேரம் உட்கார்ந்திருப்பவர்கள். இவர்களுக்கெல்லாம் 'ரத்த நாள வீக்க நோய்' வர வாய்ப்புண்டு.

டீ மாஸ்டர், ஆசிரியர்கள், போக்குவரத்து காவலர்கள், காவலர்கள், செக்யூரிட்டி வேலை பார்ப்பவர்கள், ஓட்டலில் வேலை செய்பவர்கள் இப்படிப் தொடர்ந்து நீண்ட நேரம் நின்றுகொண்டு வேலை பார்ப்பவர்களுக்கு இந்த ரத்த நாள வீக்க நோய் வருவதற்கான வாய்ப்பு அதிகம்.

ஒருவருக்கு இந்த ரத்தநாள வீக்க நோய் இருக்கிறதா? இல்லையா? என்பதை எப்படிக் கண்டுபிடிப்பது?

- கையால் தொடையிலிருந்து பாதம் வரைக்கும் தடவிப் பார்த்துக் கண்டுபிடிக்கலாம்.

- அல்ட்ரா சவுண்ட் பரிசோதனை. இந்தப் பரிசோதனையின் மூலம், ரத்தக் குழாய்களில் ரத்த உறைவு ஏற்பட்டிருக்கிறதா? அல்லது, வேறு ஏதாவது அடைப்பு ஏற்பட்டிருக்கிறதா? என்றும், சிரை ரத்தக்குழாயில் உள்ள வால்வுகள் ஒழுங்காக மூடித் திறக்கிறதா? என்றும் கண்டுபிடித்துவிடலாம்.

ரத்தநாள வீக்க நோயை கண்டுபிடிக்கவும், குணப்படுத்தவும், ரத்தக் குழாய்களுக்கு சிகிச்சை கொடுப்பதற்கென்றே, சிறப்பு மருத்துவ நிபுணர்கள் (Vascular Surgeons) இருக்கிறார்கள். இவர்களிடம் ஆரம்பக் கட்டத்திலேயே காண்பித்துக்கொண்டால் நோய் அதிகமாவதைத் தவிர்க்கலாம்.

ரத்தநாள வீக்க நோய் வராமலிருப்பதற்கும், வந்தவர்கள் குணமடைவதற்கும், சில குறிப்பிட்ட உணவுகளைச் சாப்பிடவேண்டும்.

டீ மாஸ்டர், டீச்சர், டிராபிக் போலீஸ் போன்று அதிக நேரம் ஒரே இடத்தில் நின்றுகொண்டு வேலை பார்ப்பவர்களுக்கும் - டிரைவர் போன்று காலைத் தொங்கப்போட்டுக்கொண்டு அதிகநேரம் வேலை பார்ப்பவர்களுக்கும்தான் ரத்தநாள வீக்க நோய் (Varicose Veins) அதிகமாக வரக்கூடும்.

நம் ஊரில் உள்ளவர்களுக்குத்தான் அதிக நேரம் ஒரே இடத்தில் நின்று வேலை பார்க்கவேண்டிய சூழ்நிலை ஏற்படுகிறது என்று நினைத்தால், அமெரிக்காவிலும் இதே கதிதான். அமெரிக்காவில் 60 சதவீதம் பேருக்கு ரத்தநாள வீக்கநோய் இருக்கிறது. அங்கு இந்த பாதிப்பு பெண்களுக்கு அதிகமாம்.

அதிக எடை உள்ளவர்களுக்கும், குண்டாக இருப்பவர்களுக்கும் கால்களில் ரத்தக்குழாய் சுருட்டிக்கொள்ளும் 'ரத்த நாள வீக்க

நோய்' (Varicose Veins) வர வாய்ப்பு அதிகம். இந்த நோய் பாதிப்பு கொண்டவர்களுக்கு பலவிதமான சிகிச்சைகள் இருக்கின்றன.

* பழுதடைந்த ரத்தக் குழாயை மட்டும் அந்த இடத்தில் இருந்து உரித்து எடுத்து விடுவது (Vein Stripping)

* 'சோடியம் டெட்ராடெஸில் சல்பேட்' (Sodium Tetradecyl Sulphate) என்று சொல்லக்கூடிய ரசாயனப்பொருளை கால்களில் பழுதடைந்த ரத்தக்குழாய்க்குள் செலுத்தி, அந்த ரத்தக்குழாயை முழுமையாக மூடிவிடுவது (Sclerotherapy)

* பழுதடைந்த ரத்தக்குழாய்க்கு மேலே லேசர் கதிரைப் பாய்ச்சி அந்த ரத்தக்குழாயை அப்படியே சப்பையாக்கி விடுவது (Laser Treatment). மிகச்சிறிய ரத்தக் குழாய்களுக்குத்தான் இந்த லேசர் சிகிச்சையைக் கொடுக்கமுடியும். பெரிய ரத்தக் குழாய்களுக்கு செய்யமுடியாது. இதிலுள்ள ஒரு நல்ல விஷயம் என்னவென்றால் ஊசி, மருந்து, கத்தி, ரத்தக் குழாயை வெட்டுவது, உரிப்பது போன்றவை எதுவும் கிடையாது.

மேலே கூறியதுபோக சில உணவுப் பொருட்களும், சில உணவுக் கட்டுப்பாடுகளும், ரத்தநாள வீக்க நோய் வராமல் தடுக்க மிகவும் உபயோகமாய் இருக்கின்றன.

இஷ்டத்துக்கு சாப்பிடாமல், நமது உடலுக்கு ஒரு நாளைக்கு தேவைப்படும் கலோரி அளவுக்கு மட்டுமே உணவுகளை தேர்ந்தெடுத்து சாப்பிடுவது, ரத்தநாள வீக்க நோய் வராமல் தடுக்கும். அதிக நார்ச்சத்துள்ள உணவாகப் பார்த்து சாப்பிடுவதும் இந்த நோயைத் தடுக்கும்.

'பயோ ப்ளாவனாய்ட்ஸ்' (Bioflavonoids) என்றழைக்கப்படும் நோய் எதிர்ப்புச் சக்தியைக் கூட்டும் பொருள், எந்தெந்த உணவுப்பொருட்களில் அதிகமாக இருக்கிறதோ அதை சாப்பிடவேண்டும். மேலும், வைட்டமின் சி மற்றும் வைட்டமின் இ, புரோட்டின் ஆகிய சத்துக்கள் அதிகமுள்ள உணவுகளாகப் பார்த்து சாப்பிடவேண்டும். மேற்கூறிய சத்துப்பொருட்கள் எல்லாமே ரத்தக் குழாய்களை உறுதியாக வைத்துக்கொள்வதற்கும், பழுதடைந்துள்ள, பாதிக்கப்பட்டுள்ள ரத்தக்குழாய்களை சரியாக்குவதற்கும், பலவீனமாக இருக்கும் ரத்தக் குழாயை, பலமானதாக ஆக்குவதற்கும் மிக உதவியாக இருக்கும்.

ரத்தநாள வீக்க நோயினால் பாதிக்கப்பட்ட நிறைய பேர், அவர்களது

உடல் எடையில் சுமார் 10 சதவீதம் குறைந்துவிட்டாலே, நோயின் பாதிப்பு குறைந்துவிட்டதாக தங்களது அனுபவத்தில் சொல்வதுண்டு.

மூன்று வேளை சாப்பிடுவதை விட்டுவிட்டு, 5 முதல் 6 வேளையாகப் பிரித்து கொஞ்சம் கொஞ்சமாக சாப்பிட்டால், அதிக கலோரி உடலில் ஏறாது. எடையும் கூடாது.

நீண்ட நாட்களாக மலச்சிக்கலால் கஷ்டப்படுபவர்களுக்கு ரத்தக் குழாய்களில் (Veins) அழுத்தம் ஏற்பட்டு நாளடைவில் ரத்த நாள வீக்க நோயில் கொண்டுபோய்விட்டுவிடக்கூடும். ஆகவே, ஓட்ஸ் கஞ்சி, ஆப்பிள், கேரட், பார்லி, பழங்கள், காய்கறிகள் போன்ற நார்ச்சத்து அதிகமுள்ள உணவுகளை அதிகமாக சேர்த்துக்கொண்டு மலச்சிக்கல் வராமல் பார்த்துக்கொள்ளுங்கள்.

நார்ச்சத்து அதிகமாக உள்ள உணவுகளை, அதிகமாகச் சாப்பிட்டால் கண்டிப்பாக அதற்கேற்ப தண்ணீரும் அதிகமாகக் குடித்தாக வேண்டும். அப்படித் தண்ணீரை அதிகம் குடிக்காமல், நார்ச்சத்து உணவுகளை மட்டும் சாப்பிட்டால் போதும், மலச்சிக்கல் சரியாகிவிடும் என்று நினைத்தால், அதுவே எதிர்விளைவுகளை உண்டு பண்ணிவிடும். அதாவது தண்ணீர் இல்லாத, அதிக நார்ச்சத்தே மலச்சிக்கலை உண்டுபண்ணும்.

உதாரணம் - யானை! அது எவ்வளவுக்கெவ்வளவு அதிகமாக இலை, தழை போன்ற நார்ச்சத்து உணவுப் பொருட்களை சாப்பிடுகிறதோ, அவ்வளவுக்கவ்வளவு அதிகமாக தண்ணீரையும் குடித்துவிடும். அதனால் அதற்கு மலச்சிக்கலே ஏற்படாது.

ரத்தக் குழாய்கள் உறுதியாகவும், நன்றாக சுருங்கி விரிந்து கொடுப்பதாகவும் இருந்தால், ரத்த ஓட்டம் தடைபடாமல் சீராக உடம்பு முழுக்க ஓடிக்கொண்டிருக்கும். இதற்கு துணையாக இருப்பது வைட்டமின் சி மற்றும் இ.

பச்சைக் காய்கறிகள், பச்சைக்கீரை வகைகள், கிவி பழம், ப்ராக்கோலி காய்கறி, பெர்ரி, எலுமிச்சை, ஆரஞ்சு, சாத்துக்குடி, தக்காளி, பட்டாணி, பப்பாளிப்பழம், ஸ்ட்ராபெர்ரி, கொய்யா, அன்னாசி, தர்பூசணி, காலிபிளவர், முட்டைகோஸ் போன்ற உணவுப் பொருட்களில் வைட்டமின் சி மற்றும் இ சத்துக்கள் சேர்ந்தும், தனித்தனியாகவும் இருக்கின்றன.

மேலும், சோளம், மர வள்ளிக்கிழங்கு, தக்காளி, மாதுளை, பூசணி, கிவி, மாம்பழம், பப்பாளி, கொய்யா, பாதாம் பருப்பு, இறால், மீன்,

வெங்காயத்தில் ‘குயெர்ஸெடின்’ (Quercetin) என்கிற பொருள் இருக்கின்றது. மாம்பழம், பூண்டிலும் அது இருக்கிறது. இந்தப் பொருள் கால்களில் பழுதடைந்த ரத்தக் குழாய்களைச் சீராக்கி, ரத்த ஓட்டம் அந்த இடத்தில் நன்றாக இருக்கும்படி பார்த்துக்கொள்ளும். ஆக மொத்தத்தில், ரத்தநாள வீக்க நோய் உள்ளவர்கள் வெங்காயத்தை உணவில் சேர்த்துக்கொள்வது மிகவும் நல்லது. ‘வெங்காயம் தானே’ என்று இனி, அதனை உணவில் இருந்து ஒதுக்கிவிடாதீர்கள்!

ஆலிவ் எண்ணெய் முதலியவற்றில் வைட்டமின் இ சத்து அதிகமாக இருக்கிறது. அன்றாட உணவில் மேற்கண்டவைகளில் ஏதாவது ஒன்றை சேர்த்துக்கொள்ளுங்கள்.

அநேக தாவரங்களில், குறிப்பிட்டுச் சொல்லவேண்டுமென்றால் எல்லாவகைக் கீரைகளிலும் ‘பயோ ப்ளவனாய்ட்ஸ்’ சத்துப்பொருள் உள்ளது. இது ரத்தக் குழாய்களை பாதுகாப்பதோடு மட்டுமல்லாமல், கீரைகள், பழங்கள், காய்கறிகள், போன்றவற்றிற்கு நிறத்தையும் கொடுக்கின்றது. எனவே, மேற்கூறிய சத்துப்பொருள், தாவரங்களை மட்டும் பாதுகாக்கவில்லை, மனிதனையும் பாதுகாக்கிறது.

‘ரூட்டின்’ (Rutin) என்று சொல்லக்கூடிய இன்னொரு சத்தும், ‘பயோ ப்ளவனாய்ட்ஸ்’ வகையைச் சேர்ந்தததுதான். ரத்த நாள வீக்க நோய்க்கு இந்த ரூட்டின் பொருள் மிகவும் உபயோகமாக இருக்கிறது என்று பலவித ஆராய்ச்சிகளின் மூலம் கண்டுபிடிக்கப்பட்டுள்ளது.

அவித்த கோதுமை, தவிடு நீக்காத அரிசி ஆகியவைகளில் இந்தப்பொருள் நிறையவே இருக்கிறது. கீரை, ஆப்பிளின் மேல்தோல், அத்திப்பழம் போன்றவற்றில் ‘ரூட்டின்’ அதிகமாக இருக்கிறது.

இஞ்சி, ப்ளூபெர்ரி, ஓடும் நல்ல நீர் கால்வாயில் வளரும் பருப்புக்கீரை, சர்க்கரை வள்ளிக்கிழங்குச் செடி, தண்ணீர்விட்டான் கொடி, திராட்சை ஆகியவற்றிலும் ‘ரூட்டின்’ அதிகமுள்ளது.

ஆப்பிளும்- வெங்காயமும் சேர்த்து செய்யப்பட்ட சூப், சர்க்கரை வள்ளிக்கிழங்கும் - கேரட்டும் சேர்த்து செய்யப்பட்ட சூப், ப்ராக்கோலியும் - பார்லி அரிசியும் சேர்த்து செய்யப்பட்ட சூப், இஞ்சியும் - வெள்ளரிக்காயும் சேர்த்து செய்யப்பட்ட சூப் போன்றவைகளிலும் ‘ரூட்டின்’ இருக்கிறது. அதுமட்டுமல்ல, மேற்கண்டவைகளில் உடலிலுள்ள விஷப்பொருளை

வெளியேற்றும் சத்துப்பொருளும் (Anti-oxidant) நிறையவே இருக்கிறது.

புரோட்டின் (அதாவது புரதச்சத்து) நாம் சாப்பிடும் உணவில் குறைவாக இருந்தால், ரத்தக் குழாய்கள் மிகவும் பலவீனம் அடைந்துவிடும். புரதச்சத்து சைவ உணவுகளிலும் இருக்கிறது. அசைவ உணவுகளிலும் இருக்கிறது. ஆனால், அசைவ உணவுகளை அதிகமாக நாம் எடுத்துக்கொண்டால், அது ரத்தத்தில் கொழுப்பின் அளவை (Cholesterol Level) அதிகரித்து விடும். ஆகவே சைவ உணவுகளின் மூலம் புரதத்தை அதிகரிக்க முயற்சி செய்ய வேண்டும்.

தவிடு நீக்கப்பட்ட அரிசி, கோதுமை போன்ற தானியங்களில் நார்ச்சத்து குறைவாகி விடுவதால், மலச்சிக்கல் இருப்பவர்களுக்கு உபயோகமாக இருக்காது. எனவே தவிடு நீக்கப்படாத தானியங்களை உணவில் அதிகம் சேர்த்துக் கொள்ளவேண்டும்.

அதிக உப்பு உள்ள உணவுகள் ரத்தக் குழாயை சுருங்கச் செய்யும். இத்துடன் காபி, மது, சிகரெட் போன்றவைகளும் ரத்தக்குழாயை சுருங்கவைக்கும். எனவே ரத்தநாள வீக்க நோய் உள்ளவர்கள், இவற்றை உபயோகிப்பதைக் குறைக்க வேண்டும்.

எல்லோருமே கால்களுக்கு சற்று அதிக முக்கியத்துவம் கொடுக்க வேண்டும். தினமும் நடப்பது, கால்களில் ரத்த ஓட்டம் நன்றாக இருக்க உதவும். ஒரு நாளைக்கு 20 நிமிடமாவது காலாற, காற்றாட உலாவுவது, கால்களின் ரத்த ஓட்டத்துக்கு தேவை. ஒரு நாளைக்கு சுமார் 10 நிமிடம் காலை மேலே தூக்கி வைத்திருப்பது காலுக்கு நல்லது. காலை மேலே தூக்கி வைப்பதால் ரத்த ஓட்டம் நன்றாக இருக்கும். குறிப்பாக ரத்தநாள வீக்க நோய் உள்ளவர்கள், மேற்கூறியவற்றைக் கண்டிப்பாகச் செய்ய வேண்டும்.

வில்லியம் ப்ரௌன் என்கிற ஆங்கிலேயர், 1848-ம் ஆண்டே ரத்தநாள வீக்க நோய் அதிகரிக்காமலிருக்க கால்களில் ‘சாக்ஸ்’ அதாவது ‘கம்ப்ரெஷன் ஸ்டாக்கிங்ஸ்’ (Compression Stockings) உபயோகித்தார். ரத்தக்குழாய் சுருண்டுகொள்ளும் நோய், ஆரம்பகட்டத்தில் உள்ளவர்கள், இந்த சாக்ஸை (காலுறை) போட்டுக்கொண்டால் பாதிப்பு அதிகமாகாது.

இந்த எலாஸ்டிக் காலுறைகளை டாக்டரின் ஆலோசனை பெறாமல் அணியக் கூடாது. கால் முட்டிக்குக் கீழே மட்டும் ரத்தக்குழாய் சுருட்டிக்கொண்டிருப்பவர்கள், கால் முட்டிக்குக் கீழ்வரை அணியும் காலுறைகளை போட்டுக்கொள்ளலாம்.

முட்டிக்கு மேலே, தொடையிலும் ரத்தக்குழாய் சுருட்டிக்கொண்டிருப்பவர்கள், தொடையின் மேல்பகுதி வரைக்கும் உள்ள காலுறைகளை அணியலாம். பகலில் மட்டும்தான் இவைகளை உபயோகிக்க வேண்டும். இரவில் படுக்கப்போகும்போது கழற்றிவிட வேண்டும்.

40 வயதுக்கு மேலிருக்கும் ஆண், பெண் இருவருமே கால்களைத் தொங்கப் போட்டுக்கொண்டு, கைகளால், கால்களின் பின்பகுதி, தொடையின் பின்பகுதியை மெதுவாகத் தடவிப் பாருங்கள். ரத்தக்குழாய் சுருட்டிக்கொண்டிருப்பது உங்கள் கைகளில் பட்டால், உங்கள் குடும்ப டாக்டரின் ஆலோசனையைப் பெறுங்கள். இந்த நோய் வராமல் இருப்பதற்குரிய உணவுகளையும் உண்ணுங்கள்.

17

கல்லீரல்: நல்ல பொருள் உள்ளே; கெட்ட பொருள் வெளியே!

"தினமும் தண்ணி அடிக்காதே, உன் ஈரல் வீணாகப் போயிடும்" என்று ஒரு குரல்,

- "அசைவ உணவை அடிக்கடி அதிகம் சாப்பிடாதே, அது ஈரலுக்குக் கெடுதி" என்று இன்னொரு குரல்,
- "கண்ட கண்ட கெமிக்கலைப் போட்டு, கலர் கலரா செய்யப்பட்ட நொறுக்குத் தீனிகளைச் சாப்பிடாதே, அது உன் கல்லீரலைப் பாதிக்கும்" என்று மற்றொரு குரல்,
- "டாக்டர்கிட்ட கேக்காம, உன் இஷ்டத்துக்கு மருந்து மாத்திரைகளை வாங்கிப் போடாதே, அது உன் ஈரலுக்கு உலை வைச்சிடும்." என்று வேறொரு குரல்,
- "தண்ணி அடிச்சி அடிச்சி, அவன் லிவர் டேமேஜ் ஆயிடுச்சு, அவனைக் காப்பாத்துங்க" என்று இன்னொரு குரல்!

இப்படி "கல்லீரல் கெட்டுப்போய்விடும், கல்லீரல் கெட்டுப்போய்விடும்" என்கிற குரல் எங்கு பார்த்தாலும், நம் காதுகளில் விழுந்துகொண்டே இருக்கிறது.

பலருக்கு கல்லீரல் உடலில் எங்கு இருக்கிறது என்று தெரியாது. சிலருக்கு கல்லீரல் வயிற்றுக்குள் இருக்கிறது என்று தெரியும். ஆனால், எப்படியிருக்கும் என்று தெரியாது. ஆனால், எல்லோருக்கும் ஒரு விஷயம் மட்டும் நன்றாகத் தெரியும். கல்லீரலுக்கும், மதுவுக்கும் நிறையவே சம்பந்தம் இருக்கிறது என்று!

லிவர், ஈரல், என்றெல்லாம் அழைக்கப்படும் கல்லீரல் (Liver), நமது உடலில் வயிற்றின் மேல்பகுதியில், வலது ஓரத்தில், விலா எலும்புகளுக்கு உள்ளே பத்திரமாக இருக்கிறது.

மனித உடலிலுள்ள உறுப்புகளிலேயே, மிகப் பெரியது கல்லீரல்தான். செம்பழுப்பு நிறத்திலிருக்கும் கல்லீரல், ஒரு மனிதனுக்கு சுமார் 1¼ கிலோ முதல் 1½ கிலோவரை எடை இருக்கும்.

நமது தலைமுதல் கால்வரை உடம்பை மூடியிருக்கும் மொத்த தோலின் எடை 10.8 கிலோ வரை இருக்கும். மிகப்பெரிய உடம்பு உள்ளவர்களுக்கு, மொத்தத் தோலின் எடை இன்னும் அதிகமாக இருக்கும். தோலுக்கு அடுத்து இரண்டாவதாக, கல்லீரல்தான் எடையுள்ளது. 1.5 கிலோ எடை. இதற்கடுத்து மூன்றாவதாக, நமது மூளை 1.25 கிலோ இருக்கும்.

(அநேகமாக முதுகெலும்புள்ள பிராணிகள் அனைத்துக்குமே கல்லீரல் உண்டு. கடலில் வாழும் மிகப்பெரிய விலங்காகிய நீலத்திமிங்கலத்தின் கல்லீரல் எடை 1140 கிலோ. தரையில் வாழும் மிகப்பெரிய விலங்காகிய ஆப்பிரிக்க யானையின் கல்லீரல் எடை 77 கிலோ)

மனித மூளையைப் போன்று, இருதயத்தைப் போன்று, சிறு நீரகங்களைப் போன்று, கல்லீரலும் அல்லும் பகலும் அயராது வேலை செய்துகொண்டே இருக்கிறது. நாம் சாப்பிட்டாலும் கல்லீரல் வேலை பார்க்கும். நாம் எதையாவது குடித்தாலும் கல்லீரல் வேலை பார்க்கும். சுவாசித்தாலும் கல்லீரல் வேலை செய்யும். ஏன், நமது தோலின் மீது எதையாவது தடவினால்கூட கல்லீரல் வேலை செய்யும்.

'குடிநீர் வழங்கல் மற்றும் கழிவுநீர் அகற்றல் வடிகால் வாரியம்' என்று ஒவ்வொரு மாநகரங்களிலும் ஒரு துறை இயங்குகிறது. நீர்த்தேக்கங்களிலிருந்து வரும் பலமாதிரியான நீரினை, சுத்தப்படுத்தி, கிருமிகளை நீக்கி, சுகாதாரமானதாக மக்களுக்குத் தருவதே இந்தத் துறையின் வேலை. அதேபோல் பொதுமக்கள் உபயோகப்படுத்திய கழிவுநீரை குழாய்கள் மூலம் நகரைவிட்டு வெளியேற்றுவதும் இந்தத் துறையின் வேலைதான். உலகமெங்கும் எல்லா நகரங்களிலும் இந்தத் துறைதான், மேற்கூறிய வேலைகளைச் செய்துகொண்டிருக்கிறது.

ராட்சத மோட்டார்கள், ராட்சத பம்ப்செட்டுகள், ராட்சத குழாய்கள், லாரிகள், நூற்றுக்கணக்கான தொழிலாளர்கள் சேர்ந்து, குடிநீர் மற்றும் கழிவுநீர் வாரியம் மூலமாக நகரையும், மக்களையும் சுத்தமாக வைத்திருக்கிறார்கள். இதேபோல்தான், நாம் அன்றாடம் சாப்பிடும் உணவிலுள்ள நல்ல பொருட்களை உடலில் சேகரித்து வைக்கும் வேலையையும், கெட்ட பொருட்களை உடலில் இருந்து வெளியேற்றும் வேலையையும் 'கல்லீரல்' செய்கிறது.

மிகச் சாதாரணமான விஷயமல்ல இது. ஒரு வாரியம் செய்யும் வேலையை ஒட்டுமொத்தமாக ஒரு மனிதனுக்காக கல்லீரல் செய்துகொண்டிருக்கிறது.

உடலினுள் பல உறுப்புகள் இருந்தாலும் கல்லீரல் மிகமிக முக்கியமானது. ஒரு வேலை, இரண்டு வேலை அல்ல, ஒரே நேரத்தில் உடலுக்குத் தேவையான சுமார் 500 வேலைகளை கல்லீரல் செய்துகொண்டிருக்கிறது. சாதாரண விஷயமா இது? பேரதிசயம் என்று கூடச் சொல்லலாம். (இது தெரியாமல் பலபேர் எக்கச்சக்கமாக மது அருந்தியும், இஷ்டத்துக்கு கண்டதைச் சாப்பிட்டும் ஈரலைக் கெடுத்துக் கொள்கிறார்கள்.)

உடலிலுள்ள மொத்த ரத்தத்தில், சுமார் பத்து சதவீத ரத்தம் கல்லீரலுக்குள்ளே எந்த நேரமும் இருக்கும். அதேமாதிரி சுமார் 1 லிட்டர் ரத்தத்தை, ஒரு நிமிடத்தில் கல்லீரல் பம்ப் பண்ணி வெளியே அனுப்பிவிடும். உடல் நல்ல முறையில் இருக்க, ஒரு நல்ல, ஆரோக்கியமான கல்லீரல் வேண்டும். ஒரே ஒரு நாள் கல்லீரல் வேலை பார்க்காமல், சுத்தமாக ஸ்டிரைக் பண்ணிவிட்டால், நாம் உயிர் வாழ்வது ரொம்ப கஷ்டம்ங்க!

தெரிந்து சுத்தமான உணவுப்பொருட்களையும், தெரியாமல் அசுத்தமான உணவுப் பொருட்களையும் நாம் தினமும் சாப்பிட்டுக் கொண்டிருக்கிறோம். தெரிந்தே அசுத்தமான, சுகாதாரமற்ற உணவுப்பொருட்களை சாப்பிடுபவர்களும் சிலர் இருக்கிறார்கள். இவ்வாறு சாப்பிடும் உணவை உடைத்து, கூழாக்கி, ஜீரணமாக்க வேண்டிய வேலைகளை வாயிலிருந்து குடல்வரை உள்ள உணவு மண்டலம் செய்துவிடுகிறது.

இந்த உணவுக் கூழில் நல்ல பொருட்கள், விஷப்பொருட்கள் எல்லாமே சேர்ந்துதான் இருக்கின்றன. இந்த உணவுக் கூழிலிருந்து பிரிக்கப்பட்ட நல்ல, கெட்ட பொருட்கள், ரத்தக் குழாய்கள் மூலமாக கல்லீரலை வந்து அடைகின்றன.

கல்லீரல், நல்ல உணவுப்பொருட்களிலுள்ள சத்துக்களையும், சக்தியையும் பிரித்தெடுத்து, அதை நமது உடலுக்கு தினமும் கொடுக்கிறது. அதேமாதிரி கெட்ட பொருட்களை, விஷப்பொருட்களை பிரித்தெடுத்து உடலை விட்டு வெளியே அனுப்புகிறது. அதேபோல் பொருட்களை சேகரித்து வைக்கும் குடோன் (Warehouse) போலவும் கல்லீரல் செயல்படுகிறது. நாம் சாப்பிடும் உணவிலுள்ள வைட்டமின் மற்றும் அநேக சத்துப்பொருட்களைப் பிரித்தெடுத்து, கல்லீரல் சேகரித்து வைத்துக்கொள்கிறது. இந்த சத்துப்பொருட்கள் எது எது, எப்பொழுது தேவையோ, அப்பொழுதெல்லாம் உடல் உறுப்புகளுக்கு அனுப்பி வைக்கிறது.

நமது உடலுக்கு புரதச்சத்து (Protein) முக்கியம். அன்றாட வேலைகளுக்கும், உடல் வளர்ச்சிக்கும் புரதச்சத்து தான் தேவை. குழந்தைகளுக்கு தினமும் 10 கிராமும், பெரியவர்களுக்கு 56 கிராமும், பெண்களுக்கு 46 கிராமும், கர்ப்பிணிப் பெண்கள் மற்றும் தாய்ப்பால் கொடுக்கும் பெண்களுக்கு 71 கிராமும் புரதச்சத்து தேவை. நாம் சாப்பிடும் உணவிலிருக்கும் புரதத்தை, கல்லீரல் பிரித்தெடுத்து உடலுக்குக் கொடுக்கிறது. மேலும் நாம் சாப்பிடும் உணவில் நமது உடலுக்குத் தேவையான, போதுமான புரதம் இருக்கிறதா இல்லையா என்று சரியாகச் சொல்ல முடியாது. அதனால் தனக்குத்தானே சொந்தமாக புரதத்தை தயாரித்து, உடலுக்குத் தேவைப்படும்போதும் கல்லீரல் கொடுக்கிறது.

நாம் சாப்பிடும் உணவிலிருந்து பிரித்தெடுக்கப்படும் வைட்டமின் A, D, K, இரும்புச்சத்து, தாமிரச்சத்து, சிலவகை கொழுப்புகள், கிளைகோஜன் ஆகியவை கல்லீரலில் சேகரித்து வைக்கப்படுகிறது.

பித்தநீரை தயாரிப்பது, புரதத்தை தயாரிப்பது, சர்க்கரையை சேகரிப்பது, இரும்புச்சத்தை சேகரிப்பது, விஷமான அம்மோனியாவை யூரியாவாக மாற்றுவது, ரத்தத்தை சுத்திகரிப்பது, ரத்த உறைதலை கண்காணிப்பது, பாக்டீரியாக் கிருமிகளை ரத்தத்திலிருந்து பிரித்தெடுப்பது,

பிலிரூபினை வெளியே அனுப்புவது, ரத்தத்திலுள்ள அநேக ரசாயனப்பொருட்களின் அளவை கரெக்டாக வைத்துக்கொள்வது, இப்படி இன்னும் எக்கச்சக்கமான வேலைகளை கல்லீரல் செய்கிறது.

இரைப்பையிலிருந்தும், குடலிலிருந்தும் வரும் ரத்தம் நேராக கல்லீரலுக்குள் வந்துதான், வெளியே போயாக வேண்டும். நாம் சாப்பிடும் உணவிலுள்ள விஷப்பொருட்களை உடைத்து, சிதைத்து, ஒன்றுமில்லாமல்

ஆக்கி, பித்தநீருக்கும், ரத்தத்துக்கும் கல்லீரல் அனுப்பிவிடுகிறது. பித்தநீரில் சேர்ந்த விஷப்பொருள் குடல்வழியாக மலத்தில் சேர்ந்து வெளியே போய்விடுகிறது. ரத்தத்தில் சேர்ந்த விஷப்பொருள், சிறுநீரகம் வழியாக, சிறுநீரில் சேர்ந்து வெளியே போய்விடுகிறது.

மது, மருந்துகள், ரசாயனப் பொருட்கள் போன்றவற்றிலுள்ள விஷப்பொருட்களை, அதன் நச்சுத்தன்மையை நீக்கி, உடலிலிருந்து வெளியே அனுப்பிவிடுவது கல்லீரலின் வேலை ஆகும். ஈரல் இல்லாவிட்டால், இந்த நச்சுப் பண்பு நீக்கும் வேலை (Detoxify) நடக்கவே நடக்காது. உடலிலுள்ள வேறு எந்த உறுப்பும் இந்த வேலையைச் செய்யவும் முடியாது.

கல்லீரல் பித்தநீரை உற்பத்தி செய்கிறது. கார்போஹைட்ரேட், புரதம், கொழுப்பு போன்ற சத்துப்பொருட்களை உடைத்து, சிதைத்து, உடலுக்கு ஏற்றபடி அனுப்புகிறது. எந்த நேரமும் உடலுக்குக் கொழுப்பு தேவைப்படும் என்பதால், அந்த அவசர நேரத்தில் கொழுப்பை உடலுக்குக் கொடுக்க வேண்டுமே என்பதற்காக, கல்லீரல், கொழுப்பையும் சேகரித்து வைக்கிறது. உடல் எப்பொழுதும் தெம்போடும், புத்துணர்ச்சியோடும் இருக்க வைக்கிறது. உடலுக்குத் தேவைப்படும் எதிர்ப்புச் சக்தியை அதிகப்படுத்துகிறது. பாலின ஹார்மோன்கள், தைராய்டு ஹார்மோன்கள், அட்ரினல் ஹார்மோன்கள் முதலியவற்றை கட்டுப்பாட்டுக்குள் வைத்திருக்க கல்லீரல் உதவி செய்கிறது.

அதிக மது அருந்துகிறவர்களுக்கு மட்டும்தான் கல்லீரல் கெட்டுப்போய்விடும் என்று நினைப்பது தவறு. தீமை தரக்கூடிய ரசாயனப் பொருட்கள் சேர்ந்த உணவுகள், அதிக அளவில் மருந்து, மாத்திரைகள், சில நோய்கள் முதலியவைகளாலும் கல்லீரல் கெட்டுப்போக வாய்ப்புண்டு. கல்லீரலுக்கு உறுதுணையாக இருக்கும் உணவு பொருட்கள் குறித்து பார்ப்போம்.

1. **பூண்டு:** கல்லீரலில் சுரக்கும் என்ஸைம்களை நன்றாக சுரக்கச் செய்யவும், என்ஸைம்களை அதிகப்படுத்தவும் உதவியாக இருக்கிறது. மேலும், பூண்டில் அதிக அளவில் இருக்கும் அலிஸின் மற்றும் ஸெலினியம் ஆகிய இரண்டு பொருள்களும் கல்லீரலை சுத்தம் செய்வதில் பங்கெடுத்துக்கொள்கின்றன. பூண்டை அப்படியே பச்சையாக சாப்பிடக்கூடாது. தண்ணீர் அல்லது பாலில் பூண்டை (10 பல்) வேகவைத்து தினமுமோ அல்லது வாரத்தில் இரண்டு நாட்களோ காலையில் வெறும் வயிற்றில் சாப்பிட்டு வந்தால் பலன்

கிடைக்கும். வயிற்றில் புண் இருப்பவர்கள் பூண்டு சாப்பிடுவதை தவிர்க்க வேண்டும்.

2. பப்ளிமாஸ் (*Grapefruit*) என்ற பழத்தில் வைட்டமின்- சி சத்தும், உடல் எதிர்ப்புச்சக்தியை அதிகரிக்கும் சத்துப்பொருளும் அதிகமாகவே இருக்கின்றன. இந்தப்பழத்தை சிறிய டம்ளர் அளவு ஜூஸ் எடுத்து வாரத்திற்கு ஒருமுறை குடித்து வருவது, கல்லீரலிலுள்ள விஷப்பொருட்களும், புற்றுநோயை உருவாக்கும் கிருமிகளும் கல்லீரலை விட்டு வெளியேற வழிவகுக்கும்.

3. பீட்ரூட், கேரட் ஆகிய இரண்டு காய்கறிகளிலும் பீட்டா கரோட்டின், ப்ளாவனாய்ட் ஆகிய இரண்டு சத்துக்களும் அதிகமாக இருக்கின்றன. ஈரல் நல்ல முறையில் செயல்பட இவை உறுதுணையாக இருக்கின்றன. இவைகளை பச்சையாகவோ, ஜூஸ் தயாரித்தோ சாப்பிட்டு வரலாம்.

4. 'கேட்டகின்' (*Catechins*) என்று அழைக்கப்படும் உடல் எதிர்ப்புச் சக்தி சத்துப்பொருள், கல்லீரலுக்கு மிகவும் பிடித்தமான ஒன்றாகும். இந்தப் பொருள் 'கிரீன் டீ' யில் அதிகமாக இருக்கிறது. இப்பொழுது 'கிரீன் டீ' குடிக்கும் பழக்கம் பரவலாகிக்கொண்டிருக்கிறது. அது கல்லீரலுக்கும் மிகவும் நல்லது என்பதால் தினமும் பருகலாம்.

5. பசலைக்கீரை, கடுகுக்கீரை, பாகற்காய் போன்ற பச்சைக் காய்கறிகளிலும், கீரைகளிலும் குளோரோபில் அதிகமாக இருக்கின்றன. மேலும், ரத்தத்திலும், ஈரலிலும் உள்ள விஷப்பொருட்களை வெளியேற்ற கீரைகள் பெருமளவில் உதவி புரிகின்றன. கீரைகளை வேகவைத்துதான் சாப்பிடவேண்டும் என்றில்லை. சுத்தமாகக் கழுவி மிளகு, உப்பு சேர்த்து பச்சையாக சாப்பிடலாம். ஜூஸ் தயாரித்தும் குடிக்கலாம். பித்தநீர் நன்கு சுரக்கவும், நன்கு வடியவும் பச்சைக்கீரைகள் மிகவும் உதவியாக இருக்கும்.

6. வெண்ணெய்ப்பழத்தில் (*Avocado*) கல்லீரலை சுத்தம் செய்ய பயன்படும் 'க்ளூடாதயோன்' (*Glutathione*) என்கிற பொருள் நிறைய இருக்கிறது. அதனால் அதனையும் உணவில் சேர்த்துக்கொள்ளலாம்.

7. நாம் சாப்பிடும் உணவுகளின் மூலமாக, உணவு மண்டலத்தில் பரவியிருக்கும் விஷப்பொருட்களை வெளியேற்ற 'பெக்டின்' என்கிற பொருள் மிகவும் உதவியாக இருக்கிறது. இது ஆப்பிளில் நிறையவே இருக்கிறது. உணவு மண்டலத்திலிருக்கும் விஷப்பொருள்களை,

‘பெக்டின்’ மூலமாக வெளியேற்றுவதன் மூலம், மறைமுகமாக ஆப்பிள், கல்லீரலுக்கு உதவி செய்கிறது.

8. ஆலிவ் எண்ணெய்யை குறைவான அளவில் சமையலில் பயன்படுத்தி வருவதன் மூலம் கல்லீரலுக்கு அதிக சுமை ஏற்படாமல் தடுக்கலாம்.

9. சிறு தானியங்கள் கல்லீரலுக்கு மிகவும் உதவி செய்யக் கூடியவை. அவற்றை வாய்ப்பு கிடைக்கும்போதெல்லாம் உணவில் சேர்த்துக் கொள்ளுங்கள்.

10. காலிபிளவர், ப்ராக்கோலி ஆகிய காய்கறிகளை உணவில் அடிக்கடி சேர்த்துக்கொண்டால், ‘குளுகோஸினோலேட்’ (Glucosinolate) என்கிற பொருளை உடலில் அதிகமாக்கி, கல்லீரலுக்கு உதவி புரியும்.

11. வைட்டமின் சி அதிகமுள்ள எலுமிச்சை, கிச்சிலி, ஆரஞ்சு, சாத்துக்குடி போன்ற பழங்களின் சாறுகளை காலையில் வெறும் வயிற்றில் குடித்தால், அவை கல்லீரலைத் தூண்டி விட்டு நன்கு வேலை புரிய வைக்கும்.

12. மனித மூளை போன்ற அமைப்பில் வளைந்தும் நெளிந்தும் இருக்கும் வாதுமைப் பருப்பில் (Walnut) அதிக அளவில் ‘ஆர்ஜினின்’ என்கிற அமினோ அமிலம் இருக்கிறது. இந்த அமினோ அமிலம், கல்லீரலில் சேரும் கெட்ட பொருளாகிய அமோனியாவை வெளியேற்ற மிகவும் உதவியாக இருக்கின்றது. வாதுமைப் பருப்பை நன்கு மாவாகும்வரை மென்று சாப்பிடவேண்டும். அரைகுறையாக விழுங்கக்கூடாது. அது உபயோகமில்லாமல் போய்விடும்.

13. கல்லீரலிலுள்ள விஷப்பொருட்களை வெளியேற்ற பயன்படும், இரண்டு என்ஸைம்களை அதிக அளவில் சுரக்கச் செய்யும் காய்கறிகளுள் ஒன்று முட்டைக்கோஸ். அதனை உணவில் அடிக்கடி சேர்த்துக்கொள்ளலாம்.

14. விஷப்பொருட்களை வெளியேற்றுவதில் மிக முக்கிய பங்கு வகிக்கும் உணவுப்பொருள்களுள் ஒன்று மஞ்சள். அதனால்தான் தெரிந்தோ, தெரியாமலோ மஞ்சள்தூளை நாம் எல்லாவிதமான சமையலிலும் சேர்த்துக்கொள்கிறோம்.

இதுபோக தாமரைத்தண்டு (Artichoke) போன்றவைகளின் சூப், கல்லீரலை சுத்தமாக வைத்துக்கொள்ள மிகவும் உதவும்.

ரசாயனப்பொருட்கள் சேர்க்கப்பட்ட, தடவப்பட்ட, காய்கறிகள், பழங்கள், கீரைகள் முதலியவைகளை உபயோகிப்பதைத் தவிர்க்க வேண்டும். அசைவ உணவுகளின் மூலம் கிடைக்கும் புரதச் சத்தைவிட, தாவரங்களின் மூலம் கிடைக்கும் புரதச்சத்து கல்லீரலுக்கு நல்லது.

உங்களுடைய ஒருநாளைய உணவில், கொழுப்புச்சத்து உள்ள உணவு சுமார் 20 சதவீதத்துக்கு மிகாமல் பார்த்துக் கொள்ளுங்கள். சில வலி நிவாரண மாத்திரைகள் கல்லீரலுக்குப் பாதிப்பை உண்டு பண்ணும். எனவே, டாக்டரின் ஆலோசனை பெறாமல் மருந்துகளை சாப்பிடாதீர்கள்.

போதை மருந்துகளை ஊசிமூலம் எடுத்துக்கொள்ளுதல், உடலில் பச்சை குத்திக்கொள்ளுதல் போன்ற செயல்களின் மூலம் பி மற்றும் சி ஈரல் நோய் ஏற்பட அதிக வாய்ப்புண்டு. ஆண்டுக்கு ஒருமுறை கல்லீரல் ஒழுங்காக வேலை செய்கிறதா? என்று ரத்த பரிசோதனை (Liver Function Test) செய்து உங்கள் குடும்ப டாக்டரிடம் காண்பித்துக்கொள்ளுங்கள்.

18

தாய்ப்பால்:
விலை மதிப்பற்ற அமுதம்!

இந்தியாவில் ஆண்டுதோறும் சராசரியாக 2.6 கோடி குழந்தைகள் பிறக்கின்றன. இதில் சுமார் 43 சதவீதம், அதாவது சுமார் 1 கோடியே 12 லட்சம் குழந்தைகள், பிறந்த முதல் 6 மாதங்களுக்கு தாய்ப்பால் குடிக்கின்றன. 6 மாதங்களுக்குப் பிறகு திட, திரவ உணவுகளை மெதுமெதுவாக சாப்பிடத் தொடங்கும்போது, அவர்களிலும் 10 சதவீத குழந்தைகளுக்கு தாய்ப்பால் குடிப்பது நிறுத்தப்படுகிறது. 6 மாதங்களுக்குப் பிறகும் தொடர்ந்து தாய்ப்பால் கொடுக்கப்பட வேண்டும். ஆனால், 6 மாதங்களுக்குப் பிறகு நிறைய குழந்தைகளுக்கு தாய்ப்பால் கிடைப்பது என்பது மிகவும் கஷ்டமான காரியமாகிவிடுகிறது. காரணம், தாய்ப்பாலின் மகத்துவம் நிறைய தாய்மார்களுக்கு தெரியாததால் அவர்கள் குழந்தைகளுக்கு தாய்ப்பால் புகட்டுவதில்லை.

இந்தியாவில் 46 சதவீத கைக்குழந்தைகளுக்கே தாய்மார்கள் பால் புகட்டுகிறார்கள். உலகிலேயே, மத்திய கிழக்கு ஆப்பிரிக்காவிலுள்ள ரோண்டா (Rwanda) என்னும் சிறிய நாட்டில்தான் 90 சதவீத அம்மாக்கள் தங்கள் குழந்தைகளுக்கு தாய்ப்பால் புகட்டுகிறார்கள். அடுத்ததாக, இலங்கையில் 76 சதவீதமும், கம்போடியா மற்றும் நேபாளத்தில் 74 சதவீதமும், ஆப்பிரிக்காவிலுள்ள மலாவி நாட்டில் 72 சதவீதமும், லத்தீன் அமெரிக்காவைச் சேர்ந்த பெரு நாட்டில் 71 சதவீதமும், உகாண்டாவில்

57 சதவீதமும், எகிப்து மற்றும் ஈரானில் 56 சதவீதமும், மடகாஸ்கர் நாட்டில் 48 சதவீதமும் பச்சிளம் குழந்தைகள் தாய்ப்பால் குடிக்கின்றனர்.

வளர்ச்சியடைந்த நாடுகளைவிட, வளர்ச்சியடையாத நாடுகளில் உள்ள தாய்மார்கள்தான் குழந்தைகளுக்கு அதிக அளவில் பால் புகட்டுகிறார்கள். தாய்ப்பாலின் மகத்துவம் அவர்களுக்குதான் அதிகம் தெரிந்திருக்கிறது.

இந்தியாவில் அசாம் மாநிலத்தில் குழந்தைகளுக்கு தாய்ப்பால் கொடுக்கும் பழக்கம் மிகக் குறைவு. 'குழந்தைகளுக்கு கட்டாயம் தாய்ப்பால் புகட்ட வேண்டும்' என்று அங்கு வீடு வீடாக விழிப்புணர்வு பிரசாரம் மேற்கொள்ளப்பட்டு வருகிறது.

அசாமில் தேயிலைத் தோட்டங்களில் பெருமளவு பெண்கள் வேலை பார்ப்பதால், குழந்தைகளுக்கு வேளாவேளைக்கு தாய்ப்பால் புகட்ட அவர்களால் முடியாமல் போய்விடுகிறது. அவர்கள் வீட்டிற்கும் - வேலை பார்க்கும் இடத்திற்கும் இடைப்பட்ட தூரம் அதிகம். ஏழ்மையால், பிரசவமான சில நாட்களிலேயே அந்த தாய்மார்கள் வேலைக்கு சென்றுவிடுகிறார்கள். குழந்தைகளுக்கு தாய்ப்பால் கிடைக்காததால் ஏற்படும் பிரச்சினைகள் ஏராளம்.

இறப்பைத் தடுக்கக் கூடிய வாய்ப்புகள் பல இருந்தும், இந்தியாவில் ஒவ்வொரு ஆண்டும் சுமார் இருபது லட்சம் குழந்தைகள், தங்களது 5-வது பிறந்தநாள் வருவதற்கு முன்பே இறந்துவிடுகின்றன என்று ஓர் ஆய்வு கூறுகிறது. 5 வயது ஆவதற்குள் உலகில் பல நாடுகளில் நிறைய குழந்தைகள் இறந்துவிடுகின்றன.

நிறைய தாய்மார்கள், முதல் ஆறு மாதத்துக்கு மட்டும் குழந்தைகளுக்கு தாய்ப்பால் கொடுத்தால்போதும் என்று தாங்களாகவே முடிவுசெய்துகொண்டு, பல்லைக் கடித்துக்கொண்டு, ஆறு மாதம் எப்படா முடியும் என்று நாட்களை எண்ணிக்கொண்டு தாய்ப்பால் கொடுத்துக்கொண்டிருக்கிறார்கள். தாங்கள் கொடுக்கும் ஒவ்வொரு துளி தாய்ப்பாலும், தங்களது குழந்தைகளுக்கு நல்லதுதானே செய்யப்போகிறது என்கிற உண்மையை அவர்கள் உணர்வதில்லை. சில பெண்கள் ஒரு வயதுவரை குழந்தைக்கு தாய்ப்பால் கொடுக்கிறார்கள். அதற்குப் பிறகு நிறுத்திவிடுகிறார்கள்.

ஒரு வயது வந்துவிட்டாலே குழந்தைகள் வேறு சில உணவுகளை கொஞ்சம் கொஞ்சமாக சாப்பிட ஆரம்பித்துவிடுகின்றன. பெற்றோர்கள் உடனே, குழந்தைதான் சாப்பிட ஆரம்பித்து விட்டதே, அதனால்

தாய்ப்பாலை நிறுத்திவிடுவோம் என்று முடிவு செய்து, திடீரென நிறுத்திவிடுகிறார்கள். இது சரியல்ல.

உலக சுகாதார நிறுவனம், 'குறைந்தது இரண்டு வருடங்களுக்காவது குழந்தைகளுக்கு தாய்ப்பால் கொடுங்கள்' என்று சிபாரிசு செய்கிறது. மாட்டுப்பால் குழந்தைகள் குடிக்க ஆரம்பித்துவிட்டால், தாய்ப்பால் கொடுக்கத் தேவையில்லை என்று பலபேர் நினைக்கிறார்கள். இதுவும் சரியல்ல. முதல் ஆறு மாதமோ, ஒரு வருடமோதான் குழந்தைகளுக்குத் தாய்ப்பால் தேவை என்று முடிவு செய்து விடாதீர்கள்.

தாய்ப்பாலோடு சேர்த்து மற்ற உணவுகளையும் கொஞ்சம் கொஞ்சமாக ஊட்டிவிடுவதன்மூலம் அந்தக் குழந்தைக்கு வித்தியாசமான, வகைவகையான உணவுகளின் ருசி தெரிய ஆரம்பிக்கும். அதோடு, அந்த உணவுகளிலுள்ள சத்துக்களும் குழந்தைக்கு அதிக அளவில் கிடைக்கும்.

பிறந்த குழந்தைக்கு தாய்ப்பாலைவிடச் சிறந்த உணவு வேறு ஒன்றுமில்லை. தாய்ப்பாலுக்கு இணையான உணவுகளும் வேறு எதுவும் இல்லை. தாய்ப்பால் கொடுப்பதால் குழந்தைக்கு மட்டுமல்ல, தாய்க்கும் நிறைய நன்மை கிடைக்கிறது. தாய் தன் குழந்தைக்கு தாய்ப்பால் கொடுக்கும்போது, சக்தி, கொழுப்புச்சத்து, புரதச்சத்து, கார்போஹைட்ரேட் சத்து, தண்ணீர், எதிர்ப்புச்சக்திப் பொருட்கள், வைட்டமின் ஏ, கால்சியம், பாஸ்பரஸ், சோடியம், பொட்டாசியம், குளோரின் ஆகியவைகளோடு அன்பையும், பாசத்தையும் சேர்த்து ஊட்டுகிறாள்.

தாய்ப்பாலை குழந்தைகளுக்கு அதிக நாட்கள் கொடுத்தால், குழந்தைகளுக்கு அதிக ஆரோக்கியம் கிடைக்கிறது. தாய்ப்பால் குடிக்கக் குடிக்க குழந்தையின் உடலில் நோய் எதிர்ப்புசக்தி அதிகமாகிக் கொண்டே வரும். தாய்ப்பால் குடிக்கும் குழந்தைகள் நல்ல ஆரோக்கியத்துடன் வளரும். குழந்தைகள் நோயுற்ற காலத்தில் மற்ற உணவுகளை விரும்பாவிட்டாலும், தாய்ப்பாலை விரும்பவே செய்யும். சீம்பால் (Colostrum) என்று சொல்லப்படும், குழந்தை பிறந்த 1,2, 3-வது நாட்களில் கிடைக்கும் தாய்ப்பாலில் நோய் எதிர்ப்புச் சக்தி மிக அதிகமாக இருக்கிறது என்பதால் கட்டாயம் அது குழந்தைகளுக்கு ஊட்டப்படவேண்டும்.

சீம்பாலில் கால்சியம், பொட்டாசியம், புரதம், தாதுப்பொருட்கள், நோய் எதிர்ப்பு சக்திப் பொருட்கள் அதிகமாக இருக்கிறது. பிறந்த

குழந்தைக்கு இந்த சீம்பால் சில கரண்டி கிடைத்தாலே போதும், மிகுந்த ஆரோக்கியமாக வளரும்.

சீம்பாலில் புரதச்சத்து அதிகமாகவும், மாவுச் சத்து குறைவாகவும் இருக்கும். வைட்டமின் ஏ சத்து சீம்பாலில் அதிகம் இருக்கிறது. பீட்டா கரோட்டின் (*Beta Carotene*) சத்தும் சீம்பாலில் அதிகமாக இருக்கின்றது.

குழந்தை பிறந்த நாளிலிருந்து வரிசையாக பல தடுப்பூசிகளை, குழந்தைக்கு போட்டு வந்தாலும்கூட, முதல் தடுப்பூசி, மிகச்சிறந்த தடுப்பூசி, குழந்தைக்கு முதன்முதலாக கொடுக்கப்படும் சீம்பால்தான்.

தாய் தன் குழந்தைக்கு நாலைந்து வயது வரை தாய்ப்பால் கொடுத்து வந்தால், அவளுக்கு கருப்பை புற்றுநோய் (*Ovarian Cancer*) வராது என்ற கருத்து உண்டு. இதேபோல் அதிக நாட்கள் தாய்ப்பால் கொடுத்தால், தாய்க்கு மார்பகப் புற்றுநோய் போன்ற சில நோய்கள் வராமலும் தடுக்கலாம்.

தாய்ப்பால் உற்பத்தியாக தாய்க்கு தினமும் 600 கலோரி அதிக சக்தி தேவைப்படுகிறது. எனவே கர்ப்பமாய் இருக்கும் காலத்தைப் போன்று பாலூட்டும் காலத்திலும் தாய், சத்துணவுகளை அதிகம் சாப்பிடவேண்டும். தினமும் உற்பத்தியாகும் தாய்ப்பாலில் 67 சதவீத அளவுதான், குழந்தையால் குடிக்க முடியும். குழந்தையின் வயிறு நிறையும் வரைதான் பாலைக் குடிக்குமே தவிர, தாயின் மார்பகம் காலியாகும்வரை பாலைக் குடித்துக் கொண்டிருக்காது.

தாய்ப்பால் கொடுக்கக் கொடுக்க தாயின் உடலிலிருந்து ஹார்மோன்கள் வெளியாகி, தாயின் கர்ப்பப்பையை கொஞ்சம் கொஞ்சமாக சுருங்கவைத்து பழைய நிலைக்கு கொண்டுவந்துவிடும். நீங்கள் என்னென்ன உணவுகளை சாப்பிடுகிறீர்களோ, அதன் ருசி எல்லாம், தாய்ப்பால் மூலமாக குழந்தைக்கு மறைமுகமாக தெரியவரும். இந்த உணர்வு, பின்னாளில் குழந்தை திட உணவு சாப்பிட உதவியாய் இருக்கும்.

தாய்ப்பாலை கருவிகள் மூலம் வெளியே எடுத்து பாட்டிலில் அடைத்து தேவைக்கு கொடுக்கும் பழக்கம் சிலரிடம் இருக்கிறது. அது வரவேற்கத்தகுந்ததாக இருந்தாலும், நேரடியாக குடித்து வளர்வது போன்ற ஆரோக்கியத்தை குழந்தைக்குத் தராது.

தாய் ஒவ்வொருமுறை பால் கொடுக்கும்போதும், ஒரு பெரிய டம்ளர் தண்ணீர் குடிக்கவேண்டும். தாய்ப்பாலில் வேய் புரதம் (*Whey Protein*), கேஸின் புரதம் (*Casein Protein*) என்ற இரண்டு முக்கிய புரதங்கள்

இருக்கின்றன. வேய் புரதம் அதிக அளவில் இருக்கின்றது. இதில்தான் நோய் எதிர்ப்பு சக்தி அதிகமாக இருக்கிறது.

'உலகம் முழுவதும் 250 மில்லியன் குழந்தைகளுக்கு 'வைட்டமின் ஏ' சத்துக் குறைபாடு ஏற்படும் சூழ்நிலை உருவாகியிருப்பதாக' உலக சுகாதார நிறுவனம் (WHO) குறிப்பிடுகிறது. இந்த சத்துக் குறைபாடு இல்லாமல் குழந்தைகள் வளர வேண்டும் என்றால், குழந்தையின் இரண்டு வயது வரை தாய்மார்கள், தாய்ப்பால் புகட்டவேண்டும். தாய்ப்பால்தான், குழந்தைக்கு தேவையான வைட்டமின் ஏ சத்தை தரச் சிறந்த உணவாகும்.

குழந்தைகளுக்கு மேற்கண்ட சத்துக் குறைபாடு இருந்தால் பசியின்மை, கண் கோளாறு, நோய் எதிர்ப்புச்சக்தி குறைவு, அடிக்கடி வயிற்றுப்போக்கு, ரத்த சோகை, உடல் வளர்ச்சிக் குறைபாடு போன்ற பல பிரச்சினைகள் உருவாகும்.

தாய்க்கும் வைட்டமின் ஏ சத்துக்கள் கொண்ட உணவு தேவை. கர்ப்ப காலத்தைவிட, தாய்ப்பால் கொடுக்காத காலத்தைவிட, தாய்ப்பால் கொடுக்கும் காலத்தில் ஒவ்வொரு தாய்க்கும் வைட்டமின் ஏ சத்து 1 ½ மடங்கு அதிகமாக தேவைப்படுகிறது.

நேபாளத்தில் பெண்களுக்கு கர்ப்பமாவதற்கு முன்பும், கர்ப்பகாலத்திலும், பிரசவத்திற்குப் பின்பும், சுமார் பத்தாயிரம் யூனிட் (I.U.) வைட்டமின் ஏ மாத்திரையை, வாரத்துக்கு ஒருமுறை கொடுப்பதை வழக்கமாக வைத்திருக்கிறார்கள். இதனால் ஆரோக்கியமான குழந்தைகள் பிறக்கின்றன. குழந்தை இறப்பு சதவீதமும் குறைந்திருக்கிறது. அதனால் எல்லா பெண்களுக்கும் வைட்டமின் ஏ சத்தின் தேவை அவசியம். இது, மாம்பழம், ஆரஞ்சு, சர்க்கரை வள்ளிக்கிழங்கு, கேரட், குடமிளகாய், பழச்சாறு வகைகள், முட்டை மஞ்சள் கரு, பாலாடைக்கட்டி, மீன் எண்ணெய் போன்றவற்றில் இருக்கிறது.

தாய்ப்பாலின் தேவையை இன்றைய உலகம் நன்றாகவே புரிந்திருக்கிறது. அதனால், மேலை நாடுகளில் இன்டர்நெட் மூலம் தாய்ப்பால் பெறுகிறார்கள். விலை என்ன தெரியுமா? ஒரு அவுன்ஸ் (சுமார் 30 மி.லி.) 4 அமெரிக்க டாலர். இந்திய மதிப்புக்கு கிட்டத்தட்ட 270 ரூபாய். ஆனால், இது விலைமதிப்பற்ற அமுதம். இதற்கு விலை நிர்ணயிக்க முடியாது.

ஒரு அவுன்ஸ் பால் தாய் உடலில் உற்பத்தியாக, தாயின் உடலிலிருந்து 20 கலோரி சக்தி செலவாகிறது. இந்த கணக்குப்படி

பார்த்தால் தாய்ப்பால் புகட்டும் ஒரு தாயின் உடலில் இருந்து ஒரு நாளில் 200 கலோரி முதல் 500 கலோரி வரை சக்தி வெளியாகிறது. இந்த சக்தியை ஈடுகட்ட, ஒவ்வொரு தாயும் அதிகப்படியான சத்துணவுகளை சாப்பிடவேண்டியதிருக்கிறது.

குழந்தை பாலை அதிகமாக குடிக்கக் குடிக்க தாய்க்கு அதிகமாக பால் உற்பத்தியாகும். குழந்தை நன்றாக குடிக்காவிட்டால் பால் உற்பத்தி குறைந்துவிடும். இரண்டு மார்பகங்களிலும் குழந்தையை பால் குடிக்கச் செய்யவேண்டும். ஒரு பக்கம் மட்டுமே கொடுத்துக் கொண்டிருக்கக் கூடாது. ஒவ்வொரு முறை பால் கொடுக்கும்போதும் தாயின் முழுக் கவனமும் குழந்தை மீது இருக்கவேண்டும்.

குழந்தை ஒழுங்காக பால் குடிக்கிறதா? பால் குடிக்க ஆரம்பித்ததும் தூங்கிவிடுகிறதா? உறிஞ்சும் சிறிது நேரத்திலே களைப்பாகி விடுகிறதா? பால் குடிப்பதற்கு விருப்பமின்றி காணப்படுகிறதா? என்பதை எல்லாம் உன்னிப்பாக கவனிக்க வேண்டும்.

கவனித்தால் மட்டுமே குழந்தை கொடுக்கும் ‘சிக்னலை’ தாயார் உணர்ந்து அடுத்த மார்பகத்திற்கு குழந்தையை மாற்ற முடியும். இரண்டு மார்பகங்களிலும் குழந்தைக்கு மாற்றி மாற்றி பால் கொடுத்தால்தான், இரண்டு பக்கங்களிலும் பால் ஒன்றுபோல் நன்றாக சுரக்கும். அதேபோல் இரண்டு பக்கமும் பால் தீரும்வரை குழந்தையும் நன்றாகக் குடிக்கும்.

சில தாய்மார்கள் குழந்தையின் வாயில் அவ்வப்போது ரப்பர் நிப்பிளை பொருத்திவிடுகிறார்கள். இது சரியான அணுகுமுறை அல்ல. ஏன் என்றால் நிப்பிளை பயன்படுத்தும் குழந்தைகளுக்கு தாயின் மார்பகங்களோடு இருக்கவேண்டிய உணர்வுரீதியான நெருக்கம் குறைந்துபோய் விடுகிறது. இதனால் தாயின் மார்பகங்கள் தூண்டப்படுவது தடைபட்டு, தாய்க்கு பால் சுரப்பது குறைந்துபோகிறது.

தாய்ப்பால் அதிகமாக சுரக்க உலகம் முழுவதும் தாய்மார்கள் பல்வேறு முயற்சிகளில் ஈடுபடுகிறார்கள். அதிமதுர வேரை நன்றாக அரைத்து, பசும்பாலில் கலக்கிக் குடிக்கிறார்கள். முருங்கைக் கீரையை வதக்கி அதிக அளவில் அதை தினமும் உண்கிறார்கள். பேரீச்சம்பழத்தை பாலில் இரவு ஊறவைத்து மறுநாள் காலையில், நன்கு அரைத்து பருகுகிறார்கள். அசைவ உணவை விரும்புபவர்கள், சுறா மீன் குழம்பு, புட்டு தயார் செய்து சுவைக்கிறார்கள். பல்வேறு விதமான மூலிகை மருந்துகளையும் பயன்படுத்துகிறார்கள்.

ஓட்ஸ் தானியத்தில் செய்யப்படும் உணவுப் பொருட்கள் எல்லாமே

தாய்ப்பாலை அதிகமாக சுரக்கச் செய்கிறது. ஓட்ஸ் கஞ்சி, ஓட்ஸ் பிஸ்கெட், ஓட்ஸ் கேக் முதலியவைகளை அவ்வப்போது சாப்பிடலாம். காலையில் ஒரு பெரிய கோப்பை நிறைய ஓட்ஸ் கஞ்சி குடித்தால், மாலையில் பால் அதிகம் சுரக்கும்.

ஒரு பூண்டை வேகவைத்து, ஒரு நாள் விட்டு ஒரு நாள் சாப்பிட்டு வந்தால், தாய்ப்பால் சுரக்கும் அளவு அதிகரிக்கும். கேரட்டில் நிறைய 'பீட்டா கரோட்டின்' என்று சொல்லக்கூடிய 'நோய் எதிர்ப்புச் சக்திப் பொருள்' இருக்கிறது. மாவுச்சத்தும் அதிகமாக உள்ளது. இது உடலில் பொட்டாசிய சத்தை அதிகமாக்கும். கேரட் ஜூஸ், கேரட் சாலட், கேரட் கூட்டு வகைகளை பாலூட்டும் தாய்மார்கள் தினமும் உணவில் சேர்க்கவேண்டும்.

வெந்தயத்திற்கும் தாய்ப்பாலை அதிகரிக்கும் சக்தி இருக்கிறது. அதில் புரோட்டின், இரும்புச்சத்து, வைட்டமின் சி போன்ற அத்தியாவசிய சத்துக்கள் அதிகம் இருக்கிறது. அதனால் தாய்மார்கள் வெந்தயத்தை அடிக்கடி உணவில் சேர்த்துக் கொள்ளவேண்டும். ஆனால், ஆஸ்துமா, அலர்ஜி தொந்தரவால் அவதிப்படுகிறவர் களும், தைராய்டு ஹார்மோன் பிரச்சினை, சர்க்கரை அளவு குறைபாடு கொண்டவர்களும் வெந்தயத்தை மிகமிக குறைவாகவே பயன்படுத்தவேண்டும்.

எள்ளுக்கும் தாய்ப்பாலை அதிகரிக்கும் சக்தி இருக்கிறது. அதில் கால்சியம் மிக அதிகம் உள்ளது. உணவில் ஏதாவது ஒரு வடிவில் எள்ளை சேர்த்துக்கொள்ளுங்கள். 'பைட்டோ ஈஸ்ட்ரோஜன்' (Phytoestrogens) என்று சொல்லக்கூடிய சத்துப்பொருள் பெருஞ்சீரகத்தில் உள்ளது. பால்புகட்டும் தாய்மார்கள் அதையும் ஓரளவு உணவில் சேர்த்துக்கொள்ளலாம்.

புரோட்டீனும், முக்கிய அமினோ அமிலங்களும் அதிகமாகவுள்ள பாதாம், பிஸ்தா, முந்திரி, அக்ரூட் போன்ற பருப்பு வகைகள் தாய்ப்பால் உற்பத்தியை அதிகரிக்கும் சக்தி கொண்டவை. அவைகளில் உள்ள அமினோ அமிலங்கள், ஸெரட்டோனின் ஹார்மோனை அதிகப்படுத்தி, பாலை கூடுதலாக சுரக்கச் செய்யும். மேற்கூறிய பருப்புகளில் பாதாம் பருப்பு மிகவும் சிறந்தது.

எல்லாவகை கீரைகளுக்குமே தாய்ப்பாலை அதிகரிக்கும் சக்தி இருக்கிறது. நன்கு வேகவைக்கப்பட்ட கீரைகளை ஒருநாள்விட்டு ஒருநாள் சாப்பிட்டுவர வேண்டும்.

சுரைக்காயை நாம் உணவில் வெகு அரிதாகத்தான் சேர்ப்போம். ஆனால், சுரைக்காய், தாய்ப்பால் உற்பத்தியை அதிகரிக்க மிகச்சிறந்த

> உலகில் மூன்றில் ஒரு பங்கு (அதாவது சுமார் 55 மில்லியன்) எடை குறைந்த குழந்தைகள் இந்தியாவில் உள்ளன. இதற்கு முக்கியக் காரணம், அவர்கள் கைக்குழந்தைகளாக இருந்தபோது, தாய்ப்பால் சரிவர கொடுக்கப்படாததுதான். வளரும் குழந்தைகளுக்கு போதிய சத்து கிடைக்காததாலும், உணவு விஷயத்தில் குழந்தைகள் சரிவர கவனிக்கப்படாததாலும், அவர்களின் உடல் எடை குறைந்து, உடலில் எதிர்ப்புச்சக்தி குறைந்து, நோய்களுக்கு ஆளாகி, இறக்க நேரிடுகிறது.

உணவாகும். வெயிற்காலத்தில் அதிகமாக விளையும், தண்ணீர்ச்சத்து அதிகமுள்ள சுரைக்காயில் சாறு பிழிந்து பருகலாம்.

நோய் எதிர்ப்புச் சக்தி அதிகமுள்ள துளசி இலைகளை சிறிது நேரம் வெந்நீரில் ஊறப்போட்டு அந்த நீரையும், இலைகளையும் காலையில் வெறும் வயிற்றில் சாப்பிட்டு வந்தால், தாய்ப்பால் உற்பத்தி மேம்படும். உடல் ஆரோக்கியம் மிகும். மனதுக்கும் அமைதி கிடைக்கும். பார்லியை அதிக அளவு தண்ணீரில் காய்ச்சி வைத்துக்கொண்டு, காலையிலிருந்து மாலை வரை கொஞ்சம் கொஞ்சமாக குடித்துக்கொண்டே இருந்தால், தாய்ப்பால் உற்பத்தி அதிகரிக்கும்.

எல்லாவகை சுண்டல்களிலும் கால்சியம், நார்ச்சத்து, வைட்டமின் சத்துக்கள் நிறைய இருக்கின்றன. அவற்றை இரவு முழுக்க ஊறவைத்து, காலையில் வேகவைத்து சாப்பிட்டால், பாலூட்டும் தாய்மார்களுக்கு பலன் கிடைக்கும். வைட்டமின் ஏ மற்றும் கே அதிகமாகவுள்ள தண்ணீர்விட்டான் கொடி இலைகளை பாலுடன் சேர்த்து வேகவைத்து சாப்பிடுவது மிகுந்த பலன் தரும். இதில் தாய்ப்பால் சுரப்பை அதிகரிக்கச் செய்யும் ஹார்மோனைத் தூண்டும் சக்தி இருக்கிறது. சிவப்பு அரிசிக்கும் அதே சக்தி இருக்கிறது.

கால்சியமும், நார்ச்சத்தும் வாதுமைப் பருப்பில் அதிகம் இருக்கிறது. இது பிரசவத்துக்குப் பின்பு ஏற்படும் ஹார்மோன் பற்றாக்குறையை சரிசெய்து தாய்ப்பால் உற்பத்தியை அதிகரிக்கச் செய்யும். பசும்பால், முருங்கைக்காய், சர்க்கரை வள்ளிக்கிழங்கு, பப்பாளி, பாப்பி விதைகள் போன்றவற்றை பாலூட்டும் தாய்மார்கள் அடிக்கடி உணவில் சேர்த்துக் கொள்ளவேண்டும்.

உணவு வகைகள் தாய்ப்பால் உற்பத்தியை அதிகரிப்பது

ஒருபுறம் இருந்தாலும், பாலூட்டும் தாய்மார்கள் மனோரீதியாகவும் மகிழ்ச்சியாக இருக்கவேண்டும். அவர்களது மனதில் ஆனந்தமும், அமைதியும் இருந்தால்தான் பால் சுரப்பு நன்றாக இருக்கும். மனதில் மகிழ்ச்சி இல்லையென்றால், நரம்புகள் சரிவர தூண்டப்படாமல், தாய்ப்பால் உற்பத்தி குறைய ஆரம்பித்துவிடும். மன அழுத்தமின்றி குழந்தையோடு மகிழ்ச்சியாக இருந்தால் குழந்தையின் தேவைக்கு பால் கிடைத்துக்கொண்டே இருக்கும்.

பாலூட்டும் தாய்மார்கள் அனைவரும் உடலாலும்- உணர்வாலும் - மனதாலும் உங்களைத் தயார் செய்துகொண்டு, சத்து மிகுந்த தாய்ப்பாலை உங்கள் குழந்தைக்கு உலக சுகாதார நிறுவனத்தின் சிபாரிசுபடி, குறைந்தது இரண்டு ஆண்டுகள் வரை கொடுக்க முயற்சி செய்யுங்கள். ஆரோக்கியமான குழந்தையை இந்த தேசத்திற்கு அர்ப்பணியுங்கள்!

19

நரம்பில்லாத நாக்கு

> "**தா**யொடு அறுசுவை போம், தந்தையொடு கல்விபோம்,
> சேயொடு தான்பெற்ற செல்வம்போம், மாயவாழ்வு
> உற்றாருடன் போம், உடன்பிறப்பால் தோள் வலிபோம்,
> பொற்றாலி யோடெவையும் போம்"

- இது ஓர் அற்புதமான பொருள் பொதிந்த அரிதான பாடல்!

'ஒரு குடும்பத்தில் தாய் இறந்துவிட்டால், அந்தத் தாயோடு அவள், குடும்பத்துக்கு அன்றாடம் அன்போடு சமைத்துப் பரிமாறிய அந்த அருமையான சுவையும் போய்விடும்" என்று அந்தக் காலத்திலேயே சுவையின் அருமையை அழகாக தனது பாடல் மூலம் விளக்கியிருக்கிறார் அவ்வையார்.

மனிதனுக்கு உணவின்மேல் ஈடுபாடு வரச்செய்வது அதன் சுவை. நல்ல, ஆரோக்கியமான உணவுகளை ரசித்து, ருசித்து சாப்பிடத் தூண்டுவது அந்த சுவைதான்.

'ஆஹா, இது ரொம்ப நல்லா இருக்கு!' என்றும், 'அய்யய்யே, இது சுத்தமாக நல்லாவேயில்லை' என்றும் சுவையை வைத்துத்தான் சொல்கிறோம்.

உடலுக்கு நல்லது செய்யக்கூடிய உணவு எது? உடலுக்கு கெடுதி செய்யக்கூடிய உணவு எது? என்பதை மனிதன் கண்டுபிடிக்கவும் சுவைதான் உபயோகமாக இருக்கிறது. 'சுவை' என்கிற ஓர் உணர்வு மட்டும் மனிதனுக்கு இல்லையென்றால், எந்த உணவின் மீதும் அவனுக்கு பிடிப்பு ஏற்படாது.

இந்த ஊரில், (மணப்பாறையில்) முறுக்கு நன்றாக இருக்கும், இந்த ஊரில் (திருநெல்வேலியில்) அல்வா நன்றாக இருக்கும், இந்த ஊரில் நன்னாரி சர்பத் (திருச்சி) நன்றாக இருக்கும், இந்த ஊரில் (மயிலாப்பூர்) ரோஸ்மில்க் நன்றாக இருக்கும், இந்த ஊரில் பிரியாணி (ஆம்பூர்) நன்றாக இருக்கும், இந்த ஊரில் (கோவில்பட்டி) காராசேவு நன்றாக இருக்கும், இந்த ஊரில் (நாகர்கோவில்) நேந்திரங்காய் சிப்ஸ் நன்றாக இருக்கும் என்று சொல்லவைப்பதெல்லாம், இந்த சுவையின் வேலைதான்.

'நாக்கில் ஒரு இடத்தில் ஒரு வகை சுவையும், இன்னொரு இடத்தில் வேறு வகை சுவையும் உணரப்படுமா?' என்கிற கேள்விக்கு 'இல்லை' என்பதுதான் பதில். நாக்கின் எல்லா இடத்திலும், எல்லாவிதமான சுவையையும் உணரமுடியும்.

உமிழ்நீரில் கரையும் உணவுக்கூழ், வாயிலுள்ள சுவை அரும்புகள் மீது பட்டவுடன் அந்தச் சுவை உணர்வு மண்டை ஓட்டிலுள்ள 7, 8 மற்றும் 10-வது நரம்புகள் வழியாக, மூளையிலுள்ள சுவைப்புலன் பகுதிக்கு (Gustatory Area) செய்தியாக அனுப்பப்படுகிறது.

மூளையிலுள்ள சுவைப்புலன் பகுதிதான், நாம் இந்த சுவையுள்ள உணவைச் சாப்பிட்டுக் கொண்டிருக்கின்றோம் என்று உணர வைக்கிறது. இதெல்லாம் சில வினாடிகளுக்குள் நடந்து முடிந்துவிடுகிறது.

நாக்கு உணர்ந்து, அறிந்து, அனுபவித்து, நமக்கு சுவையைத் தெரிய வைக்கிறது. நாக்கு தெரிவிக்கக்கூடிய சுவை ஆறு வகையாகப் பிரிக்கப்படுகின்றன. அவை:

இனிப்பு (Sweet), புளிப்பு (Sour), உவர்ப்பு (Salty), கார்ப்பு (Pungent), கசப்பு (Bitter), துவர்ப்பு (Astringent) இவைகளைதான் நாம் 'அறுசுவை' என்று சொல்கிறோம்.

ஒரு முழுமையான தென்னிந்திய உணவைச் சாப்பிட்டால், அதாவது அரிசிச் சாதம், சாம்பார், புளிக்குழம்பு, ரசம், மோர், காய்கறிகூட்டு, பொரியல், அவியல், வறுவல், பச்சடி, ஊறுகாய், ஸ்வீட், பாயசம்,

மூளை, தனக்கும் உடலுக்கும் சக்தி தேவை - அதுவும் உணவு மூலமாகத் தேவை என்பதை, சிக்னல் மூலமாக உடலுக்குத் தெரிவிக்கிறது. ஆறு சுவையையும் உணவில் சேர்த்து, நாம் சாப்பிடுவதன் மூலம், இந்த ஆறு சுவை கொண்ட உணவுகள், உடலுக்குள் சென்று அதனதன் வேலையைச் செய்கின்றன.

ஆறு வகை சுவை அடங்கிய உணவைச் சரிசமமாகச் சேர்த்து உண்டால், உடலுக்குப் புரதம், கொழுப்பு, கார்போஹைட்ரேட், தாதுப்பொருட்கள், தண்ணீர் போன்ற ஐந்துவிதமான முக்கியமான சத்துக்கள் கிடைக்கும்.

அப்பளம் இவற்றைச் சாப்பிட்டால், ஆறு சுவைகளும் அதில் அடங்கி இருக்கும்.

தெலுங்கு வருடப்பிறப்பன்று தயாரிக்கப்படும் சிறப்பு உணவாகிய உகாதி பச்சடியிலும் அறுசுவை உண்டு. வெல்லம் (இனிப்பு), வேப்பம்பூ (கசப்பு), மிளகு அல்லது மிளகாய் (கார்ப்பு), புளிச்சாறு (புளிப்பு), உப்பு (உவர்ப்பு), மாங்காய் (துவர்ப்பு) இவைகளை எல்லாம் சேர்த்து அந்த அறுசுவை பச்சடி தயாரிக்கப்படுகிறது.

சந்தோஷம், சோகம், கோபம், பயம், ஆச்சரியம், சகிப்பு இப்படி எல்லாக் குணங்களும் சீரான அளவில் ஒரு மனிதனிடம் இருக்கவேண்டும் என்பதை இந்த சுவை வெளிப்படுத்துகிறதாம்.

நமது உடல் வளர்ச்சியில், நமது அன்றாட வாழ்வில், அறுசுவைகளின் பங்கு மிகமிக முக்கியமானது. ஆதிகாலத்தில் இருந்தே பழக்கத்தில் இருந்துவரும் இந்திய மருத்துவ முறைகளாகிய ஆயுர்வேதம், சித்த மருத்துவம் முதலியவற்றில்கூட, சுவை ஆறு வகையாகப் பிரிக்கப்பட்டுள்ளன. அதை அடிப்படையாகக்கொண்டு சிகிச்சைகளும் அளிக்கப்படுகின்றன. அந்தக்கால உணவு முறைகளும் அறுசுவையை அடிப்படையாகக் கொண்டிருந்திருக்கின்றன.

உணவு நம்மோடும், நமது உடலோடும் சுவை வழியாகத்தான் தொடர்பு கொள்கிறது. சர்க்கரை இனிப்பாக இருக்கிறது என்பதையும், மிளகாய் காரமாக இருக்கிறது என்பதையும் சுவைதான் நமது உடலுக்கு எடுத்துச் சொல்கிறது.

இனிப்பு: பால், பழங்கள், சர்க்கரை, வெல்லம் போன்றவை இனிப்பு சுவையைக் கொண்டவையாகும். உடலில் உள்ள திசுக்களை

கட்டுப்பாட்டில் வைத்திருக்கவும், உடலுக்கு உடனடி சக்தியைக் கொடுக்கவும், உடலில் புதுப்புது திசுக்களை உண்டாக்கவும் இந்த சுவை உதவி செய்யும்.

புளிப்பு: எலுமிச்சை, கிச்சிலி, ஆரஞ்சு, புளி போன்றவை புளிப்பு சுவையைக் கொண்டவையாகும். உடலில் பசியைத் தூண்டவும், ஜீரணத்தை அதிகப்படுத்தவும், உமிழ்நீர் அதிகமாக சுரக்கவும், இந்த சுவை கொண்ட உணவுகள் உதவி செய்யும்.

உவர்ப்பு: உப்பும், கடல் தாவரங்களும் உவர்ப்பு சுவை கொண்டவை. உடலில் உணவின் சுவையைக் கூட்டவும், தண்ணீர்த் தேவையை அதிகமாக்கவும், சருமத்துக்கு பளபளப்பு கொடுக்கவும், உடல் இறுக்கத்தைப் போக்கவும் இந்த சுவை உதவி செய்யும்.

கசப்பு: காபி, டீ, பாகற்காய், ஆலிவ் பழங்கள், வேப்பம்பூ போன்றவை கசப்பு சுவையைக் கொண்டவையாகும். விஷப்பொருட்களை அழித்து உடலிலிருந்து வெளியேற்றவும், உடலிலுள்ள திசுக்களை லேசாக்கி, மென்மையாக்கவும், ரத்தத்தை சுத்தப்படுத்தவும் இந்த சுவைகொண்ட உணவுகள் உதவி செய்யும்.

கார்ப்பு: மிளகு, மிளகாய் போன்றவை கார்ப்பு சுவையைக் கொண்டவையாகும். ரத்த ஓட்டத்தை அதிகப்படுத்தவும், குடற்பூச்சிகளைக் கொல்லவும், வாயை சுத்தப்படுத்தவும், ஜீரணத்தை தூண்டிவிடவும், உடலில் ஏற்படும் சிதைவுகளை வேகமாக்கவும் இந்த சுவை உதவி செய்யும்.

துவர்ப்பு: மாதுளை, மாவடு, மஞ்சள், அவரை, அத்திக்காய், ப்ராக்கோலி, காலிப்ளவர், வெற்றிலை போன்றவை துவர்ப்பு சுவையைக் கொண்டவையாகும். செரிமானத்திற்கு உதவவும், ரத்தத்தை சுத்தப்படுத்தவும், கொழுப்பை உலரவைத்து வெளியேற்றவும் இந்தச் சுவை உதவி செய்யும்.

நாக்கு இருந்திருக்காவிட்டால், பேச்சு வந்திருக்காது. உலகில் இத்தனை மொழிகளும் தோன்றியிருக்காது. ஆனால், சிலர், 'நரம்பில்லாத நாக்கு, எப்படி வேண்டுமானாலும் பேசும்..' என்று கோபத்தில் சொல்லுவதுண்டு. உண்மையிலேயே நாக்குக்கு எலும்புதான் கிடையாதே தவிர, நரம்பு சப்ளை உண்டு. எனவே இனிமேல் அப்படியே மாற்றி, 'எலும்பில்லாத நாக்கு, எப்படி வேண்டுமானாலும் பேசும்' என்று சொல்லுங்கள்! (சொல்லுவதை திருத்தமாகச் சொல்லி விட்டுப்போகலாமே!)

> சுவையை உணரச்செய்யும் வேலையையும் நாக்கு செய்கின்றது. நாக்கின் மேற்பகுதியிலும், கீழ்ப்பகுதியிலும், நாக்கைச் சுற்றியும், கன்னத்தின் உள்பகுதியிலும் 2000 முதல் 8000 வரை, சுவை அரும்புகள் (Taste Buds) உள்ளன. வாயில் உமிழ்நீரோடு சேர்ந்து அரைக்கப்பட்ட உணவுக் கூழ் சுவை அரும்புமீது படும்போது, அது என்ன மாதிரியான சுவை என்பதை நாக்கு கண்டுபிடிக்கிறது.

சுவையை உணருவதற்கு நாக்குதான் முக்கியமானது, முதன்மையானது. உணவை மெல்லுவதற்கு, உணவை துண்டு துண்டாக உடைப்பதற்கு, உணவைப் புரட்டிப் புரட்டிப் போட்டு நன்றாக கூழாக்குவதற்கு, உணவை விழுங்குவதற்கு, இரைப்பையை மிகச் சுலபமாக உணவை ஏற்றுக்கொள்ளச் செய்வதற்கு.. இவை அத்தனைக்கும் நாக்கு தேவை.

நாக்கில் திடீரென வலி ஏற்பட்டாலோ, வழக்கத்தில் இல்லாத வித்தியாசமான சுவை நாக்கில் ஏற்பட்டாலோ, காபி, டீ, பால் போன்ற பானங்களை அதிக சூட்டில் குடிக்கும்போது நாக்கு ரொம்ப சுட்டுவிட்டாலோ, தெரியாமல் நாக்கைக் கடித்துக்கொண்டாலோ, வலிப்பு வந்த நேரத்தில் நினைவில்லாமல் நாக்கைக் கடித்துக்கொண்டாலோ, அதிக காரம், அதிக இனிப்பு, அதிக கசப்பு, அதிக உப்பு நாக்கில் பட்டு வித்தியாசமாக எரிந்தாலோதான், நாம் நாக்கைப் பற்றி யோசிப்போம்.

மேற்கூறிய காரணங்கள் எதுவும் ஏற்படாவிட்டால், நாக்கு என்ற ஒன்று இருக்கிறதா என்ற எண்ணமே நமக்கு வராது. ஒருவேளை, நாக்கு மனிதனின் கண்பார்வையில் இல்லாததுதான் அதற்குக் காரணமாக இருக்கலாம்.

சாப்பிடும்போது நாக்கின் செயல் ரொம்ப 'ஸ்ட்ராங்காக' இருக்கும். பேசும்போது, அதன் செயல் 'சாப்ட்டாக' இருக்கும். ஆனால், பேசும்போதுதான் நாக்கின் வேகம், அதிகமாக இருக்கும். வேகம் அதிகம், பேசும்போது! வேலை அதிகம், சாப்பிடும்போது!

நாக்கின் மேல் பகுதியில் உலக வரைபடம்போல் கலர் கலராக, சிலருக்குத் தோன்றும். அதை (Geographic Tongue) என்போம். இது ஆரோக்கியக் குறைபாட்டின் அடையாளம் அல்ல!

சிலருக்கு நாக்கு தடித்துப்போய், பெரியதாக இருக்கும். அதை (Big Tongue Macroglossia) என்போம். இது பரம்பரையாலும் வரலாம்.

நோயினாலும், காயத்தினாலும் தோன்றலாம். அதிக சூடு பட்டாலும் நாக்கு அப்படியாகும். புற்றுநோய் மற்றும் தைராய்டு நோயுள்ளவர்களுக்கும் நாக்கு பெரிதாக காட்சியளிக்கலாம்.

நாக்கு சில நேரம் தானாகவே எரிச்சலை உணரவைக்கும். அதாவது நாக்கின் மேற்பகுதியில் அதிக எரிச்சல் திடீரென ஏற்படும். எதையும் சாப்பிடாமல் இருக்கும்போதே, திடீரென ஒரு வித்தியாசமான சுவையை நாக்கில் உணர முடியும். இவை பயப்படக்கூடிய விஷயமல்ல. நாக்கிலுள்ள சிறிய நரம்புகளில் ஏற்படும் மிகச்சிறிய மாற்றங்களே இதற்குக் காரணம்.

நாக்கு எல்லோருக்குமே பரபரவென்றுதான் இருக்கும். ஆனால், சிலருக்கு நாக்கு வழவழவென்று இருக்கும் (*Bald Tongue*). அதிக ரத்தச்சோகை (*Anemia*) உள்ளவர்களுக்கும், வைட்டமின் 'B' சத்துக்குறைபாடு கொண்டவர்களுக்கும் சில நேரங்களில் நாக்கு வழவழப்பாக தென்படும்.

சிறிய அளவில், திட்டுத் திட்டாக வலியுடன் கூடிய வாய்ப் புண்கள் (*Aphthous Ulcer*) நாக்கிலும், வாயின் உள்பகுதியிலும் சிலருக்கு ஏற்படலாம். சாப்பிடமுடியாத அளவுக்கு எரிச்சலைக் கொடுக்கும் இந்த வாய்ப்புண்கள், சத்துக்குறைவினாலும், வாயை நன்றாகக் கொப்பளித்து சுத்தமாக வைத்துக் கொள்ளாததினாலும் தோன்றும். சிகிச்சை அளித்தால் சரியாகிவிடும்.

திட்டுத் திட்டாக வெள்ளை நிறத்தில், நாக்கின் மேற்பகுதியில் மற்றும் வாயின் உள்பகுதியில் ஒரு அடுக்கு போன்று சிலருக்கு ஏற்படுவதுண்டு (*Leukoplakia*). இது சுரண்டினாலும் போகாது. சில நேரங்களில் அதுவாகவே திடீரென்று காணாமல் போய்விடும். மிக அரிதாக புற்றுநோயாகவும் மாறிவிடும். எனவே கவனம் தேவை.

வெள்ளை நிறத்தில், திட்டுத் திட்டாக, வலியில்லாமல் புண் சிலருக்கு வரலாம் (*Lichen Planus*). இது எந்தவித காரணமுமில்லாமல் திடீரென்று சிலருக்குத் தோன்றும். உடலில் ஏற்படும் சில நோய்களின் அறிகுறியாகத் தென்படும். அதனால் பாதிப்பில்லை.

நாக்கின் மேற்பகுதி எப்போதும் உமிழ்நீரினால் (*Saliva*) ஈரமாகவே இருக்கும். நாக்கின் மேற்பகுதியில் நிறைய நுண்காம்புகள் (*Papillae*) இருக்கின்றன. இந்த சிறிய புடைப்புகள் போலுள்ள காம்புகள் ஆயிரக்கணக்கில் நாக்கின் மேற்பகுதியில் இருப்பதனால்தான் நாக்கு பரபரவென்று இருக்கிறது. இந்தக் காம்புகளின் நுனியில்தான்

ஒரு துண்டு சாக்லெட் சில்லென்று இருக்கும்போது, இனிப்பு குறைவாகத் தெரியும். அறை வெப்ப நிலையில் (Room Temperature) சுவை மாறுபட்டு நன்றாக, சுவையாக தெரியும். அதே சாக்லெட் சூடாக, பாதி உருகிய நிலையில் இருந்தால், ரொம்ப இனிப்பாகத் தெரியும். உணவின் சீதோஷ்ண நிலைக்கு ஏற்ப அதன் சுவையும் மாறுபடும்.

ஆயிரக்கணக்கான சுவை அரும்புகள் (*Taste Buds*) அமர்ந்திருக்

கின்றன. இவை கூடுதலாகவும், குறைவாகவும் இருக்கும். எல்லோருக்கும் ஒரே எண்ணிக்கையில் இருப்பதில்லை.

ஒரு பூதக் கண்ணாடியை (*Magnifying Glass*) நாக்கின் மிக அருகில் வைத்துப் பார்த்தால் ஆயிரக்கணக்கான நுண்காம்புகளும் தெரியும். அதனுடைய நுனியில் இருக்கும் சுவை அரும்புகளும் தெரியும். ஒவ்வொரு சுவை அரும்புகளிலும் சுமார் 15 சுவைவாங்கிகள் (*Receptacles*) இருக்கும். இந்த சுவைவாங்கிகள்தான், சுவை உணர்வை மூளைக்குக் கொண்டுபோகும் வேலையைச் செய்கின்றன.

உமிழ்நீர் மூலமாக நாக்கு எப்போதும் ஈரமாக இருந்தால்தான் நம்மால் சுவையை உணரமுடியும். நாக்கு உலர்ந்துபோய், காய்ந்துபோய் இருந்தால், நாக்கால் சுவையைக் கண்டுபிடிக்க முடியாது. உடல் நலமில்லாதபோது 'நாக்கில் ஒரு சுவையும் தெரியவில்லை' என்று சொல்வதற்கு இதுவும் ஒரு காரணம்.

நாக்கிலுள்ள சுவை அரும்புகளின் ஆயுட்காலம் சுமார் பத்து நாட்கள்தான். அதனால் பழைய அரும்புகள் போவதும், புது அரும்புகள் வருவதும் இயல்பாக நடந்துகொண்டே இருக்கும். அதிக சூட்டினால் நாக்கு பாதிக்கும்போது சுவை அரும்புகள் வழித்து எடுக்கப்பட்டுவிடும். அதிகபட்சம் ஒரு நாள் அல்லது இரண்டு நாட்கள் அப்படியிருக்கும். அப்போது சுவை எதுவும் தெரியாது. மறுபடியும் சுவை அரும்புகள் புதிதாக தோன்றியதும், சுவையை உணர ஆரம்பித்துவிடுவார்கள்.

பெரியவர்களைவிட குழந்தைகளுக்கு சுவை அரும்புகள் சற்று அதிகம். அதனால் அவர்கள் சாப்பிடும் உணவு, அதிக காரமாகவோ அல்லது அதிக கசப்பாகவோ இருப்பது போன்று தோன்றும். பிறந்த குழந்தைகளுக்கு சுவை அரும்புகள் மிக குறைவாகவே இருக்கும்.

20

குழந்தையின்மை

உலகையே தன் ஆளுகைக்குள் கொண்டுவர முயன்ற மாவீரன் நெப்போலியனின் முதல் மனைவி பெயர்: ஜோஸபின் டி ப்யூஹர்னாயிஸ். அழகு தேவதை. அறிவாற்றல் மிகுந்தவள். நெப்போலியனின் சிந்தனையையும் செயலையும் சேர்த்துச் செறிவூட்டியவள்.

எல்லாம் சரிதான்! ஆனால், திருமணமாகி வருடங்கள் பல ஆன பின்பும் நெப்போலியனுக்கு வாரிசை மட்டும் அவளால் உருவாக்கிக் கொடுக்க முடியவில்லை. அந்த மாமன்னன் பார்வையில் அவளிடம் இருந்த அழகும் பயனற்றுப் போனது. அறிவும் பயனற்றுப் போனது. திடீரென்று ஒருநாள் அவளை தனது மணவாழ்க்கையில் இருந்து விலக்கிவிட்டு, வாரிசுக்காக இன்னொரு பெண்ணை திருமணம் செய்துகொண்டான்.

தான் இறந்த பின்பும் தன் பெயரைச் சொல்ல, தன் புகழை நிலைநாட்ட, தான் சேர்த்துவைத்ததை எல்லாம் அனுபவிக்க, தனது ரத்தமும் தசையும் கலந்த ஒரு வாரிசு தோன்றியே ஆகவேண்டும் என்கிற எண்ணம் அந்த நெப்போலியனுக்கு மட்டுமல்ல, நமக்கும் உண்டு.

வாரிசு இல்லாததால் ஏற்பட்ட மன்னர் காலத்து சண்டைகள்

வரலாற்றில் பெரும்பகுதியை ஆக்கிரமித்திருக்கிறது. அதற்காக வாளை எடுத்து, வாழாமல் போனவர்கள் ஏராளம். இன்று மக்களாட்சியிலும் இந்தப் பிரச்சினை ஓயவில்லை.

இந்த மாதிரியான பிரச்சினைகள் உருவாகி விடக்கூடாது என்பதற்காகத்தான், நம்மவர்கள் ரொம்ப உஷாராக 'அதான் கல்யாணமாகி நாலு மாசம் ஆச்சே! ஏதேனும் விசேஷம் உண்டா?' என்று ஆரம்பித்துவிடுவார்கள். நான்கு மாதத்திற்கு பதிலாக எட்டு மாதம் ஆகிவிட்டால், வீட்டுக்குள் இருந்து மட்டுமல்ல, வெளியே இருந்தும் கேள்விகள் வரும். இந்த மாதிரியான கேள்விகளுக்கு பயந்தே சிலர், 'நமக்கெதுக்குப்பா கல்யாணம்?' என்று ஓடி ஒளிகிறார்கள்.

'விசேஷம் உண்டா?' என்று கேட்கப்படும் கேள்விக்குள், நிறைய விவகாரங்கள் இருக்கின்றன. அக்கறை அதிகம் இருப்பதுபோல் காட்டிக்கொண்டு, குத்திக்காட்டுவதாக அமைந்துவிடுகிறது, அந்தக்கேள்வி! அதனால் பல பெண்களின் மனநிலையும், உடல் நிலையும் பாதிக்கப்படுவதை நாங்கள் (டாக்டர்கள்) ரொம்பவே உணருகிறோம்.

பழைய காலத்தில் திருமணமானவர்கள், குழந்தை பெற்றுக்கொள்வதை வேண்டுமென்றே தள்ளிப்போட்டது கிடையாது. யாராவது ஒருசிலர் அப்படி இருந்திருக்கலாம். ஆனால், இந்தக் காலத்தில், வயது, வேலையின் தன்மை, உடல் ஆரோக்கியம், சுற்றுப்புறச்சூழல், பண வசதி... இன்னும் பல காரணங்களுக்காக குழந்தை பெற்றுக்கொள்வதை தள்ளிப்போடுகிறார்கள். இந்த முடிவுக்கு ஆண், பெண் இருவருமே காரணம்தான்.

உலகம் முழுக்க இந்த நிலை நீடிக்கிறது. அதனால்தான் சில நாடுகள், 'எப்படியாவது மக்கள் தொகையை உயர்த்துங்கள்' என்று தங்கள் நாட்டு மக்களிடம் மன்றாடுகிறது. பெரும்பாலான நாடுகள், 'வதவதன்னு பெத்துக்காதீங்க' என்கிறது. சீனா, 'ஒன்றை இரண்டாக்கலாமா?' என்று பொருளாதார மேதைகளோடு கலந்தாலோசித்துக் கொண்டிருக்கிறது.

1940-ம் ஆண்டு கதை இது! அன்றைய சோவியத் யூனியனிலும், வேறு சில கம்யூனிஸ்டு நாடுகளிலும் திருமணமாகி குழந்தை இல்லாத ஆண்களும் (25 முதல் 30 வயது), குழந்தை இல்லாத பெண்களும் (25 முதல் 40 வயது) 6 சதவீதம் வரி கட்ட வேண்டும் என்கிற சட்டத்தை உருவாக்கியிருந்தது.

திருமணமான ஒவ்வொரு தம்பதியரும் கண்டிப்பாக குழந்தை பெற்றுக்கொள்ள வேண்டும். அதன்மூலம் ஒவ்வொரு குடும்பத்திலும்

உறுப்பினர் எண்ணிக்கை அதிகரிக்கவேண்டும். நாட்டு மக்கள் தொகை கூட்டப்படவேண்டும் என்பதுதான் அதன் நோக்கம்.

அன்றைய சோவியத் யூனியனைப் போன்று போலந்து, ருமேனியா ஆகிய நாடுகளிலும் திருமணமாகி குழந்தை இல்லாதவர்கள், வரி கட்டவேண்டும் என்கிற சட்டம் இருந்தது. சோவியத் யூனியன் உடைந்த பிறகு, அதிபர் விளாடிமீர் புதின், ஒரு திட்டத்தைக் கொண்டுவந்தார். இரண்டாவது குழந்தை பெற்றுக்கொள்ளும் பெண்களுக்கு சலுகைகள் அளிப்பதாக அறிவித்தார்.

வரலாறும், ருசிகரமும் போதும். விஷயத்திற்கு வருவோம்!

குழந்தையின்மைக்கு கணவன் காரணமா? மனைவி காரணமா?

- இரண்டு பேருமே காரணம்!

குழந்தை பெற்றுக்கொள்வதென்பது வாழ்க்கையில் மிக சாதாரணமான விஷயமாக பலருக்கு இருக்கிறது. சிலருக்கு அதுவே மிகப் பெரிய போராட்டமாகிவிடுகிறது. அவர்கள் ஒரு வாரிசு உருவாகவேண்டும் என்பதற்காக பொன், பொருளோடு சேர்த்து, நிம்மதியையும் இழந்துகொண்டிருக்கிறார்கள். திருமணமாகியும் தாய்மையடையாத பெண்களின் லிஸ்டில் அமெரிக்கா முதலிடத்தில் இருக்கிறது. அண்டை நாடான சிங்கப்பூரும் அதோடு இணைந்திருக்கிறது.

திருமணமான பத்து ஜோடிகளில், ஒரு ஜோடிக்கு குழந்தையின்மை (Childlessness) பிரச்சினை இருக்கிறது. இதற்கு மூன்றில் ஒரு பங்குக்கு ஆண் காரணம். மூன்றில் இன்னொரு பங்கிற்கு பெண் காரணம். மூன்றில் மீதம் ஒரு பங்கு இருக்கிறதே, அதற்கு என்ன காரணம் என்று இதுவரை கண்டுபிடிக்கப்படவில்லை. அதாவது புரியாதது, தெரியாதது அதற்கு காரணமாக இருக்கிறது.

(புரிஞ்சுக்குங்க. நிஜம் இப்படி இருக்குது! அதனால குழந்தையின்மைக்கு கணவர்தான் காரணம் என்றோ, மனைவிதான் காரணம் என்றோ குற்றஞ்சாட்டாதீங்க!)

நமது நாடு சுதந்திரம் அடைந்த காலகட்டத்தில் திருமணமான பெண் 15 வயதிலேயே கர்ப்பமாகி, குழந்தை பெற்றுக்கொள்வதென்பது சர்வசாதாரணமாக நிகழ்ந்து கொண்டிருந்தது. இப்பொழுதெல்லாம் மக்களிடையே விழிப்புணர்வு அதிகமாக ஏற்பட்டுவிட்டது. இளம் வயதிலேயே திருமணம் நடைபெற்றாலும்கூட, குழந்தை பெற்றுக்கொள்ளும் வயதை தள்ளிப்போட்டு விடுகிறார்கள்.

விந்தணுக்களில் குறைபாடுகள் தோன்ற உணவுகளும் ஒரு காரணமா?

- ஆம்!

'கஃபின்' (Caffeine) பொருள் நேரடியாகவும், மறைமுகமாகவும் அதிகமாகவுள்ள உணவுப்பொருட்களாகிய காபி, டீ, சாக்லேட், ஐஸ்கிரீம், ஊக்க பானங்கள், ஊக்க மருந்துகள், மது கலந்த பானங்கள், எடை குறைப்பு மாத்திரைகள், வலி நிவாரணிகள், முதலியவைகளை அதிக அளவில் சாப்பிடுபவர்களுக்கும், அதிக அளவில் சோடா குடிப்பவர்களுக்கும், விந்தணுக்களின் எண்ணிக்கையும், அடர்த்தியும் கொஞ்சம் கொஞ்சமாக குறைந்து வருவதாக டச்சு நாட்டில் ஆண்களிடம் நடத்திய சர்வேயில் தெரிய வந்திருக்கிறது.

இளம் வயதில் பெண்கள் திருமணம் செய்துகொள்ளக்கூடாது என்கிறது சட்டம். பெண்ணுக்கு 18 வயதும், ஆணுக்கு 21 வயதும்தான் திருமணம் செய்துகொள்வதற்கு தகுந்த வயது என்றும் சட்டம் சொல்கிறது. குறைந்த வயதில் திருமணம் செய்துகொண்டு குழந்தை பெற்றுக்கொண்டால் உடல் ஆரோக்கியம் கெட்டுப்போய்விடும் என்று நவீன மருத்துவ விஞ்ஞானமும் எடுத்துச் சொல்கிறது.

இருபதிலிருந்து முப்பது வயதுக்குள்ளான பெண்ணுக்கு, ஒவ்வொரு மாதமும் கர்ப்பம் அடைவதற்கான வாய்ப்பு கிட்டத்தட்ட 90 சதவீதம் இருக்கிறது. முப்பதிலிருந்து நாற்பது வயது வரை கர்ப்பம் அடைவதற்கான வாய்ப்பு 60 சதவீதத்திற்கும் கீழ் குறைந்துவிடுகிறது.

கர்ப்பம் அடைவதற்கான வாய்ப்பு 30 வயதை கடந்த பின்பு பெண்களுக்கு குறைய ஆரம்பித்துவிடுகிறது. 40 வயதுக்கு மேலான பெண்களுக்கு சுமார் 5 சதவீதம்தான் வாய்ப்பு என்கிற நிலை ஏற்பட்டு விடுகிறது. அதனால், தேவையில்லாத காரணங்களுக்கெல்லாம் குழந்தை பெற்றுக்கொள்வதை பெண்கள் தள்ளிப் போடக்கூடாது. நமக்குதான் வயது இருக்கிறதே, இன்னும் கொஞ்ச நாட்கள் கழித்துப் பெற்றுக் கொள்ளலாமே என்கிற எண்ணம், கடைசியில் மிகப் பெரிய கவலையில் கொண்டுபோய் விட்டுவிடும்.

அண்மைக் காலங்களில் நாற்பது வயது பெண்கள்கூட, முதல்முறையாக தாய்மையடைகிறார்கள். ஆனால், அது ஒரு அதிர்ஷ்டம் என்கிற நிலையில்தான் நடக்கிறது. ஏனென்றால், 40 வயதுக்கு மேல்

தாய்மையடைந்தால், அசவுகரியங்களும், ஆபத்துக்களும் அதிகம்.

குழந்தை இல்லாத தம்பதிகள் நாளுக்கு நாள் அதிகமாகிக் கொண்டே வருவதாக சமீபத்திய ஆய்வுகள் கூறுகின்றன. இதற்கு பல காரணங்கள் சொல்லப்பட்டாலும், உணவுப் பழக்கம், துரித உணவுகளின் ஆக்கிரமிப்பு, உணவுகளில் ரசாயனப் பொருட்களின் ஆக்கிரமிப்பு, அதிக மருந்து மாத்திரைகள் சாப்பிடுவதனால் ஏற்படும் பக்க விளைவுகள், அந்நிய உணவுப்பொருட்களின் மீதுள்ள மோகம், மது, சிகரெட் போன்ற பழக்கங்களின் விளைவுகள்! இன்னும் இதுபோன்ற பல விஷயங்கள் இதற்குக் காரணம்.

அவற்றையெல்லாம் இனி ஒவ்வொன்றாய்ப் பார்ப்போம்!

"டாக்டர், எனக்கு 40 வயது. 26 வயதில் கல்யாணம் ஆனது. முதல் மனைவி எனது சொந்தம்தான். கல்யாணமாகி 8 வருடம் ஆன பின்பும் அவள் குழந்தை பெற்றுக்கொள்ளவில்லை. அவளிடம் பெரிய அளவில் ஏதோ குறை இருப்பதால், அவளது சம்மதத்தோடு இரண்டாவது திருமணம் செய்துகொண்டேன்.

இரண்டாவது கல்யாணம் நடந்து 6 வருடங்கள் ஆகிவிட்டன. இவளும் இன்னும் தாய்மையடையவில்லை. எனக்கு வாய்ப்பவர்கள் எல்லாம் குறைபாடு கொண்டவர்களாகத்தான் இருக்கிறார்கள். என்ன செய்வதென்றே தெரியவில்லை. இரண்டு மனைவிகளும் சேர்ந்து கோவில், குளம் என்று சுற்றிக்கொண்டிருக்கிறார்கள். நான் உங்களை பார்க்கலாம்ன்னு வந்தேன். என் இரண்டு மனைவிகளுமே கருத்தரிக்காமல் போனதற்கு என்ன காரணம் இருக்க முடியும்?" என்று வேகமாக கேட்டார்.

"மனைவி கருத்தரிக்காமல் போக, கணவர்கூட காரணமாக இருக்க முடியும்!" என்றேன்.

உடனே அந்த முறுக்கு மீசைக்காரரின் மீசை துடித்தது.

"என்னைப் பார்த்தால் அப்படியா தெரிகிறது டாக்டர்! எனக்கு எந்த நோயும் இல்லை. என் உடலில் ஒரு குறைச்சலும் இல்லையே.." என்றார்.

"இதுவரை ஏதாவது உடல் பரிசோதனை செய்திருக்கிறீர்களா?"

"இல்லையே...!"

"அப்படியானால் உங்களுக்கு ஒரே ஒரு டெஸ்ட் பண்ணலாமா?"

"என்ன டெஸ்ட் டாக்டர்?"

நவீன விஞ்ஞான வளர்ச்சியின் பலனாக, திருமணமான இளம்பெண்கள் தங்கள் இளம் வயதிலே சினைமுட்டைகளை வெளியே எடுத்து மருத்துவ முறைப்படி பாதுகாத்து வைப்பதும், தேவைப்படும்போது பயன்படுத்திக்கொள்வதும் அதிகரித்து வருகிறது. குறிப்பிட்டுச் சொல்லவேண்டும் என்றால், புற்றுநோய் போன்ற சில முக்கியமான நோய்களுக்கு தொடர்ச்சியாக பலவிதமான சிகிச்சையை மேற்கொள்ள விரும்பும் பெண்கள், அதற்கு முன்னதாகவே சினைமுட்டையை எடுத்து பாதுகாக்கிறார்கள். உலக நாடுகளில் சினைமுட்டைகளை பாதுகாத்துவைத்து பயன்படுத்துவது பெருமளவு அதிகரித்து வருகிறது. இந்தியாவிலும் இந்த முறை வழக்கத்தில் உள்ளது.

“உங்களுக்கு விந்தணுக்கள் டெஸ்ட் (*Seminal Analysis*) செய்யவேண்டும்” என்றேன்.

அவர் உடனே டென்ஷன் ஆகிவிட்டார். “ஆ! என் ஆண்மையை பரிசோதிக்கிறீங்களா டாக்டர்? நான் ஒரு கையால ஒரு மூட்டை நெல்லை அப்படியே அலேக்காக தூக்குவேன். ஒரே நேரத்தில் நாலு பேரை என்னால சமாளிக்க முடியும். என் பலத்தையோ, என் ஆண்மையையோ தயவுசெய்து பரிசோதிக்காதீங்க டாக்டர்” என்றார், கொஞ்சலுடன்!

“நீங்க சொல்றது எல்லாம் சரிதான். உங்க பலத்தையோ, உங்க ஆண்மையையோ நான் டெஸ்ட் பண்ணலை. ஒரே ஒரு சின்ன டெஸ்ட்தான் பண்ணணும்ன்னு சொல்றேன்” என்றேன்.

அவர் கஷ்டப்பட்டு சம்மதித்தார். ரிஸல்ட்டும் வந்தது. அதில் விந்தணுக்களின் எண்ணிக்கை (*Sperm Count*) ஒன்றுமில்லை. அதாவது ‘*O*’ என்று வந்தது. மருத்துவ மொழியில் இதை ‘*Azoospermia*’ என்போம்.

சாதாரணமாக, வயது வந்த ஒரு ஆணுக்கு, விந்தணுக்களின் எண்ணிக்கை 1½ கோடியிலிருந்து 8 கோடி வரை இருக்கும். ஆனால், இவருக்கு விந்தணுக்களே இல்லை. “*With Counts below 15 million, Fertility is Rare*” என்று நவீன மருத்துவ விஞ்ஞானம் கூறுகிறது.

அவருக்கு விந்தணுக்களே இல்லாததால்தான் அவரது மனைவியரும் கர்ப்பம் தரிக்கவில்லை. ஒருவருடைய உடல் பலத்துக்கும், அவருடைய விந்தணுக்களின் எண்ணிக்கைக்கும் சம்பந்தம் இல்லை.

குறையை இவர் வைத்துக்கொண்டு, இரண்டு மனைவியருக்கும் ‘மலடி’ என்ற பட்டத்தை வாங்கிக் கொடுத்துவிட்டு, இவர் ஜாலியாக மைனர்போல் சுற்றிக் கொண்டிருக்கிறார். இதனால் யாருக்கு கெட்ட பெயர்? இவரது இரண்டு மனைவியரும் அவர்கள் ஊரில் தலை நிமிர்ந்து நடக்கமுடியாமல் கஷ்டப்படுகிறார்கள்.

முறுக்கு மீசைக்காரரிடம், நான், அந்த இரு பெண்களின் மனக் கஷ்டங்களை எடுத்துச்சொன்னேன். மிகவும் வேதனைப்பட்டார். “இப்படி ஒரு குறைபாடு என்னிடம் இருந்திருக்கிறது. இது தெரியாமல் இத்தனை நாட்கள் இருந்திருக்கிறேனே! இது ஊருக்குத் தெரிந்தால் எனக்குத்தானே மிகப்பெரிய தலைக்குனிவு! உடல் நல்லா ஸ்ட்ராங்காக இருக்கிறதே, அப்படியென்றால் எல்லாமே கரெக்டாகத்தான் இருக்கும் என்று நான் நினைத்துக்கொண்டிருந்தது தப்பு. என் தலையில் நானே மண்ணை அள்ளிப் போட்டுக்கொண்டேனே” என்று தன் தவறை உணர்ந்து வருந்தினார்.

‘கருவுறுதல்’ (Fertility) சம்பந்தப்பட்ட விஷயத்தில், ஓர் ஆணின் பங்கு என்ன? என்று பார்த்தால், ஆணுக்கு, அவனுடைய விந்து அணுக்களின் எண்ணிக்கை (Sperm Quantity) மற்றும் தரம் (Sperm Quality) ஆகியவை மிக அவசியம். விந்தணு எண்ணிக்கை குறைவாக இருந்தாலும், போதுமான அளவு இருந்து அவை தரமற்றவையாக இருந்தாலும் பிரச்சினைதான்.

வயதுக்கு வந்த ஓர் ஆரோக்கியமான ஆணுக்கு, அவருடைய இருதயம் ஒவ்வொரு முறை துடிக்கும்போதும், அவருடைய உடலில் சுமார் ஆயிரம் விந்தணுக்கள் உற்பத்தி ஆகின்றன. ஒரு நிமிடத்துக்கு 72 தடவை இருதயம் துடிக்கிறது என்றால், ஒரு துடிப்புக்கு 1000 வீதம், ஒரு நாளைக்கு எவ்வளவு விந்தணுக்கள் உடலில் உற்பத்தி ஆகின்றது என்று கணக்குப்போட்டுப் பாருங்கள்.

1000x 72 x 60 x 24 = 10,36,80,000. பத்து கோடியே முப்பத்தாறு லட்சத்து எண்பதாயிரம். பிரமிக்கத்தக்க விதத்தில் உடலுக்குள் விந்தணுக்களின் உற்பத்தி நடக்கிறது என்பதை சொல்லத்தான் இப்படி ஒரு கணக்கைப் போட்டுக் காண்பித்தேன். சிலருக்கு வினாடிக்கு ஆயிரத்துக்கு பதில் 1500 என்ற கணக்கில் உற்பத்தி இருக்கும். அப்படி பார்த்தால் கூடுதலாக சில கோடிகள் வரும்.

ஆண்களைப் பொறுத்தவரை, அவர்களின் உடம்பில் தெம்பு இருக்கும்வரை, ஆயுள் முழுக்க விந்தணு உற்பத்தி நடந்துகொண்டே

> மிக அதிக உடற்பயிற்சி, மிக அதிக உடலுழைப்பு, கபின் அடங்கிய உணவுப்பொருட்களை அதிகமாக உட்கொள்வது, மது அருந்துவது, சிகரெட் புகைப்பது இவை எல்லாமே பெண்களுக்கு குழந்தையின்மையை உண்டாக்கக்கூடிய காரணங்களாகும். எனவே இவற்றைக் குறைக்க வேண்டும். குறிப்பிட்டவற்றை முழுமையாகத் தவிர்க்கவேண்டும். சரிவிகித சத்துணவுகளை அதிகமாக சேர்த்துக்கொள்ள வேண்டும். பழங்கள், காய்கறிகளை நிறையச் சாப்பிட வேண்டும். உடல் எடையை எப்பொழுதும் சீராக வைத்துக்கொள்ள வேண்டும். இதையெல்லாம் ஒழுங்காகச் செய்து கொண்டிருந்தாலும், கர்ப்பம் ஏற்படவில்லையென்றால், கருத்தரிப்பு மையத்திற்குச் சென்று முறையான பரிசோதனைகளை செய்து, குறைகளைப் போக்கி தாய்மையடைய வேண்டும்.

இருக்கும். வயது ஆகஆக விந்தணு உற்பத்தி குறையுமே தவிர, நின்று போகாது.

ஒரு மில்லி லிட்டர் விந்துவில் குறைந்தது சுமார் 15 மில்லியன் அதாவது சுமார் 1½ கோடி விந்தணுக்கள் இருக்கவேண்டும். அவ்வளவு இருந்தால், குழந்தை உருவாகும் வாய்ப்பு ஓரளவு உண்டு என்றும், அதற்கும் கீழ் இருந்தால் குழந்தை உருவாகும் தன்மை மிக குறையும் என்றும், ஆண் மலட்டுத்தன்மைத் துறை (Male Infertility Department) தெரிவிக்கிறது.

விந்தணு உற்பத்தி விரைப்பையில் நடக்கிறது. அது சமச்சீரான சீதோஷ்ண நிலையில் இருக்கவேண்டும் என்பதற்காக, உடலுக்கு வெளியே தொங்கிக்கொண்டிருக்கும் நிலையில் இயற்கை வடிவமைத்திருக்கிறது. ஆண் குழந்தைகளைப் பெற்றெடுக்கும் தாய்மார்கள் அதன் முக்கியத்துவத்தை உணரவேண்டும். குழந்தைக்கு விரைப்பை (Testis) சரியாக இருக்கிறதா? உறுப்பு சரியாக இருக்கிறதா என்பதைக் கவனிக்க வேண்டும். அதன் வளர்ச்சியையும் குளிப்பாட்டும்போது கவனிக்கவேண்டும். அவற்றில்

ஏதேனும் குறைபாடு இருப்பதாக தெரிந்தாலோ, உணர்ந்தாலோ குடும்ப டாக்டரிடம் ஆலோசனை பெறவேண்டும். தள்ளிப்போடக் கூடாது.

ஒரு குறிப்பிட்ட வயதுவரைதான், குழந்தைகளைத் தாய்மார்கள் குளிப்பாட்டுவார்கள். அப்போதே வளர்ச்சியை கண்காணிக்க வேண்டும்.

"கனவுகளை விதைத்த
எங்களின் காலடி சுமந்து சிரித்த
பழையவீடு வேண்டும்
அந்தக் கிணற்றடியில் குளித்துவிட்டு
பாசாங்கு இல்லாத நிர்வாணத்தை
அம்மாவின் அன்பினால் துவட்டிக்கொள்ள வேண்டும்"

- குழந்தைப் பருவத்தில் அம்மாவின் அன்புக் கரங்களினால் குளிப்பாட்டப்பட்டதை, பெரிய வயதில் நினைத்துப் பார்ப்பதாக, கவிஞர் வித்யாசாகர் மிக அற்புதமாக இப்படிக் குறிப்பிடுகிறார். இதுபோல, குழந்தைகளின் பிறப்புறுப்பில், விரைப்பைகளில் உள்ள குறைகள் அம்மாவின் கண்களுக்குத்தான் முதலில் தெரியும்.

ஒவ்வொரு முறை உடலுறவின்போதும், சுமார் 20 கோடி விந்தணுக்கள், ஆணின் உடலிலிருந்து வெளியாகிறது. இதில், பெண்ணின் கருமுட்டையுடன் சேர்ந்து குழந்தை உண்டாவதற்கு தகுதியாக 1½ கோடியிலிருந்து 4½ கோடி விந்தணுக்கள் நல்ல ஆரோக்கியமாக இருக்கும். இந்த 4½ கோடி விந்தணுக்களில் 400 மட்டுமே உயிரோடு இருக்கின்றது. மீதியெல்லாம் இறந்துவிடுகிறது. இந்த 400-ல் சுமார் 160-க்குதான் கருமுட்டையின் அருகில் செல்லவே வாய்ப்பு கிடைக்கிறது. இந்த 160-ல் ஒரே ஒரு விந்தணுதான், பெண்ணின் கருமுட்டையைத் தொட்டு, மேலே சுற்றியுள்ள கடினமான தோலை உடைத்து, உள்ளே போய் சேருகிறது. இதற்குப் பிறகுதான் கரு (Conception) உண்டாகிறது.

ஒவ்வொரு குழந்தை உருவாகும்போதும், உலகப்போர் போன்று கோடிக்கணக்கான விந்தணுக்கள் படையெடுத்து, எல்லாம் இறந்துபோய், கடைசியில் ஒரே ஒரு பலசாலியான விந்தணு மட்டும் கருமுட்டையை அடைந்து, அதனை உடைத்து, அதனுள் போய், கருவாக மாறி, வெற்றியைத் தருகிறது. இயற்கையின் படைப்பில்தான் எத்தனை அதிசயங்கள்!

ஒரு கரு உருவாக, ஒரே ஒரு விந்தணுவும் (*Sperm*) ஒரு கருமுட்டையும் (*Egg*) போதும். ஒரு முறை உடலுறவின்போது சுமார் பத்து கோடிக்கும் மேலே விந்தணுக்கள் வெளிவருகின்றது. அப்படி இருக்கும்போது ஏன் இந்தக் கோடிக்கணக்கான விந்தணுக்கள் தேவை? ஏன் இந்தக் கோடிக்கணக்கான விந்தணுக்கள் உற்பத்தி ஆகின்றன? என்றெல்லாம் நீங்கள் நினைக்கலாம்.

கருவுறுவதற்காக காத்துக்கொண்டிருக்கும் கருமுட்டையை

மூன்று மாதங்களுக்கு முன்பே சிகரெட்டை நிறுத்திவிட்டால், இன்றைக்கு உற்பத்தி ஆக ஆரம்பிக்கும் விந்தணுக்களில் பாதிப்பு குறைய வாய்ப்பிருக்கிறது.

கஞ்சா, அபின் போன்ற போதை வஸ்துகளை ஆண்கள் உபயோகித்தாலும் விந்தணுக்களில் பாதிப்பு ஏற்படும். பெண்கள் இவற்றை உபயோகித்தால் கருச்சிதைவு ஏற்படும்.

திருமணமான ஆண் மதுப்பழக்கம் உள்ளவராக இருந்தால், அவர் தந்தையாக வேண்டுமென்று விரும்பினால், மது அருந்துவதை குறைத்துக் கொள்ளவேண்டும். அல்லது, அருந்துவதை நிறுத்திவிடவேண்டும். மது, உடலில் பாதிப்பை உண்டுபண்ணி, விந்தணு உற்பத்தியை குறைத்துவிடும். குறைபாடுடன் கூடிய

(Abnormal) விந்தணுக்களையும் உற்பத்தி செய்யும். இந்த இரண்டுமே குழந்தையின்மையை உருவாக்கும்.

சந்திக்க, விந்தணு ஒரு நீண்ட நெடிய உடலியல் பயணம் மேற்கொள்ளவேண்டியதிருக்கிறது. அது விந்தணுக்களுக்கு ஒரு கடினமான பயணம்.

இந்தப் பயணத்தில் விந்தணுக்கள் மணிக்கு சுமார் 29 மைல் வேகத்தில் (29mph) பாய்ச்சல் காட்டுகிறது. இந்தப் பயணத்தில் ஏற்படும் இடர்ப்பாடுகளால் சில விந்தணுக்களே உயிரோடு இருக்கும். ஏராளமானவை இறந்துபோய்விடும். அதனால்தான் இயற்கை, ஆண் உடலில் பலகோடி விந்தணுக்களை உருவாக்குகிறது. சரி, குழந்தை உருவாவதற்கு மூலாதாரமான விந்தணுக்கள் எங்கு, எப்படி உற்பத்தி ஆகின்றன தெரியுமா?

ஆண் வாலிப வயதை அடையும்போது (அதாவது 13 வயதுக்குமேல், 16 வயதிற்குள்) விந்தணுக்கள் உற்பத்தி தொடங்குகிறது. சிலருக்கு 16 வயதிற்கு மேல்கூட ஆரம்பிக்கும். ஒரு மனிதன் இன்னொரு மனிதனை உருவாக்க விந்தணுக்கள்தான் அடிப்படை.

பெண், கருவை பத்து மாதங்கள் சுமந்து- வளர்த்து - குழந்தையை பிரசவிக்கிறாள் என்பதால், குழந்தை உருவாக்கத்தில் ஆணுக்கு அதிக முக்கியத்துவம் கிடைப்பதில்லை. பெண் தன்னை வருத்தி, சிசுவை வளர்ப்பதால் அவளுக்கு அதிக முக்கியத்துவம் கொடுக்கப்படுகிறது.

ஆனால், ஒரு குழந்தையின் மரபணுக் குறியீடுகளில் (Genetic Code) பாதிப்பங்கு, ஆணின் விந்தணுக்களில்தான் இருக்கின்றன.

விந்தணுக்கள் நுண்ணியது. ஒரு விந்தணுவின் நீளம், தலை முதல் வால் வரை 0.002 அங்குலம். (சுமார் 50 மைக்ரோமீட்டர்). கண்ணுக்குத் தெரியாததை மைக்ரோஸ்கோப் மூலம்தான் பார்க்க முடியும்.

ஒரு குழந்தைக்கு இரு தாய்மார்கள் சொந்தம் கொண்டாடும்போதோ, ஒரு குழந்தையை தன் குழந்தை இல்லை என்று ஒருவர் சொல்லும்போதோ, அது வழக்காக மாறும். கோர்ட்டில், 'இந்தக் குழந்தையின் உண்மையான தாய் யாரென்று DNA பரிசோதனை பண்ணிப் பார்த்து உறுதிப்படுத்துங்கள்' என்று நீதிபதி சொல்வார்.

அதன் பின்பு, DNA பரிசோதனை பண்ணிப் பார்த்துத்தான் உண்மையான பெற்றோர் யார் என்பதை உறுதிப்படுத்துவார்கள். யாருடைய குழந்தை இது என்பதைக் கண்டுபிடிக்க உதவும் DNA என்கிற மூலக்கூறு, ஆணுடைய ஒவ்வொரு விந்தணுவிலும், பெண்ணுடைய ஒவ்வொரு கரு முட்டையிலும் இருக்கும்.

ஒரு ஆண் விந்தணுவில் சுமார் 37.5 MB (மெகாபைட்) கொள்ளளவுக்கு சமமாக DNA விஷயங்கள் சேமிக்கப்பட்டிருக்கிறது. ஒருமுறை வெளிவரும் மொத்த விந்தணுக்களில் சுமார் 7500 லேப்டாப் கம்ப்யூட்டரில் சேமித்து வைக்கப்படும் தகவல்கள் இருக்குமாம். (அதாவது சுமார் 15875 GB கொள்ளளவு). ஒரு IT கம்பெனியின் மொத்த தகவல்களுமே அடங்கியிருக்கிற அளவுக்கு, விந்தணுக்கள் இயற்கையாக அமைக்கப்பட்டிருக்கின்றன. மனித படைப்பு எவ்வளவு அதிசயமானது என்பதை நன்றாக யோசித்துப் பாருங்கள்.

ஆணின் அடிவயிற்றின் கீழ்ப்பகுதியில் பிறப்புறுப்பின் இரண்டு பக்கங்களிலும், இரண்டு விதைப்பை அதாவது (Testes) விந்துப்பைகள் இருக்கின்றன. இந்த விந்துப்பைகளில்தான் விந்தணுக்கள் உற்பத்தி யாகின்றன. சிலருக்கு குழந்தைப் பருவத்திலேயே 2 விந்துப்பைகளும் அடிவயிற்றிலிருந்து கீழே இறங்காமல், வயிற்றுக்குள்ளேயே தங்கிவிடும். அதை 'Undescended Testes' என்று கூறுவோம். அத்தகைய குறைபாட்டுடன் குழந்தை பிறந்தால், உடனே கண்டுபிடித்து ஆபரேஷன் மூலம் சரிசெய்திடலாம்.

விபத்தாலோ, நோயாலோ ஒரு விதைப்பையை இழந்துவிட்டாலோ அல்லது நீக்கப்பட்டாலோ, இன்னொரு விதைப்பை மூலம் விந்தணு உற்பத்தி நடக்கும். அவராலும் தந்தையாக முடியும்.

திருமணமாகி குழந்தையில்லாத ஆண்கள் சிகரெட் உபயோகித்துக் கொண்டிருந்தால், நிறுத்தி விடுங்கள். குழந்தை பெற்றுக்கொள்ள வேண்டும் என்று விரும்பும் ஆண்கள், குறைந்தது மூன்று மாதங்களுக்கு முன்பே சிகரெட் பழக்கத்தை நிறுத்திவிட வேண்டும். ஏனென்றால், விந்தணு முழுமையாக உற்பத்தியாக சுமார் மூன்று மாதங்களை எடுத்துக்கொள்கிறது.

உடல் முழுவதும் பலவிதமாக, கோடிக்கணக்கான ‘செல்கள்’ இருக்கின்றன. உடலிலுள்ள மற்ற எல்லா செல்களையும்விட, விந்தணு செல் மிக வித்தியாசமானது. விந்தணு செல் ஒரு இடத்திலிருந்து இன்னொரு இடத்திற்குப் போவதற்கு வசதியாக, அதற்கு தலை மற்றும் வால் இருக்கிறது. எனவே அதனால் நகரமுடியும். நீந்த முடியும். அதற்கேற்றவாறு விந்தணு வடிவமைக்கப்பட்டிருக்கிறது. பாதி DNA செல்களை எப்பொழுதும் விந்தணு சுமந்துகொண்டேதான் இருக்கிறது. விதைப்பையிலுள்ள ஒரு ஸ்பெஷல் செல்தான், இந்த விந்தணு செல்களைப் பாதுகாக்கிறது.

விந்தணுக்கள் உற்பத்தி, விதைப்பையில் இருப்பதால், விதைப்பை எப்பொழுதுமே குளிர்ச்சியாக இருப்பது நல்லது. அதனால்தான் விதைப்பைகள் வயிற்றுக்குள் இல்லாமல், அடிவயிற்றுக்குக் கீழே தனியாக வைக்கப்பட்டிருக்கிறது. வயிற்றுக்கு அடியில் வெளியில் இருப்பதால், உஷ்ணம் கூடும்போது குறைத்துக்கொள்ளவும், உஷ்ணம் குறையும்போது கூட்டிக்கொள்ளவும் ஏற்றபடி ஒரு ‘ப்ரிட்ஜ்’ போல விந்துப்பைகள் இயற்கையாக அமைக்கப்பட்டிருக்கின்றன.

உடலின் மற்ற பாகங்களைவிட, விதைப்பையில் சுமார் 7 டிகிரி பாரன்ஹீட் வெப்பம் எப்பொழுதுமே குறைவாக இருக்கும். நல்ல, ஆரோக்கியமான விந்தணுக்கள் குளிர்ச்சியான சூழ்நிலையில்தான் இருக்க விரும்பும். தங்களது விதைப்பைகளை 108 டிகிரி பாரன்ஹீட்டுக்கும் மேலே சூடு செய்து, தங்களை குழந்தைபெற தகுதியில்லாதவர்களாக, தானாகவே சிலர் ஆக்கிக்கொள்வதுண்டு. இது ஒரு ஆண் தனக்குத்தானே செய்து கொள்ளும் விநோதமான கருத்தடைமுறை. அப்படி செய்துகொண்ட சில அதிசயமான, ஆச்சரியமான மனிதர்கள் வெளிநாடுகளில் இருக்கிறார்கள்.

பெண்களுக்கு மாதந்தோறும் ஒரு கரு முட்டை முதிர்ந்து வெளியேறும். அது மட்டுமே செயல்படும். ஆனால், ஆண்களுக்கு விந்தணுக்கள்

உற்பத்தியாகிக்கொண்டும், வெளியேறிக்கொண்டும் இருக்கும். இது ஆயுள் முழுக்க நடந்துகொண்டிருக்கும். ஆண் முதியவராகும்போது விந்துக்களின் எண்ணிக்கையும், ஆரோக்கியமும் குறையுமே தவிர, உற்பத்தி குறையாது. ஆக இந்த தொழிற்சாலைக்கு விடுமுறையே கிடையாது.

பொதுவாக முட்டை வடிவ தலையுடனும், அதோடு ஒட்டிய வாலுடனும்தான் விந்தணு இருக்கும். ஆனாலும், சிலருக்கு இதில் குறைபாடுகள் ஏற்படுவதுண்டு. கோடிக்கணக்கான விந்தணுக்களில் 2 தலைகள், 2 வால்கள், மிகப்பெரிய தலை, மிகச்சிறிய - மிக மெல்லிய தலை, சுருண்டுகிடக்கும் வால்.. இப்படி பலவிதமான குறைகளுடனும் விந்தணுக்கள் இருக்கக்கூடும்.

விந்தணுக்கள், பெண்ணின் உடலில் செங்குத்தாக, நேர்க்கோட்டில் தான் நீந்திக்கொண்டு வேக வேகமாக நகரும். பாதி விந்தணுக்கள் தான் இப்படி நேர்க்கோட்டில் நகரும். மற்ற பாதி விந்தணுக்கள் மேலும் கீழும் போய்க்கொண்டிருக்கும். அல்லது ரங்கராட்டினம் போல் ரவுண்ட் அடித்துக்கொண்டிருக்கும்.

'காலா' என்று அழைக்கப்படும் இந்திய சால்மன் மீன் (Salmon Fish) எப்படி தண்ணீரில் எதிர்நீச்சல் போட்டு நேர்க்கோட்டில் நீந்திச் செல்லுமோ, அதைப்போல நேர்க்கோட்டில் வேகமாக நீந்திச் செல்லும் விந்தணுக்கள் மட்டும்தான் பெண்ணின் கரு முட்டையிடம் போய்ச் சேரும். ரவுண்ட் அடிக்கும் விந்தணுக்கள் வேலைக்கு உதவாது.

ஒரு ஆண் தந்தையாகவேண்டும் என்றால், கவனிக்கத்தகுந்தது இரண்டு முக்கிய விஷயங்கள்!

ஒன்று: அவருக்கு ஆரோக்கியமான - தேவையான விந்தணு இருக்கவேண்டும்.

இரண்டு: முழுமையான முறையில் தாம்பத்ய உறவும் நிகழவேண்டும்.

முழுமையான தாம்பத்ய உறவு இருந்தும், விந்தணுக்களில் குறைபாடு இருந்தால் தந்தையாக முடியாது. ஆரோக்கியமான விந்தணுக்கள் போதுமான அளவு இருந்தும், முழுமையான தாம்பத்ய உறவு அமையாவிட்டாலும் தந்தையாக முடியாது.

குழந்தையின்மை என்பது ஒரே ஒரு விஷயத்தினாலோ அல்லது ஒரே ஒரு குறைபாட்டினாலோ ஏற்பட்டு விடுவதல்ல. அதற்குப் பல காரணங்கள் இருக்கின்றன. விந்தணுக்கள் சிலருக்கு அளவுக்கு

ஆண்கள் மணிக்கணக்கில் லேப்டாப்பை மடியில் வைத்து பயன்படுத்தினால், விந்துப்பை இருக்கும் பகுதி சூடாகி, உயிரணு உற்பத்தி குறையும். அதுபோல் மணிக்கணக்கில் இறுக்கமான ஜீன்ஸ் அணிவதும் விந்துப்பையை சூடாக்கும். அதிக நேரம் தொடர்ச்சியாக கார் ஓட்டுவது, சூடான பகுதியில் நின்று தொடர்ச்சியாக வேலை செய்வது, தினமும் காலை - மாலை வென்னீரில் குளிப்பது போன்றவைகளும் விந்துப்பையைச் சூடாக்கும். இதனால் விந்து உற்பத்தி பாதிக்கப்படக்கூடும். தந்தையாக விரும்புகிறவர்கள் இந்த சின்னச்சின்ன விஷயங்களில்கூட கவனம் செலுத்தவேண்டும்.

அதிகமாக இருக்கும். ஆனால், அதன் நகரும்தன்மை (*Motility*) மிக குறைவாக இருந்துவிடும். அல்லது, விந்தணுக்களின் உடலமைப்பில் (*Morphology*) குறைபாடு இருக்கும். சிலருக்கு போதுமான அளவு விந்தணுக்கள் உற்பத்தி இல்லாமலும் இருப்பதுண்டு. இதில் எந்த பிரச்சினை இருந்தாலும் தந்தையாகும் வாய்ப்பு குறையும்.

இதுபோக உண்ணும் உணவுப்பொருட்களின் நச்சு, செய்யும் தொழிலில் நிறைந்திருக்கும் விஷப்பொருட்கள், சுற்றுச்சூழலில் நிறைந்திருக்கும் மாசு, மனநிலை, பரம்பரை வியாதிகள்.. இப்படி சில காரணிகளும் ஆண்கள் தந்தையாவதை தடுக்கும் விதத்தில் உள்ளன.

பெண்களுக்கு அதிகமாக தேவைப்படுவது, போலிக் அமில (*Folic Acid*) சத்து. இது ஆண்களுக்கும் தேவை. ஆண்களின் உடலில் இது குறைவாக இருந்தால், அவர்களுடைய விந்தணுக்களில் குறைபாட்டுடன் கூடிய குரோமோஸோம்கள் (*Abnormal Chromosomes*) இருக்க வாய்ப்பு உண்டு. குறைபாட்டுடன் கூடிய குரோமோஸோம்கள் உள்ள விந்தணுக்கள் சினைமுட்டையுடன் சேர்ந்து கருவுற்றால், அது அபார்ஷன் (*Miscarriage*) ஆகிவிடக் கூடும். அல்லது குறையுடன் கூடிய குழந்தை (*Birth Defects*) பிறந்துவிடக்கூடும்.

இதற்காக பெண்களைப் போல், ஆண்களும் போலிக் அமில சத்து மாத்திரைகள் தினமும் சாப்பிடவேண்டும் என்ற அவசியம் இல்லை. ஆனால், போலேட் அதிகமுள்ள பச்சைக் காய்கறிகள், பச்சைக் கீரைகள், பீன்ஸ், முழுதானியங்கள், ஆரஞ்சு, எலுமிச்சை, சாத்துக்குடி போன்றவைகளை சாப்பிட்டு வரவேண்டும். இவற்றில் கிடைத்ததை சாப்பிட்டுக்கொண்டிருந்தாலே, ஒரு நாளுக்கு தேவையான 400 மில்லி

கிராம் போலிக் அமிலம் உடலுக்குக் கிடைத்துவிடும்.

சிகரெட் புகைக்கும் பழக்கம் உள்ளவர்களுக்கு விந்தணுக்களின் எண்ணிக்கை குறையும். மிக மெதுவாக நகரும் விந்தணுக்களின் எண்ணிக்கையும் அவர்களுக்கு அதிகமாக இருக்கும். இவை இரண்டுமே குழந்தையின்மைக்கு ஒரு காரணம். இதற்கு ஒரே தீர்வு, சிகரெட் பழக்கத்தை நிறுத்துவதுதான்.

தொடர்ந்து, புகைபிடித்துக்கொண்டிருக்கும் சிலர், 'நான்தான் சிகரெட்டை எத்தனையோ வருஷமா உபயோகிக்கிறேனே, நானும்தான் நாலு குழந்தையைப் பெத்திருக்கேனே, எனக்கு ஒண்ணும் ஆகலையே" என்று சொல்லலாம்.

உங்களுக்கு தந்தை ஆவதற்குண்டான அதிர்ஷ்டம் இருக்கிறது என்று நீங்கள் நினைத்து பெருமைப்பட்டுக்கொள்ளலாம். ஆனால் அந்த அதிர்ஷ்டம் எல்லோருக்கும் வாய்க்காதே!

சின்னம்மை நோய் (Chickenpox) விந்தணுக்களில் குறைபாட்டை உருவாக்கும். எனவே சின்னம்மை வராமலிருக்க சிறுவயதிலேயே தடுப்பூசி போட்டுக்கொள்ளுங்கள்.

வைட்டமின் A சத்துக்குறைபாடு இருந்தால், விந்தணுக்களின் நகரும்தன்மை மந்தமாகும். வைட்டமின் C சத்து விந்தணுக்களின் வேகத்திற்கும், ஆரோக்கியத்திற்கும் உதவியாய் இருக்கும். ஆரஞ்சு, எலுமிச்சை, கிச்சிலி, ஸ்ட்ராபெர்ரி போன்ற பழங்களில் மேற்கண்ட வைட்டமின் சத்து இருக்கிறது. சிங்க் (Zinc) அதாவது துத்தநாகச் சத்து உடலில் குறைவாக இருந்தால், விந்தணுக்கள் எண்ணிக்கை குறையும். முட்டை, கடல் உணவுகள், பூசணி விதை, ஓட்ஸ், யோகர்ட், ஆட்டிறைச்சி, கடற்சிப்பி உணவுகள், பருப்பு வகைகள், பார்லி முதலியவைகளில் துத்தநாகச்சத்து அதிகமாக இருக்கின்றது.

'செலினியம்' என்கிற சத்தும் விந்தணு ஆரோக்கியத்திற்கு துணைபுரிகிறது. ஆனால் இந்த செலினியம், துத்தநாகம் ஆகிய இரண்டு சத்துக்களும் குறிப்பிட்ட அளவுக்குள்தான் உடலில் இருக்கவேண்டும். அதிகமாக இருந்தால் அதுவே உடலுக்கு பெரும் சிக்கலை உருவாக்கிவிடும்.

தண்ணீர் எப்பொழுதுமே நிறைய குடிக்க வேண்டும். உடலில் தண்ணீரின் அளவு போதுமானதைவிட சற்று அதிகமாக இருந்தால், அதற்கேற்றவாறு விந்துவின் அளவும் அதிகமாக இருக்கும். கேரட்,

திருமணமாகி குழந்தை இல்லாத 20 ஆண்களில் ஒருவருக்கு விந்தணுக்களின் எண்ணிக்கை குறைவாக இருக்கிறது. திருமணமாகி குழந்தை இல்லாத நூறு ஆண்களில் ஒருவருக்கு விந்தணுக்களே இல்லாத நிலையும் உள்ளது.

தக்காளி, தர்பூசணி முதலியவைகளில் ‘லைக்கோபென்’ (*Lycopene*) சத்து அதிகமாக இருக்கிறது. இது விந்தணு உற்பத்திக்கு மிகவும் உதவியாக இருக்கும். ‘எல் ஆர்ஜினின் பிசிலி’ என்று அழைக்கக் கூடிய மிக ஸ்ட்ராங்கான அமினோ அமிலங்கள் அதிகமாக அடங்கிய அடர் சாக்லெட், (*Dark Chocolate*) விந்தணுக்களின் எண்ணிக்கையைக் கூட்டும். விந்து அளவையும் அதிகரிக்கச்செய்யும்.

கடற்காய்கள் (*Mussels*), கடற்சிப்பிகள், கிளிஞ்சல் (*Oyster*) நத்தை போன்றவைகளில் அமினோ அமிலங்கள் அதிகமுள்ளன. இவைகளை சாப்பிட்டால், ஆண்களுக்கான டெஸ்டோஸ்டீரோன் ஹார்மோன் அதிகமாகும். இதன்மூலம் விந்து உற்பத்தி கூடும். மாதுளம்பழம், வாதுமைப்பருப்பு (*Walnut*), ஜின்ஸெங் வேர்(*Ginseng*), தண்ணீர்விட்டான் செடி, சா பால்மெட்டோ பெர்ரி (*Saw Palmetto Berry*) போன்றவைகளும் விந்தணு உற்பத்திக்கு துணைபுரியும்.

சிவப்பு பெர்ரி பழம், பூண்டு, வாழைப்பழம், ஒமேகா 3 அமினோ அமிலங்கள் அதிகமுள்ள மீன் வகைகள், காட் மீன் ஈரல், சூரியகாந்தி விதை, நண்டு, இறால், எள், இஞ்சி முதலியவைகளும் ஆரோக்கியமான விந்தணுக்களை உற்பத்தி செய்யும்.

உடலுக்கு தொந்தரவு செய்யாத, பாதுகாப்பான, கரையாத பொதுக்கொழுப்பு அதிகமுள்ள உணவுகளை தந்தையாக விரும்பும் ஆண்கள் அடிக்கடி உணவில் சேர்த்துக்கொள்ளவேண்டும்.

கொழுப்பு ரத்தத்தில் அதிகமாக உள்ள தம்பதிகளுக்கு குழந்தை பிறக்கும் வாய்ப்பு குறைகிறது. அத்தகைய பெண்கள் கர்ப்பமாவதற்கு அதிக நாட்கள் ஆகிறது.

இறைச்சியும், பால் பொருட்களும் விந்தணுக்களின் தரத்தையும், எண்ணிக்கையையும் குறைக்கும். புற்றுநோய்க்குப் பயன்படுத்தப்படும் மருந்துகள், ஸ்டீராய்டு மருந்துகள், அபினி கலந்த மருந்துகள் போன்றவை விந்தணுக்களின் ஆரோக்கியத்தைக் கெடுக்கும்.

உணவுப் பொருட்களை பிளாஸ்டிக், தகரம், அட்டைப் பெட்டிகளில் அடைக்கும்போது, உள்ளே *Bisphenol 'a'* (BPA) என்கிற ரசாயனப்பொருளை பூசுவார்கள். இதுவும் விந்தணுக்களின் தரத்தை குறைக்கும். அதனால் கண்ணாடி பாட்டிலில் அடைக்கப்பட்ட உணவுகளை வாங்குங்கள்.

'இறைவா ஒரே குழந்தையாவது எனக்கு கொடு. நான் தாயாக வேண்டும்!' என்று ஏக்கத்தோடு பிரார்த்திக்கும் பெண்கள் ஒருபுறம்!

'இறைவா எனக்கு இத்தனை குழந்தைகளை கொடுத்துவிட்டாயே! நான் எப்படி இவர்களை கரை சேர்ப்பேன்!' என்று கண்ணீர்விடும் பெண்கள் மறுபுறம்!

ஒரே தெருவில் இப்படிப்பட்ட இரண்டு நிலைகளைக் கொண்ட பெண்கள் அருகருகே வாழ்ந்துகொண்டிருப்பது பெரும் விசித்திரம்தான்!

ஒருபுறம் அள்ளிக்கொடுக்கப்பட்டிருக்கிறது. மறுபுறம் கிள்ளிக்கூட கொடுக்கப்படவில்லை. ஏன் இந்த பாரபட்சம்?

நமது பார்வையை நாம் மருத்துவ விஞ்ஞான ரீதியாக மட்டும் கொண்டு செல்வோம். குழந்தை இல்லாத பெண்களில் 12 சதவீதம் பேர் குண்டாகவோ அல்லது ஒல்லியாகவோ இருக்கிறார்கள். பெண்களின் இனப்பெருக்க மண்டலத்தில் ஈஸ்ட்ரோஜன் ஹார்மோன் இயற்கையாகவே உற்பத்தியாகும். அதோடு சேர்ந்து உடலிலுள்ள கொழுப்பு செல்களும் (Fat Cells) ஈஸ்ட்ரோஜன் ஹார்மோனை உற்பத்தி செய்யும்.

அதிக அளவில் உடலில் கொழுப்பு செல்கள் இருந்தால், அதிக அளவில் ஈஸ்ட்ரோஜன் உற்பத்தியாகும். அது அளவுக்கு அதிகமாகும்போது உடலுக்கு நல்லது செய்யாமல் கெடுதல் செய்ய ஆரம்பித்துவிடும். அதாவது கர்ப்பத்தடை (Birth Control) மாத்திரை போன்று செயல்பட்டு கர்ப்பம் ஆவதை தடுத்துவிடக்கூடும். மிகக் குறைவான அளவில் மட்டுமே கொழுப்பு இருந்தால், ஈஸ்ட்ரோஜன் ஹார்மோன் சுரக்கும் அளவும் மிகவும் குறைந்துவிடுகிறது.

ஈஸ்ட்ரோஜன் மிகக் குறைவாக சுரந்தால் அது மாதவிடாய் தொந்தரவில் கொண்டுபோய் விட்டுவிடும். அதனால்தான் ஒல்லி, குண்டு ஆகிய இரண்டு பேருக்குமே மாதவிடாய்க் கோளாறு, மாதவிடாய் தள்ளிப்போதல், போன்ற பிரச்சினைகளோடு சினைமுட்டை மாதந்தோறும் முதிர்ந்து வெடித்து வெளியேறுவதிலும் பிரச்சினை ஏற்படும். முதிர்ந்து வெளியேறினாலும் அது ஆரோக்கியமற்றதாகவும் இருந்துவிடக்கூடும்.

எனவே இளம் வயதில் பெண்கள் சத்தான உணவுகளைச் சாப்பிட்டு

> ஆணுக்கு விந்தணுக்கள் குறைவாக இருப்பதையோ, அறவே இல்லாமல் இருப்பதையோ அவரது வெளித்தோற்றத்தை வைத்து கண்டுபிடிக்க முடியாது. சிலர் கம்பீரமாக, கவர்ச்சியாக, பலசாலியாக தோன்றுவார்கள். அவர்களுக்குக்கூட விந்தணு குறைபாடு இருக்கலாம்.

உடலை ஆரோக்கியமாக வைத்துக் கொள்ளவேண்டும். ஆரோக்கியமாக இல்லாவிட்டால் அவர்களும் எதிர்காலத்தில் குழந்தையில்லாத பெண் என்ற பட்டியலில் இடம் பிடிக்கவேண்டியதாகிவிடும்.

குண்டாக இருக்கும் இளம் பெண்கள் இப்போதிருந்தே தங்கள் உடல் எடையை கட்டுக்குள் கொண்டுவர உணவுக்கட்டுப்பாடு மற்றும் முறையான உடற்பயிற்சி, சரியான வாழ்க்கை முறை போன்றவைகளை மேற்கொள்ளவேண்டும்.

சினை முட்டை முதிர்வதிலும், வெளியேறுவதிலும் நிறைய பெண்களுக்கு பிரச்சினைகள் இருக்கின்றன. குழந்தையில்லாத பெண்களின் எண்ணிக்கை அதிகரிக்க இது ஒரு முக்கிய காரணம்.

பெண்களின் உடலில் கொழுப்பு அதிகரிக்கவும் கூடாது. குறையவும் கூடாது என்று பார்த்தோம். அப்படியானால் பெண்களின் உடலில் இருக்கவேண்டிய கொழுப்பின் சரியான அளவு எது? என்ற கேள்வி எழும்.

பெண்களுக்கு குறைந்தபட்சம் 22 சதவீதம் உடலில் கொழுப்பு இருந்தால்தான், மாதவிடாய் சரியாக வரும். சினைமுட்டையும் முதிர்ந்து மாதந்தோறும் வெளியேறும்.

சில பெண்களுக்கு, சினைப்பையில் (Ovaries) சிறுசிறு கட்டிகள் ஏற்படுவதுண்டு. இந்த கட்டிகள் (PCOS) ஆபத்தானதல்ல. ஆனால் உடலில் சுரக்கும் ஹார்மோன்களின் அளவை, இந்தக்கட்டிகள் மாற்றி விட்டுவிடும். இந்தக் கட்டிகளுக்கு முறையான சிகிச்சை மேற்கொள்ளாவிட்டால், சினைமுட்டை வெளியாவதில் பிரச்சினை ஏற்பட்டு, குழந்தை பிறப்பு தாமதமாகிவிடும். இதை சரிசெய்ய நவீன சிகிச்சைகள் உள்ளன.

சினைமுட்டை வெளியேறி, பக்கத்திற்கு ஒன்றாக அமைந்திருக்கும் ஃபெல்லோபியன் டியூப் (Fallopian Tube) வழியாக கருப்பைக்கு வரும். நமது தலைமுடியைவிட மெலிதான அந்த குழாய்களில் சிலருக்கு அடைப்பு ஏற்பட்டிருக்க வாய்ப்பிருக்கிறது. அடைப்பிருந்தாலும்,

கருப்பை சரியாக வளர்ச்சி அடையாமல் இருந்தாலோ, பலவீனமாக இருந்தாலோ, கருப்பையின் அமைப்பில் மாறுதல்கள் இருந்தாலோ தாய்மை அடைவதில் சிக்கல் ஏற்படும்.

இனப்பெருக்க மண்டலத்தில் இடம் மாறி கர்ப்பம் ஏற்பட்டிருந்தாலும் (Ectopic Pregnancy) தாய்மை வாய்ப்பு தள்ளிப்போகும்.

மாதவிலக்கு நிரந்தரமாக நிற்கும் காலம் வரை தாய்மை அடைவதற்கு வாய்ப்பிருக்கிறது. அந்த வயதுவரை முயற்சி செய்யலாம். ஆனாலும் 27 வயதுக்குப்பிறகு குழந்தை பெறும் வாய்ப்பு கொஞ்சம் கொஞ்சமாக குறைய ஆரம்பித்துவிடுகிறது. 30-ல் குறைந்து, 35-ல் மிகக் குறைந்துவிடுகிறது. அதனால், பருவத்தே பயிர் செய் என்பதுபோல், பெண்கள் சரியான வயதில் திருமணம் செய்துகொள்ளவும், வாய்ப்புள்ள வயதில் குழந்தை பெற்றுக்கொள்ளவும் தயாராக வேண்டும். காலம் கடந்த பின்பு வேதனைப்பட்டு பயனில்லை.

சர்க்கரை வியாதி, தைராய்டு நோய் உள்ளவர்கள் மருந்து மாத்திரைகளை சரியாக சாப்பிட்டு நோயை கட்டுக்குள் வைத்துக்கொள்வது தாய்மையடைய மிக முக்கியம்.

திருமணமாகி குழந்தையில்லாத பெண்கள் நிறைய பேருக்கு, மிகச்சிறிய பிரச்சினைகளினால்கூட கர்ப்பம் தரிக்காமல் இருக்கும். மகப்பேறு மருத்துவர்களால் எளிதாக அந்த பிரச்சினைகளை சரிசெய்திட வாய்ப்பிருக்கிறது. அதனால், டாக்டரை சந்தித்து ஆலோசனை பெறுவதுதான் சிறந்த வழி. பரிசோதனைகளால்தான் குறைகளைக் கண்டறிய முடியும். டாக்டர்களால்தான் அதற்கான சிகிச்சையை தர முடியும்.

அதை விட்டுவிட்டு டாக்டரை சந்திக்காமலே, 'தனக்கு இனிமேல் குழந்தை பிறக்காது. தான் குழந்தை பெற்றுக்கொள்ள லாயக்கற்றவள்' என்ற முடிவுக்கு வந்துவிடக் கூடாது.

இதில் இன்னொரு விஷயமும் இருக்கிறது. கர்ப்பத்திற்கு ஏங்கும் பெண்களிடம், 'டாக்டரை பாருங்கள். சிகிச்சை எடுத்துக்கொள்ளுங்கள்' என்று சொல்லும்போது, அந்த பெண்களுக்கு மருத்துவ செலவை பற்றிய கவலை வந்துவிடுகிறது. சிலர் செலவுக்கு பயந்து மருத்துவமனை பக்கம் ஒதுங்காமல் இருந்துவிடுகிறார்கள்.

பலர், 'எவ்வளவு ஆனால் என்ன? சொத்து இருந்து என்ன பலன்? கொஞ்சுவதற்கு குழந்தை இல்லையே! வாரி அணைத்துக்கொள்ள

> மொத்த மக்கள் தொகையில், பத்து சதவீத தம்பதிகள் குழந்தையில்லாமல் கஷ்டப்படுகிறார்கள். மொத்த மக்கள் தொகையில், பதினைந்து சதவீதம் திருமணமான ஆண்கள், மனைவியை தாய்மையடையவைக்க தகுதியில்லாதவர்களாக இருக்கிறார்கள். இதே நிலை திருமணமான பெண்களுக்கும் இருக்கிறது.
>
> உதாரணத்திற்குச் சொல்லவேண்டுமென்றால், அமெரிக்காவில் மட்டும், திருமணமாகி குழந்தை பெற்றெடுக்க தகுதியில்லாத பெண்கள் 15 லட்சம் பேர் இருக்கிறார்கள்.

வாரிசு இல்லையே! அனுபவிக்க ஆருயிர் இல்லையே!' என்றெல்லாம் நினைத்து பணத்தைப் பற்றி கவலைப்படாமல், மருத்துவ சிகிச்சையை ஆரம்பிப்பார்கள். விலை உயர்ந்த பரிசோதனைகள், அதிக விலையுள்ள மருந்துகள், ஹைடெக் செயல்முறைகள்.. என்று தொடர்ந்து கொண்டிருக்கும். நவீன மருத்துவத்தின் மூலம் நல்ல தீர்வு கிடைக்க வாய்ப்பிருக்கிறது.

பருவமடையாமை, கருப்பையின்மை, கருப்பை வளர்ச்சியின்மை, சினைப்பை வளர்ச்சியின்மை, கருக்குழாய்கள் சரியின்மை போன்ற பல்வேறு பிறவிக் கோளாறுகளுடன் இருப்பவர்களும் உண்டு. இப்படிப்பட்ட கோளாறுகள் கொண்ட பெண்கள் குறைவுதான் என்றாலும், இந்த குறைபாடுகளை கண்டுபிடிக்க அதற்குரிய பரிசோதனைகள் அவசியமாகிறது.

சில சமயங்களில், நல்ல சத்தான ஆரோக்கியமான உணவு வகைகளை சாப்பிட்டு, பழச்சாறு போன்றவைகளை பருகி, முழுமையான தாம்பத்யம் வைத்துக்கொண்டாலே கர்ப்பமாகி விடும். விஞ்ஞான வளர்ச்சியும், நவீன மருத்துவ வளர்ச்சியும் அதிகமாக அடைந்துள்ள நாடுகளில் கூட, இயற்கையாக கிடைக்கும் சத்தான சில குறிப்பிட்ட உணவுப்பொருட்களை சாப்பிட்டாலே, கருத்தரிப்பு ஏற்பட்டுவிடும் என்று நம்புகிறார்கள்.

ஆனால், நாம் இயற்கையை மறந்து, இயற்கை மேல் நம்பிக்கை இல்லாமல், உணவின் மேல் நம்பிக்கை இல்லாமல், மருத்துவத்தை மட்டுமே நம்புகிறோம். ஆனால், பெரிய பிரச்சினைகள் இருந்தால் அதை சரிசெய்ய நவீன மருத்துவம் தேவைதான். அதில் சந்தேகமே இல்லை.

சத்தான உணவுதான் கருத்தரிப்பிற்கு மிக உதவும் என்று சமீபகால

விஞ்ஞானம் சொல்கிறது. அதனால், உலகமே மருந்தில்லாத, ரசாயனப்பொருள் இல்லாத, விஷப்பொருட்கள் இல்லாத, ஆர்கானிக் உணவுப் பொருட்களைத் தேடி அலைந்துகொண்டிருக்கிறது.

ஆனால், நிறைய பெண்கள் இயற்கை உணவின் மீது அதிக அக்கறை காட்டுவதில்லை. நுனிப்புல் மேய்வது என்று சொல்வார்களே அதுபோன்று தொட்டும் தொடாமலும், பட்டும் படாமலும் இருக்கிறார்கள். உணவு வகைகளை ஒழுங்காக சாப்பிடாமல், கொறித்துவிட்டு போய்விடுவார்கள். கேட்டால் 'நிறைய சாப்பிட்டால் உடல் தடியாகும். ஸ்லிம்மாக இருக்கவேண்டும். அதனால் நான் இதைத்தான் சாப்பிடுவேன். இவ்வளவுதான் சாப்பிடுவேன்' என்று அடம் பிடிப்பதுண்டு.

அதனால் உடல் வளர்ச்சியும், உள்உறுப்புகள் செயல்பாடும் குறைந்து, அவர்களுக்கு திருமணமாகும்போது கர்ப்பம் தரிப்பதில் சிக்கலாகிவிடுகிறது. டீன்ஏஜ் பெண்கள் குறிப்பாக கல்லூரி மாணவிகள் உணவில் கவனம் செலுத்தவேண்டும். செலுத்தாவிட்டால், திருமணத்திற்கு பிறகு அதற்குரிய விலையை கொடுக்கவேண்டியதாகிவிடக்கூடும். தாய்மை வரப்பிரசாதம். அதைப் பெற்றிட பெண்கள் உணவில் கவனம் செலுத்த வேண்டியது பிரதானம்!

21

பெண்களுக்கு தாடி, மீசை

ஒரு குழந்தை தாய் வயிற்றில் கருவாக இருக்கும்போதே அது ஆணா அல்லது பெண்ணா என்பது நிச்சயிக்கப்பட்டு விடுகிறது. ஆனால், குழந்தை பிறந்த பின்பு அது ஆணா, பெண்ணா என்று உறுதிப்படுத்துகிறோம். இதுதான் 'முதன்மை பாலின அடையாளம்' *(primary sexual characters)* என்று சொல்லப்படுகிறது.

பெண் குழந்தைகள் வளர்ந்து பருவமடையும் காலத்தில் (அதாவது 14 வயதை நெருங்கும்போது) பெண்மைக்குரிய சில குணாதிசயங்களையும், அங்க அமைப்புகளையும் பெறுகின்றனர். ஆண் குழந்தைகள் வளர்ந்து பருவமைடையும்போது, அவர்களுக்குரிய சில குணாதிசயங்களையும், அங்க அமைப்புகளையும் பெறுகின்றனர். அதாவது, ஆண்களுக்கு கன்னம் மற்றும் தாடையில் முடிவளர்வது, மூக்குக்குக் கீழே மீசை வளர்வது, மார்பில் முடி வளர்வது, வயிற்றில் முடிவளர்வது பிறப்புறுப்பைச் சுற்றி முடி வளர்வது, முதுகுப்புறத்தில் முடி வளர்வது இப்படி உடல்வாகு மாறும்.

பெண்களுக்கு முகத்தில் முடி வளர்ச்சி இருக்காது. மீசை இருக்காது, தாடி இருக்காது. முதுகில் முடி வளராது. தலைமுடி, கை இடுக்குகள், கண் புருவம், பிறப்புறுப்பு ஆகிய இடங்களைத் தவிர வேறு இடங்களில்

முடி இருக்காது. இது பருவ வயதில் பெண் பெறும் உடல்வாகு. இதைத்தான் 'இரண்டாவது பாலின அடையாளம்' (secondary sexual characters) என்று சொல்வோம்.

ஆணுக்கு முகத்தில் தாடியோ, மீசையோ வளராமல் இருந்தால்கூட அது பெரிய பாதிப்பாக தெரியாது. அநேக ஆண்கள் நன்றாக வளர்ந்திருக்கும் தலைமுடியைக்கூட மொட்டைப் போட்டுக் கொண்டு உடல் முழுக்க இருக்கும் முடிகளையும் சுத்தமாக வழித்துக்கொண்டு வாழ்கிறார்கள். ஆண்களுக்கு முடி என்பது அவ்வளவு முக்கியமான விஷயமல்ல!

ஆனால், பெண்களின் நிலை அதுவல்ல! நம் நாட்டுப் பெண்களைப் பொறுத்தவரை அடர்த்தியான, கருமையான, நீளமான கூந்தலுக்கு ஆசைப்படுகிறார்கள். அதைத்தான் பேரழகு என்று சொல்கிறார்கள்.

ஆண்களுக்கு முடி வளரும் சில இடங்களில் பெண்களுக்கு முடி வளரக்கூடாது என்பது பொது உடலியல் விதி. அதே மாதிரி பெண்களுக்கு முடி வளராத சில இடங்களில் ஆண்களுக்கு முடிவளர வேண்டும் என்பதும் பொது உடலியல் விதி. இதுதான் பாலின வேறுபாட்டுக்கு உதவும் சில குறியீடுகள். இந்த வேறுபாடுகளும் குறியீடுகளும் நாம் உருவாக்கியது அல்ல; மனிதன் தோன்ற ஆரம்பித்த காலத்திலேயே இயற்கையாக இந்த பாலின வேறுபாடும் உருவானது.

ஆணுக்கும் பெண்ணுக்கும் இயற்கையாக வளரும் இந்த முடி, மனித உடலில் சுரக்கும் ஹார்மோன்களின் ஆக்கிரமிப்பால்தான் பிரித்துக் காட்டப்படுகிறது. ஆணுக்கு தாடி, மீசை வளர்வதும் பெண்ணுக்கு தாடி, மீசை வளராமல் இருப்பதும் இந்த ஹார்மோன்களின் வேலைதான்.

பெண்மைக்கான சில ஸ்பெஷல் ஹார்மோன்கள் பெண்களின் உடலில் சுரக்கின்றன. இந்த ஹார்மோன்கள்தான் பெண் பருவமடைந்து, பின் தாயாகி, குழந்தைகளைப் பெற்று, இந்த உலகில் பெண்மையுடன் வாழ்க்கையை முடிக்க உதவி புரிகிறது.

அந்த ஹார்மோன்களைப் பற்றி பார்ப்போம்:

1. கொனோடோட்ராஃபின் வெளியாக்கும் ஹார்மோன் (GnRH).
2. ஃபால்லிக்கிள் தூண்டும் ஹார்மோன் (FSH).
3. லூட்டினைசிங் ஹார்மோன் (LH).
   (இந்த மூன்று வகை ஹார்மோன்களும் மூளையின் அடிப்பகுதியில் உற்பத்தியாகிறது).

4. ஈஸ்ட்ரோஜன் ஹார்மோன் (*OESTROGEN*)

5. புரொஜெஸ்ட்ரான் ஹார்மோன் (*PROGESTRONE*).
(இவை இரண்டும் பெண்களின் சினைப்பையில் (*OVARIES*) உற்பத்தியாகிறது)

6. ஹ்யூமன் கொரியானிக் கொனோடோட்ராஃபின் ஹார்மோன் (*HCG*).
(இந்த ஹார்மோன் பெண் கர்ப்பமடைந்தால் மட்டுமே சுரக்கும். கர்ப்பகாலம் முழுவதும் இந்த ஹார்மோன் நஞ்சுக் கொடியிலிருந்து உற்பத்தியாகிக்கொண்டே இருக்கும். பிரசவம் ஆனவுடன் இந்த ஹார்மோன் சுரப்பது நின்று விடும்.

மேற்கூறிய ஆறு ஹார்மோன்களில், ஈஸ்ட்ரோஜன் மற்றும் புரொஜெஸ்ட்ரான் ஆகிய இரண்டு ஹார்மோன்கள்தான் பெண்களின் பாலின ஹார்மோன்கள் ஆகும். இந்த இரண்டு ஹார்மோன்களும்தான் பெண்கள் பருவமடையும் காலத்திலிருந்து அவர்களின் உடலைப் பாதுகாக்கும். பெண்கள் பருவமடையும் காலத்தில் ‘இரண்டாவது பாலின அடையாளங்கள்’ பெண்களின் உடலில் தோன்றுவதற்குக் காரணமாக இருப்பதும் இந்த ஹார்மோன்கள்தான். பெண் பருவமடையும் காலத்தில்தான் கை இடுக்குகளில் (*Armpit*) முடிவளர்தல், பிறப்புறுப்பைச் சுற்றி முடி வளர்தல் போன்றவை ஏற்படும்.

பெண்களைப் பொறுத்தவரை தேவையில்லாத இடங்களில் முடி வளர்வது என்பது தீங்கற்ற செயல்தான் என்றாலும், தனக்கும் சமுதாயத்திற்கும் கஷ்டத்தையும், விருப்பமின்மையையும் உண்டாக்குகிறது என்பதால், எல்லா பெண்களுமே தேவையற்ற முடிகளை விரும்புவதில்லை. வளர விடுவதுமில்லை.

ஆதிகாலத்து ஆணும், பெண்ணும் தங்கள் முடியை வெட்டியதில்லை. வெட்டாமலேயே வாழ்ந்தனர். முடி பராமரிப்பில்லாமல் அடர்ந்து வளர்ந்து கிடந்தது. அதனால் தலையிலும், உடம்பிலும் உண்ணி மற்றும் சிலந்திப்பேன் (*mite*) தொல்லை ஏற்பட்டது. உடம்பு முழுக்க சொறிய வேண்டிய நிலை ஏற்பட்டது. அதனால் உடலிலுள்ள, தலையிலுள்ள முடியை எப்படிக் குறைப்பது என்று யோசித்தார்கள். பாறாங்கற்களை பளபளப்பாக்கியும், கடற்சிப்பிகளைப் பயன்படுத்தியும் முகத்திலும் உடலிலும் இருந்த முடிகளை மழித்து எடுத்தனர். அப்போது முடி மட்டுமல்லாமல் தோல், தசை, ரத்தமும் சேர்ந்து வந்தது. தேவையில்லாத, வேண்டாத இடங்களில் வளரும் முடிகளை அப்புறப்படுத்த ஆரம்பகால முயற்சி இப்படித்தான் இருந்தது.

ஆண்களைப் பொறுத்தவரை முகத்தில் முடி இருந்தால், அவன் ஓர் அடிமை. அவன் ஒரு வேலைக்காரன் என்று நினைத்த காலகட்டம் ஒன்றும் இருந்திருக்கிறது. அதனால்தான், ஒயிட் காலர் வேலை பார்ப்பவர்களும், பெரிய பெரிய வேலைகளில் இருப்பவர்களும் தாடி, மீசையை எல்லாம் மிக சுத்தமாக ஷேவ் பண்ணி கொள்கிறார்களோ என்னவோ!

பெரும்பாலான பெண்கள் தங்களுடைய கால்களில் இருக்கும் முடிகளை மட்டும்தான் எடுக்க விரும்புவார்கள். கடந்த நூறு ஆண்டுகளுக்கும் மேலாக அமெரிக்க பெண்களும், ஐரோப்பிய பெண்களும் இதைத்தான் செய்து கொண்டிருந்தார்கள். ஆனால், இதற்கு எதிர்மாறாக பழங்கால எகிப்து, கிரீஸ், மத்திய கிழக்கு நாடுகளில் உள்ள பெண்கள் கண் புருவத்தைத் தவிர, உடம்பின் அனைத்துப் பாகங்களிலும் உள்ள முடிகளையும் நீக்கியிருக்கிறார்கள்.

இதற்கு உதாரணம், 1800-ம் ஆண்டில் பிரெஞ்சு ஓவியர் வில்லியம் அடால்ப் பௌக்ரோ என்பவர் வரைந்த வீனஸ் பெண் ஓவியம். அந்த ஓவியப் பெண்ணின் தலையைத் தவிர உடலில் வேறு எந்த பகுதியிலும் முடி இல்லையாம்! சில ஆண்கள் உடம்பு முழுக்க முடிவளர்ந்து வித்தியாசமாக தோற்றமளிப்பார்கள். இன்சுலின் எதிர்ப்புச் சக்தி (insulin resistance) அதிகமானால்கூட, இம்மாதிரி உடல் முழுக்க முடிவளரும்.

சில பெண்களுக்கு லேசாக தாடி, சில பெண்களுக்கு லேசாக மீசை வளர்ந்து தொந்தரவு தருவதுண்டு. இது, அந்தப் பெண்ணின் உடலில் ஏற்படும் ஹார்மோன் கோளாறின் விளைவே.

புகழ்பெற்ற அமெரிக்க பாடகரும், நடிகருமான எல்விஸ் ப்ரிஸ்லீ புகழின் உச்சியில் இருந்த காலத்தில் அமெரிக்க ராணுவத்தில் சேர்ந்தார். 1958-ம் ஆண்டில் ராணுவ விதிப்படி அவருடைய நீண்ட, அழகான தலைமுடி வெட்டப்பட்டது. வெட்டப்பட்ட அந்தத் தலைமுடி ஏலத்தில் விடப்பட்டது. அது அந்தக் காலத்திலே 15000 டாலருக்கு விலை போனது.

அவர் ரொம்ப கஷ்டப்பட்டு, இஷ்டப்பட்டு வளர்த்த முடி அது. நாட்டுக்காக அவர் முடிக்கு மனப்பூர்வமாக முடிவுகட்டிவிட்டாலும், பொதுவாக அமெரிக்கர்கள் முடி விஷயத்தில் பிடிவாதம் கொண்டவர்கள்தான். தங்கள் முடியை வளப்படுத்திக்கொள்ளவும்- வழுக்கை விழுந்துவிடாமல் காக்கவும் மிக அதிகமாக பணத்தை செலவிட்டுக்கொண்டிருக்கிறார்கள். மற்ற நாட்டு ஆண்களும், முடியைக் காப்பாற்ற பல்வேறு விதமான முயற்சிகளை தினமும் தொடர்ந்துகொண்டுதான் இருக்கிறார்கள்.

உலக அளவில் ஆண்களைவிட, பெண்கள், அதிகமான அளவு

பெண்கள் தேவையற்ற இடங்களில் அதிகமாக முடி வளர்வதை அலட்சியப்படுத்தக்கூடாது. குடும்ப டாக்டரை சந்தித்து, உடலில் எந்தெந்த இடங்களில் முடி அதிகமாக வளர்ந்திருக்கிறது என்பதைச் சொல்லுங்கள். அவர், ரத்த பரிசோதனை மூலம் உங்கள் உடலில் ஹார்மோன்களின் அளவு எப்படி இருக்கிறது என்பதை பரிசோதிப்பார். மேலும், அட்ரினல் சுரப்பியில் ஏதாவது கட்டி இருக்கிறதா, நோய் இருக்கிறதா என்பதையும் சிடி ஸ்கேன் மூலம் கண்டுபிடிப்பார். அதுமட்டுமின்றி, வேறு சில பரிசோதனைகளைச் செய்து, 'ஹிர்சூடிஸத்திற்கு' காரணம் என்ன என்பதையும் தெரிந்துகொள்ளலாம்.

வைட்டமின் B காம்ப்ளெக்ஸ் சத்து அதிகமாக உள்ள உணவுகளைத் தொடர்ந்து சாப்பிட்டு வந்தால், 'ஹிர்சூடிஸம்' குறைய வாய்ப்புண்டு. குறிப்பாக B2, B3, B5, B6 வைட்டமின்கள் சத்து அதிகமாகவுள்ள உணவுகளாகிய காளான், பாதாம்பருப்பு, யோகர்ட், முட்டை, சோயா பீன்ஸ், கோஸ், கீரைகள், ஈஸ்ட், இறைச்சி, பருப்புவகைகள், மீன், சூரியகாந்தி விதை, வெண்ணெய், தவிடு நீக்காத அரிசி, கேரட் முதலியவைகளை பெண்கள் உணவில் அடிக்கடி சேர்த்துக்கொள்ளவேண்டும்.

மெக்னீசியம் மற்றும் குரோமியம் சத்து அதிகமுள்ள உணவுகளாகிய முட்டைக்கோஸ், க்ரீன் டீ, லவங்கப்பொடி, புதினா டீ, அதிமதுர வேர் - சாறு முதலியவைகளை மாற்றி மாற்றி தொடர்ந்து சாப்பிட்டு வந்தால், வேண்டாத இடங்களில் முடிவளர்ச்சி, கொஞ்சம் கொஞ்சமாக காணாமல் போகும்.

பணத்தை கூந்தல் வளர்ச்சிக்காக செலவிட்டுக்கொண்டிருக்கிறார்கள். பெண்களுக்கு இது இரண்டு விதத்தில் செலவுவைக்கிறது. தேவையான இடத்தில் கூந்தலை வளர்ப்பதற்கு ஒரு செலவு. தேவையில்லாத இடங்களில் முடியை நீக்குவதற்கு இன்னொரு செலவு. இதற்காக எண்ணெய், கிரீம், ஷாம்பு மற்றும் இதர உபகரணங்களை வாங்கும் செலவுகளின் கணக்கைப் பார்த்தால் பல வீடுகளில் பட்ஜெட் உயர்வதற்கு இதுவும் ஒரு காரணமாகிவிடுகிறது. எல்லா நாடுகளிலும் இந்த நிலைதான். பெண்கள் ஷாப்பிங் செய்யும் பொருட்களைப் பார்த்தால் 20 சதவீதம் அளவுக்கு இது இடம்பிடித்துவிடுகிறது.

இந்தியாவில் மக்கள் தொகை அதிகம். பெண்களின் எண்ணிக்கை 2011-ம் ஆண்டு கணக்கெடுப்பின்படி சுமார் 58 கோடி. மொத்த

பெண்களில் 70 சதவீதம் பேர் 35 வயதுக்கு கீழ் உள்ளவர்கள். இவர்களில் பெரும்பாலானவர்கள் தங்கள் தலையாய பிரச்சினையாக தலைமுடியைக் கருதுவதால், உலக அளவில் பிரபலமான நிறுவனங்கள் எல்லாம் இந்திய பெண்களின் கூந்தலைக் குறிவைத்து இங்கே தங்கள் தயாரிப்புகளை சந்தைப்படுத்துகின்றன. ஆக, தேவையான முடியை வளர்க்கும் பொருட்களுக்காகவும், தேவையற்றதை நீக்கும் பொருட்களுக்காகவும் நிறைய பணத்தை வாரி இறைக்கிறோம். ஆனாலும், அழகு முக்கியமல்லவா!

பெண்களுக்கு மாதவிலக்கு நிரந்தரமாக நிற்கும் 'மெனோபாஸ்' தருவாயில் (கிட்டத்தட்ட 45 வயதில்) தலைமுடி அதிகமாக கொட்டுகிறது. தலையில் குறிப்பிட்ட இடத்தில் மட்டும் முடி இல்லாமல்போகும் (Alopecia) நிலை உருவாகிறது. இந்தப் பருவத்தில் பெண்களின் உடலிலுள்ள ஹார்மோன்களின் சீரற்ற நிலையால் (Imbalance) உடலில் தேவையில்லாத இடங்களில் முடி நிறைய வளர்வதும் உண்டு. ஆன்ட்ரோஜெனிக் ஸ்டீராய்டு ஹார்மோன் என்று சொல்லக்கூடிய 'ஆன்ட்ரோஜன் ஹார்மோன்' ஆணின் விரைப்பை மற்றும் சிறுநீரகத்துக்கு மேலுள்ள மேற்பட்டை சுரப்பிகளில் (Adrenal Cortex) உற்பத்தியாகிறது.

ஆன்ட்ரோஜன் ஹார்மோனும், டெஸ்டோஸ்டீரோன் என்கிற ஹார்மோனும் சேர்ந்துதான், இவன், ஓர் ஆண் என்று சொல்வதற்குண்டான அங்க அடையாளங்களையும், உடலமைப்புகளையும் ஏற்படுத்த உதவியாக இருக்கிறது. கனத்த குரல், தாடி, மீசை, கட்டுமஸ்தான தசைகள் கொண்ட உடல், பலம் முதலிய ஆண்களுக்குண்டான குணாதிசயங்களைக் கொடுப்பது இந்த ஆன்ட்ரோஜன் ஹார்மோன்தான்.

ஆண்களுக்கு ஆன்ட்ரோஜன் ஹார்மோன் குறைந்துவிட்டால், அவர்களுக்கு பெண்களுக்குண்டான அங்க அமைப்புகள், அடையாளங்கள் உடலில் கொஞ்சம் கொஞ்சமாகத் தோன்ற ஆரம்பிக்கும்.

பெண்களுக்கும் ஆன்ட்ரோஜன் ஹார்மோன் சிறுநீரக மேற்பட்டை சுரப்பியிலும், சினைப்பையிலும் உற்பத்தி\யாகிறது. ஆனால், அது குறைந்த அளவே சுரக்கும். மாறாக நிறைய சுரந்துவிட்டால், பெண்ணின் உடலில் ஆண்மைத்தன்மை அரங்கேறத் தொடங்கும்.

நீங்கள் ஒரு பெண்ணாக, 16 வயதுக்கு மேலுள்ளவராக இருந்தால் உங்களுக்கு ஆண்களுக்கு வளர்வதுபோல் அதிகப்படியான முடி, உதட்டின் மேலே (மீசை), தாடை, மார்பு, வயிறு, முதுகு, முதலிய

பெண்களுக்கு முடி உடல் முழுக்க இருந்தால், அதற்கு ஹிர்சூடிஸம் (hirsutism) என்று பெயர். மார்பு, வயிறு, முதுகு, முகம் என்று எல்லா இடங்களிலும் வளரும். இந்த ஹிர்சூடிஸம் பெரும்பாலும் பரம்பரையாக வரும். அதிக அளவில் ரத்தத்தில் இன்சுலின் சுரந்தாலும் ஹிர்சூடிஸம் உருவாகும் என்று சமீபத்திய ஆய்வுகள் தெரிவிக்கின்றன. குண்டாக இருக்கும் பெண்களுக்கும் தேவையில்லாத இடங்களில் முடி வளர வாய்ப்புண்டு என்றும் அந்த ஆய்வு தெரிவிக்கிறது.

இடங்களில் வளர்ந்தால், அதை 'ஹிர்சூடிஸம்' என்று மருத்துவம் சொல்கிறது. இது ஒரு நோயல்ல.

அமெரிக்காவில் 10 சதவீத பெண்களுக்கு, இந்த 'ஹிர்சூடிஸம்' இருக்கிறது. ஆனால், அதிர்ஷ்டவசமாக நம் நாட்டில் உள்ள பெண்களுக்கு இந்த பிரச்சினை குறைவு. ஆனாலும், மத்தியக் கிழக்கு நாடுகள், தெற்கு ஆசியா, மத்தியதரைக்கடல் நாடுகளில் வசிப்பவர்களுக்கு இந்த தொந்தரவு வரும் சூழ்நிலை அதிகமாம்.

ஹார்மோன்களின் சீரற்றத் தன்மையாலும், மருந்து மாத்திரைகளின் பக்க விளைவுகளினாலும், மரபணுக்களின் தூண்டுதலினாலும், ஆண்களைப் போல், பெண்களுக்கும் அதிகப்படியாக முடி வளரும் 'ஹிர்சூடிஸம்' ஏற்படுகிறது. சில குடும்பங்களில் பெண்களுக்கு மரபுரீதியாக இது தோன்றிக்கொண்டிருக்கிறது.

ஆண் ஹார்மோனாகிய ஆன்ட்ரோஜன், பெண்ணின் உடலில் அதிகமாக சுரக்கும்போது, 'ஹிர்சூடிஸம்' மற்றும் முகப்பரு, கனத்த ஆண்குரல், மிகச்சிறிய மார்பகங்கள் முதலிய ஏதாவதொன்றும் ஏற்படக்கூடும். 'ஹிர்சூடிஸம்' உள்ள பெண்களுக்கு உடல் தசைகள் பெரியதாக இருக்கும்.

அதிகமாக வளரும் முடியை வைத்தும் பிரான்சில் ஒரு ஸ்டைல் உருவானது தனிக் கதை. அந்த ஸ்டைலுக்கு 'au natural' என்று பெயர். 1970-ம் ஆண்டுகளில் இது ரொம்ப பிரபலம். எங்கெங்கு முடி வளர்கிறதோ, அதை வெட்டாமல், ட்ரிம் பண்ணாமல் அப்படியே விட்டுவிடுவதுதான் இந்த ஸ்டைலின் விசேஷம். ஆனால், இந்த ஸ்டைல் ஆணுக்கும் சரி, பெண்ணுக்கும் சரி அசிங்கத்தையும், அருவருப்பையும்தான் ஏற்படுத்தியது. அழகைக் கெடுத்தது.

முகம், அக்குள், கால்களில் கண்டபடி முடி வளர்ந்திருந்தால் எப்படி இருக்கும்? யோசித்துப் பாருங்கள். ஆனாலும், அந்தக் காலத்தில் சில பெண்கள், உடலின் முழு பகுதிகளிலும் முடியை வளர்த்துக்கொண்டு, 'ஸ்டைலு ஸ்டைலுதான் சூப்பர் ஸ்டைலுதான்..' என்று அலைந்து திரிந்தார்கள்.

சில பெண்கள், வளரக்கூடாத இடங்களில் வளரும் முடிகளை வெட்டிவிடவோ, ஷேவ் செய்து வழித்து விடவோ அஞ்சுவார்கள். மறுபடியும் அந்த இடத்தில் வளரும் என்பதால், தொடாமல் அப்படியே விட்டுவிடுவார்கள்.

22

மூட்டுகளின் தேய்மானம்

'எந்தப் பிரச்சினையும் இல்லாமல் நன்றாகத்தான் படிகளில் ஏறிக்கொண்டிருந்தேன். ஓடிக்கொண்டிருந்தேன். நடந்து கொண்டிருந்தேன். ஆனால், இப்பொழுதெல்லாம் கொஞ்சம் தடுமாற்றம் ஏற்படுகிறது. காலைத்தூக்கி வேகமாக வைக்க முடியவில்லை. கால் மூட்டுகளில் லேசாக வலி வர ஆரம்பித்துவிட்டது.

எதிர்காலத்தில் நடக்கமுடியாமல் போய்விடுமோ என்கிற பயமும் வந்துவிட்டது' என்றார் நாற்பது வயதைத் தாண்டிய நண்பர்!

'எனக்கு 80 வயது ஆகிறது. இன்று வரை கால் மூட்டு, கைமூட்டு எதிலும் எந்தப் பிரச்சினையும் இல்லை. தினமும் நன்றாக வாக்கிங் போகிறேன். சம்மணம் போட்டு தரையில் உட்கார்ந்துதான் சாப்பிடுகிறேன். சும்மா வாலிப பசங்க மாதிரி ரவுண்ட் அடிக்கிறேன்' என்கிறார், ஒரு முதிய தோழர்!

நாற்பது வயதுக்காரர்களுக்கு எண்பது வயதில் வரக்கூடிய உடல்நலக் கோளாறுகள் வந்துகொண்டிருக்கின்றன. எண்பது வயதுக்காரர்கள் சிலர் இன்றும் நாற்பது வயதுக்கான ஆரோக்கியத்தோடு வாழ்ந்து கொண்டிருக்கிறார்கள்.

இதற்கு என்ன காரணம்? வாழ்க்கை முறை, உணவுப்பழக்கவழக்கம், பாரம்பரியம் போன்ற பல காரணங்கள் இருக்கின்றன. 'நடக்கக்கூட சிரமமாக இருக்கிறது' என்று பலரையும் சொல்லவைப்பது, 'ஆஸ்டியோ ஆர்த்ரைட்டிஸ்' (Osteoarthritis) என்று சொல்லக்கூடிய எலும்பு மூட்டு நோய். இது மூட்டுகளைத் தாக்கி, பாதிக்கச் செய்கிறது.

வீட்டுக்கு வீடு இந்த நோயால் பாதிக்கப்பட்டவர்கள் இருக்கிறார்கள் என்று சொல்வதைவிட, நாட்டுக்கு நாடு நிறைய பேர் இருக்கிறார்கள் என்று சொல்லலாம். அந்த அளவுக்கு எல்லா நாட்டு மக்களையும் தாக்கி, தாங்கித் தாங்கி நடக்கவைக்கிறது.

மூட்டுகள் என்பது என்ன?

இரண்டு எலும்புகளை ஒன்றோடு ஒன்று சேர்க்கும் இணைப்பின் பெயர்தான் 'மூட்டுகள்' (Joints).

தலையிலிருந்து கால் வரை உடலின் பல பகுதிகளிலும் மூட்டுகள் இருக்கின்றன. அவற்றின் உதவியால்தான் விராட் கோலி சிக்சர் அடிக்கிறார். பத்மா சுப்பிரமணியம் பரதநாட்டியம் ஆடுகிறார். சானியாவும், சாய்னாவும் விளையாட்டுகளில் பதக்கங்களை குவிக்கிறார்கள்.

மூட்டுகள் நலமாக இருந்தால்தான் நம்மால் நடக்க, ஓட, எழுத முடியும். அன்றாடப் பணிகள் அனைத்தையும் செய்யமுடியும். மூட்டுகளில் பாதிப்புகள் ஏற்பட்டால் நமது அன்றாட வாழ்க்கை, அதிர்ச்சியான வாழ்க்கையாகிவிடும். உடல் முழுக்க பல எலும்பு மூட்டுகள் இருந்தாலும் நாம் நிற்பதற்கு உதவும் மூட்டுகளை 'உடல் எடையைத் தாங்கும் மூட்டுகள்' (Weight Bearing Joints) என்று அழைக்கிறோம்.

இந்த வகை மூட்டுகளில் இரண்டு வகை உள்ளன. ஒன்று, அதிகமான உடல் எடையைத் தாங்கும் மூட்டுகள். இரண்டு, குறைவான உடல் எடையைத் தாங்கும் மூட்டுகள்.

அதிகமான உடல் எடையைத் தாங்கும் மூட்டுகள் என்பது உடலின் மொத்த எடையையும் தாங்கக்கூடிய எலும்பு மூட்டுகள்.

அவை, கணுக்கால் மூட்டு (Ankle Joint), முழங்கால் மூட்டு (Knee Joints), இடுப்பு மூட்டு (Hip Joints) ஆகியவை. கால் பாதவிரல்கள் மூட்டு, குருத்தெலும்பின் கடைசிப் பகுதி மூட்டு ஆகியவை குறைவான உடல் எடையைத் தாங்கும் மூட்டுகளாகும்.

'ஆஸ்டியோ ஆர்த்ரைட்டிஸ்' என்கிற எலும்பு மூட்டு நோய் உடலின் எந்த மூட்டுகளில் ஏற்பட்டாலும், அதற்கு அநேகமாக மூட்டுகளின் தேய்மானம்தான் மிக முக்கிய காரணமாக இருக்கும்.

மூட்டுகளின் தேய்மானத்திற்கு முக்கியக் காரணம் அதிக உடல் எடையினால், மூட்டுகளில் ஏற்படும் 'எடை அழுத்தம்' ஆகும். உடல் எடை கூடிக்கொண்டே வந்தால், கொழுப்பு உடலில் அதிகமாகும். அதனால், இருதயத்திற்குப் பிரச்சினை வரும். பின்பு சர்க்கரை வியாதி வரும் என்றுதான் எல்லோரும் நினைத்துக் கொண்டிருக்கிறார்கள்.

ஆனால், முக்கியமாக 'எலும்பு மூட்டு நோய்' கால்களில் அதிகம் தாக்கும் என்பது பலருக்கும் தெரிவதில்லை. அமெரிக்காவில் மட்டும் 2.7 கோடி மக்கள் உடல் எடை அதிகமானதால், எலும்பு மூட்டு நோயால் பாதிக்கப்பட்டுள்ளனர். இந்தியாவிலும் இந்த நோயின் பாதிப்பு அதிகமாகிக்கொண்டே வருகிறது. அதிக உடல் எடை இரண்டு வழிகளில் உங்களது மூட்டுகளுக்கு வலியை ஏற்படுத்தும். ஏற்கெனவே குறிப்பிட்ட உடல் எடையைத் தாங்கிக்கொண்டிருக்கும் மூட்டுகளுக்கு, உங்கள் உடல் எடை அதிகரிக்க அதிகரிக்க அழுத்தம் கூடிக்கொண்டே போகும். இதனால் வலி அதிகரிக்கும். (உதாரணம்: முழங்கால் மூட்டு). அதிக உடல் எடையும், நோயும் சேர்ந்து மூட்டு வலியை அதிகரிக்கச் செய்யும். (உதாரணம்: கால் மூட்டுகள், கை மூட்டுகள்).

'உடல் எடை அதிகமானால், கால் மூட்டு வலி வரும் என்று சொல்கிறீர்களே, ஒல்லியாக இருப்பவருக்குக்கூட கால் மூட்டு வலி வரத்தானே செய்கிறது அதற்கு என்ன காரணம்?' என்று கேட்பீர்கள்.

ஒல்லியாக இருப்பவர்களுக்கு ஏற்படும் கால் மூட்டு வலிக்கு மூட்டு நோய் பாதிப்பு, அதிக உடலுழைப்பு, அதனால் ஏற்பட்ட அதிக தேய்மானம் போன்றவை காரணமாகும். 1971-ஆம் ஆண்டில் 3 சதவீதமே இருந்த எலும்பு மூட்டு நோய், 2002-ஆம் ஆண்டில் 18 சதவீதமாக உயர்ந்து விட்டது.

1480 பேரின் முழங்கால் மூட்டு எக்ஸ்ரே ஆய்வுப்படி, 30 சதவீதம் பேருக்கு உடல் எடைக்கும், மூட்டு வலிக்கும் தொடர்பு இருப்பதாக கண்டறியப்பட்டிருக்கிறது. அவர்கள் உடல் எடையை முறைப்படி குறைத்துக் கொள்ளும்போது மூட்டு வலி குறைவதும் கண்டறியப்பட்டிருக்கிறது.

நமது குதிகாலில் 'கேல்கேனியம்' என்கிற எலும்பு உள்ளது. இதுதான் உடலில் அதிக எடையைத் தாங்கக்கூடிய எலும்பாகும். கணுக்கால்

> பிரச்சினைகள் வராதவரை நமது மூட்டுகளைப் பற்றி நாம் நினைத்துப் பார்ப்பதில்லை. ஆனால், நாம் எடுத்து வைக்கும் ஒவ்வொரு அடிக்கும் மூட்டு பலமாக ஒத்துழைக்க வேண்டியதிருக்கிறது. சமமான தரையில் நடந்துசெல்லும்போது, நமது உடல் எடை 1 மடங்காக ஆகிறது. நீங்கள் 60 கிலோ எடை கொண்ட மனிதர் என்றால், சுமார் 90 கிலோ எடை அளவுள்ள அழுத்தத்தை உங்கள் முழங்கால் மூட்டுகள் தாங்க வேண்டியதாகிறது. நீங்கள் ஒவ்வொரு அடி நடக்கும்போதும் அந்த அழுத்தத்தைக் கொடுக்கிறீர்கள் என்று அர்த்தம். இப்படி நம்மைத் தாங்கும் மூட்டுகளை நாம் அவ்வப்போது நினைத்துப்பார்த்து அவற்றுக்குத் தேவையான உடற்பயிற்சியைக் கொடுக்கவேண்டும்.

எலும்புகள் என்று சொல்லக்கூடிய கால் விரல்களின் மேலிருக்கும் 5 எலும்புகளும் அதிக எடையைத் தாங்கும் சக்தி கொண்டதாக இருக்கின்றன.

குருத்தெலும்புகூட (அதாவது முதுகெலும்பின் கடைசிப் பகுதி) நாம் நேராக நிற்கும்போதும், நடக்கும்போதும் அதிக எடையை தாங்குகிறது. அதனால்தான் நீண்ட தூரம் நடந்தாலோ, நீண்ட நேரம் நின்றாலோ, இடுப்பு வலி ஏற்படுகிறது.

முழங்கால் மூட்டுக்குக் கீழே டிபியா (Tibia) என்று அழைக்கப்படும் கனமான, உறுதியான எலும்பு இருக்கிறது. காலில் அதிக எடையைத் தாங்கக்கூடிய எலும்புகளில் இதுவும் ஒன்று.

ஒருவர் 60 கிலோ எடை கொண்டவராக இருந்தால், அவரது எலும்புகளின் எடை அதில் 15 சதவீதமாகும். அதாவது, சுமார் 9 கிலோ எலும்புகள் இருக்கும். இந்த எலும்புகளின் எடை, ஆணைவிட பெண்ணுக்குச் சற்று குறையும். பெண்களின் உடல் எடையில் 12 சதவீதம்தான் எலும்புகள்.

உடல் எடை அதிகரிப்பது ஒருபுறம் இருக்க, சிறுவர் சிறுமியர் பள்ளிக்காலத்தில் புத்தகப்பை சுமையையும் தூக்கிச்செல்கிறார்கள். இந்த சுமையும் அளவுக்கு அதிகமானால், அவர்களது மூட்டு சிறுவயதிலேயே பாதிக்கத்தான் செய்யும்.

3498 நடுநிலைப்பள்ளி மாணவர்களிடம் எடுத்தப் புள்ளி விவரப்படி, சுமார் 5 கிலோ எடையைச் சராசரியாக ஒவ்வொரு குழந்தையும் தூக்கிச்

செல்கிறது. சில நாட்கள், அவர்கள் 18 கிலோ வரைகூட சுமக்கிறார்களாம். குழந்தைகள் தங்களது எடையில் சுமார் 10 சதவீதத்திற்கு மேல் புத்தகங்களை சுமந்து செல்வது நல்லதல்ல!

நீங்கள் படிகளில் ஏறும்போதும் இறங்கும்போதும் உங்கள் மூட்டுகளுக்கு உங்களது உடல் எடையைப்போல் 2 அல்லது 3 மடங்கு எடை அழுத்தம் கொடுக்கப்படுகிறது.

நீங்கள் குனிந்து, உங்கள் ஷுவிலுள்ள கயிறைக் கட்டினாலோ அல்லது தரையில் விழுந்த ஒரு பொருளை குனிந்து எடுத்தாலோ உங்களது உடல் எடையைப் போல் 4 அல்லது 5 மடங்கு எடை அழுத்தம் உங்களது மூட்டுகளுக்கு கொடுக்கப்படுகிறது. உடல் எடையை கட்டுக்குள் வைத்திருக்கவும், மூட்டுகளின் ஆரோக்கியத்தைப் பாதுகாக்கவும் உணவும், உடற்பயிற்சியும் அவசியம்.

23

ஏப்பம் எல்லோருக்கும் வரும்!

சிங்கப்பூருக்குச் சமீபத்தில் சென்றிருந்தேன். சுமார் 200 பேர் இருந்த அந்த விமானம், நடுவானில் போய்க்கொண்டிருக்கும்போது, திடீரென்று ஒரு மிரட்டலான, அசாதாரணமான சத்தம் விமானத்துக்குள்ளே ஒலித்தது. விமானத்தின் உள்ளே இருந்த பலரும் அதிர்ச்சியடைந்து, சத்தம் வந்த திசையை நோக்கினார்கள்.

ஆனால், டாக்டராகிய எனக்கு அந்தச் சத்தத்தின் அர்த்தம் புரிந்துவிட்டதால், நான் மட்டும் அமைதியாக இருந்தேன். வந்த சத்தம் ஒன்றும் பயப்படும்படியானதல்ல, பயணி ஒருவர் விட்ட மிகப்பெரிய 'ஏப்பம்'தான் (*Belching*) அது!

ஏப்பம் ஒவ்வொருவருக்கும் ஒவ்வொரு மாதிரியான ஓசையோடு வெளிவரும். மிதமான ஓசையும் உண்டு. மிரளவைக்கும் ஓசையும் உண்டு. சிலபேர் ஏப்பம் விடுவது அடுத்த நபருக்குக்கூட கேட்காது.

இங்கிலாந்தைச் சேர்ந்த 'பால்ஹன்' என்பவர் 2009-ம் ஆண்டு ஆகஸ்டு மாதம், 109.9 டெஸிபல் ஓசையில் பலமாக ஏப்பம் விட்டது உலக சாதனையாகி இருக்கிறது. இவர் எழுப்பிய சத்தம், ஒரு மோட்டார் சைக்கிள் ஓடும்போது எழும்பும் ஓசையைவிட அதிகம்.

ஏப்பம், வாயு, வாய்வு, கேஸ் இவை எல்லாமே ஒன்றுதான். இயற்கையானதுதான். ஏப்பத்தை மருத்துவ பாஷையில் 'Eructation' என்போம். ஏப்பத்தில் காற்றுதான் வெளியேறுகிறது.

அந்தக் காற்று எப்படி உள்ளே போகிறது?

நாள் முழுக்க நாம் பல்வேறு அன்றாடச் செய்கைகளில் காற்றை வயிற்றுக்குள் விழுங்குகிறோம். குடிக்கிறோம். இரவில் வாயைத் திறந்துகொண்டு தூங்கும்போது காற்றைக் குடிக்கிறோம். பகலில் வேகவேகமாக பேசும்போது காற்றை விழுங்குகிறோம். சாப்பிடும்போது காற்றும் சேர்ந்தே உள்ளே போகிறது.

சூயிங்கத்தை வெறும் வாயில் போட்டு மெல்லும்போது, ஸ்ட்ரா போட்டு ஜூஸ் குடிக்கும்போது, அவசரமாக உணவை அள்ளி வாய்க்குள் திணிக்கும்போது, தண்ணீரை உறிஞ்சி குடிக்கும்போதெல்லாம் தெரிந்தோ தெரியாமலோ காற்றையும் சேர்த்துத்தான் குடிக்கிறோம்.

காற்றை நாம் கொஞ்சம் கொஞ்சமாக விழுங்குகிறோம். அது வயிற்றினுள் போய்ச் சேர்ந்து, கடைசியில் வாயுவாக, ஏப்பமாக வாய்வழியாக வெளியேறுகிறது.

நன்றாக சாப்பிட்டு முடித்த பின்பு வரும் ஏப்பம் இருக்கிறதே, அது சுகமானது. திருப்தியாக சாப்பிட்டோம் என்கிற சந்தோஷத்தையும், செரிமானத்தில் எந்த பிரச்சினையும் ஏற்படாது என்கிற திருப்தியையும் மனதுக்குத் தரும். சிலருக்குச் சாப்பிட்டவுடன் ஏப்பம் வரவில்லை என்றால் திக்குமுக்காடிப்போய்விடுவார்கள்.

'அய்யோ, வயிறு கல்லு மாதிரி இருக்கே. நெஞ்சு கனமா இருக்கே. ஒரு ஏப்பம் வந்துட்டா நல்லா இருக்கும்.. வரமாட்டேங்குதே! சோடா கொண்டுவாங்க, ஓம வாட்டர் கொண்டுவாங்க..' என்று ஊரையே கூட்டிவிடுவார்கள்.

மனிதர்களைப் போலவே, தாவரங்களை மட்டுமே சாப்பிடும் அநேக விலங்குகளும் ஏப்பம் விடுவதுண்டு. விலங்குகள் வெளிவிடும் ஏப்பத்தில் 'மீத்தேன்' வாயு இருக்கும். இது விஷத்தன்மை வாய்ந்தது.

நீங்கள் என்ன மாதிரியான காற்றைக் குடித்திருக்கிறீர்கள் என்பதைப் பொறுத்துத்தான், உங்களது ஏப்பத்தில் என்னவிதமான 'கேஸ்' வெளிவருகிறது என்பது தெரியவரும். நீங்கள் சோடா மற்றும் கார்பனேட்டட் குளிர்பானங்கள் குடித்தீர்கள் என்றால், உங்களது ஏப்பத்தில் கார்பன் டை ஆக்ஸைடு (CO_2) கேஸ் வெளிவரும். நீங்கள்

வெளிக்காற்றைக் குடித்திருக்கிறீர்கள் என்றால் உங்களது ஏப்பத்தில் நைட்ரஜன் மற்றும் ஆக்ஸிஜன் இரண்டும் சேர்ந்து வெளிவரும்.

சாப்பிட்ட பிறகு 3 அல்லது 4 தடவை ஏப்பம் வந்தால், அது ஒரு பொருட்டில்லை. நிறைய பேர் ஒரு நாளைக்கு 6 முதல் 20 தடவை ஏப்பம் விடுவதுண்டு. இதை நினைத்தும் பயப்படத் தேவையில்லை.

பெரியவர்களைவிட, குழந்தைகள் நிறைய தடவை ஏப்பம் விடுவார்கள். காரணம், அவர்கள் நிறைய காற்றை தெரியாமலேயே விழுங்குவார்கள். அவர்கள் நேராக உட்காருவதில்லை என்பதால் அவர்களுக்குக் காற்றை வெளியேற்றத் தெரியாது.

வீட்டிலுள்ள பெரியவர்கள் குழந்தைகளுடன் விளையாடுகிறோம் என்று நினைத்துக்கொண்டு, சின்னக் குழந்தைகளை வேகமாக ஓடும் ஃபேன் எதிரே நிற்க வைப்பார்கள். காற்று வேகமாக வாயில் படுகிற மாதிரி மோட்டார் சைக்கிளில் ஏற்றிச் செல்வார்கள். வேகமாக காற்று குழந்தையின் முகத்தில் படும்போது அதைச் சமாளிக்க முடியாமல் குழந்தை திணறும். இது விளையாட்டு விஷயம் அல்ல! கவனிக்கத்தகுந்தது.

குழந்தைகள் சரியான அனுபவம் இல்லாததால், அதிகமான அளவு காற்றைக் குடித்துவிடுகிறார்கள். அதனால்தான், குழந்தைகளுக்கு பால் கொடுத்து முடித்தவுடன், தோளில் போட்டு நேராக வைத்துக்கொண்டு, முதுகில் தட்டியும், தடவியும் கொடுக்கிறோம். அப்போது கேஸ் வயிற்றின் மேல்பகுதிக்கு வந்து, வாய் வழியாக வெளியேறும். அப்போது குழந்தையின் நெஞ்சில் இருந்து 'கடக்' என்கிற சத்தம்கூட வரும். தாய்மார்கள் அதன் பின்புதான் 'அப்பாடா, இப்பதான் பால் இறங்கிச்சு..' என்று நிம்மதிப் பெருமூச்சுவிடுவார்கள். குழந்தையும் அதன் பின்புதான் இயல்புக்கு வந்து சிரிக்கும்.

வயிற்றினுள் போய்ச்சேர்ந்த காற்று, வாய் வழியாகவோ, ஆசன வாய் வழியாகவோ (மேலோ அல்லது கீழோ) வெளிவந்துதான் ஆகவேண்டும். மேல் வழியாகவோ, கீழ் வழியாகவோ, ஒரு நாளைக்கு 10 முதல் 20 தடவை காற்று இயற்கையாகவே வெளியேறிக்கொண்டிருக்கும். அது கவலைக்குரியதல்ல! சிலர் இதை அசவுகரியமாகவும் அசிங்கமாகவும் எடுத்துக்கொள்கிறார்கள்.

வெளிநாடுகளில் ஏப்பம் விடுவதென்றால், வாயை முழுவதும் திறந்து, ஆ, ஊ என்றெல்லாம் கத்தி, பலபேர் முன்னிலையில் ஓசை எழுப்பமாட்டார்கள். ஏப்பம் வருகிறதென்றால், வாயை கையை வைத்தோ

> கார்போஹைட்ரேட் சத்து அதிகமுள்ள உணவுப்பொருட்களை நிறைய சாப்பிட்டால் அதிக அளவில் வாயு உருவாகும். புரோட்டினும், கொழுப்பும் குறைந்த அளவே வாயுவை உருவாக்கும். ஒருவருக்கு வாயுவை உருவாக்கும் உணவுப் பொருட்கள் எல்லோருக்கும் வாயுவை உருவாக்கும் என கூறமுடியாது.
>
> முள்ளங்கி, பீன்ஸ், ப்ராக்கோலி, காலிபிளவர், முட்டைகோஸ், வெங்காயம், காளான், ஆர்டிசோக், பேரிக்காய், ஆப்பிள், கோதுமை (முழுதானியம்), சோடா, மொச்சை, பட்டாணி, பருப்பு, பயறு, சோயாபீன்ஸ், முந்திரி, வாழைக்காய், உருளைக்கிழங்கு, சேனைக்கிழங்கு, மரவள்ளிக்கிழங்கு, சர்க்கரைவள்ளிக் கிழங்கு, சாக்லேட், முட்டை, பால், பாலில் தயாரிக்கப்பட்ட பொருட்கள், கேக், பிஸ்கெட், பால்கோவா, பாப்கார்ன், ஐஸ்கிரீம், யோகர்ட், சான்ட்விச், ப்ரூன்ஸ் பழம் போன்றவை எல்லாம் பொதுவாக வாயுவை அதிகம் உருவாக்குவதாகும்.
>
> 'நாங்கள் வழக்கமாக சாப்பிடும் உணவுகளில் பெரும்பாலானவற்றின் பெயரைக்கூறி, அவை எல்லாம் வாயுவை உருவாக்கும் தன்மை இருப்பதாக கூறிவிட்டீர்கள்! அப்படியானால் நாங்கள் எதைதான் சாப்பிடுவது?' என்று நீங்கள் கேட்பது எனக்குப் புரிகிறது.
>
> பெரும்பாலானவைகளில் வாயு தொந்தரவுக்கான வாய்ப்பு இருப்பதால், அவற்றை எல்லாம் சாப்பிடாதீர்கள் என்று சொல்லவில்லை. அளவோடு சாப்பிடுங்கள் என்றுதான் சொல்கிறேன்.

அல்லது கைக்குட்டையை வைத்தோ மறைத்துக்கொண்டு கொஞ்சமாக வாயைத் திறந்து, மெதுவாக ஏப்பத்தை வெளியேற்றுவார்கள். ஏப்பம் வந்து முடிந்தவுடனேயே 'Excuse me' (அதாவது 'தயவு செய்து தவறாக எடுத்துக்கொள்ளாதீர்கள்') என்று சொல்லவும் செய்வார்கள், இதுதான் ஏப்பம் விடுவதற்கான சரியான வழி என்று அவர்கள் நினைக்கிறார்கள்.

அதிக சத்தத்துடன் ஏப்பம் விட்டால் அநாகரிகமாகவும், தவறாகவும், இங்கிதம் தெரியாதவர்களாகவும் முடிவு பண்ணிவிடுகிறார்கள். எனவே நம்மூரில் உள்ளவர்களும் இனிமேல் ஏப்பம் விடும்போது, மேற்சொன்ன முறைகளைக் கடைப்பிடிக்க முயற்சி செய்யவும்.

உணவுக்குழாயின் மேல் பகுதியாகிய தொண்டை பாகத்தில், ஒரு மூடி போன்ற தசை (Sphincter) இருக்கிறது. இந்த தசை, ஏப்பம் விடும்போது

வருகின்ற காற்றின் வேகத்தில் அதிர்கிறது. இந்த அதிர்வினால்தான் சத்தம் வருகிறது.

வயிற்றில் கேஸ் உருவாகுவதையும் தவிர்க்க முடியாது. வெளியேறுவதையும் தவிர்க்க முடியாது. அடக்க முயற்சித்தால் நமது ஆரோக்கியத்திற்குதான் பிரச்சினை ஏற்படும்.

வாய் வழியாக உள்ளே செல்லும் காற்று மூலம் கேஸ் உருவாகுவது தவிர, வயிற்றிலேயும் கேஸ் உண்டாகிறது. குடலிலுள்ள நல்ல பாக்டீரியாக் கிருமிகளின் செயல்பாடுகளினால் வயிற்றில் கேஸ் உண்டாகும். அதே மாதிரி, நாற்றமடிக்கும் கேஸ் எல்லாமே குடலிலுள்ள பாக்டீரியாக்கள் உற்பத்தி செய்யும் நைட்ரஜன் சல்பைடு வாயுவினால் உருவாகிறது. சில நேரங்களில் அதிக அளவில் கேஸ், நாற்றத்துடன் வெளியானால், அது வயிறு மற்றும் குடல் சம்பந்தப்பட்ட நோய்க்கான அறிகுறியாகக்கூட இருக்கலாம்.

வயிற்றில், இரைப்பையில், குடலில் கேஸ் சேரச் சேர, வயிற்றுக்குள் கயிறை வைத்து இறுக்கிக் கட்டினாற்போன்ற அழுத்தம் ஏற்படும். வயிறு வீங்கும். கையை வைத்து அமுக்கிப் பார்த்தால், கல் மாதிரி இருக்கும். சிலருக்கு வயிறு பெரிதாக ஊதாமல், உள்ளே சேர்ந்திருக்கும் கேஸ், மேலாக இரைப்பைக்கு வந்து, நெஞ்சிலுள்ள உணவுக்குழாய்க்கு வந்து, வாய் வழியாக வெளியேறும்.

சில நேரத்தில் ஏப்பம் ஒருவித வாசனையோடு வெளிவரும். இது அவர்கள் கடைசியாக சாப்பிட்ட உணவு, பானம் முதலியவற்றின் வாசனைதான். பயம் வேண்டாம்.

பித்தப்பையில் பிரச்சினை, வயிற்றில் புண் இருந்தால் ஏப்பம் வருவது அதிகமாகும். சில நேரம் ஏப்பம் அதிகமாக வந்தால், ‘அந்த நபருக்கு நெஞ்சு வலி வந்திருக்கிறது. இருதயத்தில் ஏதோ பிரச்சினை’ என்றுகூடக் கருதலாம்.

அப்படிப்பட்ட தருணத்தில், நெஞ்சு வலியினால் மார்பு இறுக்கமாக இருக்கிறதா?

கேஸ் சரியாக வெளியேறாததால், மார்பு இறுக்கமாக இருக்கிறதா?

.. என்கிற இருவிதமான கேள்விகள் எழும்.

இதற்கு பொதுமக்களால் எளிதாக விடைகாண முடியாது. ஏனென்றால், இரண்டின் அறிகுறிகளும் ஒன்றுபோல்தான் இருக்கும்.

கேஸ் வெளியேறிய பின்பும், மார்பு இறுக்கமாக இருக்கிறதென்றால், உடனே இருதய சிகிச்சை நிபுணரை அணுக வேண்டும்.

இவ்வளவு பிரச்சினைகள் இருப்பதால், வயிற்றில் அதிக வாயு சேராமல் தவிர்க்க முடியுமா?

முடியும்! எப்படி?

வாயுத் தொந்தரவு என்பது எல்லோரையும், ஏதாவது ஒருகட்டத்தில் வாட்டிவிடவே செய்கிறது. நமது உடல் இயக்கம் பற்றி புரிந்தால்தான், நாம் வாயு தொந்தரவு பற்றி விளக்கமாக உணர்ந்துகொள்ள முடியும்.

நமது உணவுக்குழாய் மென்மையான தசைகளாலானது. அது வாயில் ஆரம்பித்து, ஆசன வாய் வரைக்கும் உடல் முழுக்க பரந்திருக்கிறது. மேலிருந்து கீழ்வரையுள்ள உணவுக்குழாயில் வாயு நிரம்பியிருக்கிறது. அது உடலைவிட்டு ஏப்பமாக, மேலே வெளியேறுகிறது. காற்றாகக் கீழே பிரிந்து வெளியேறுகிறது.

நாம் மேல்வழியாக வெளியேற்றும் வாயுவில் கார்பன் டை ஆக்ஸைடு, ஆக்ஸிஜன், நைட்ரஜன், ஹைட்ரஜன் போன்றவை இருக்கின்றன. சில நேரங்களில் மீத்தேன்கூட இருக்க வாய்ப்புண்டு. கீழ் வழியாக வெளியேறும் காற்றில் (Flatus) சில நேரங்களில், சல்பைடும் சேர்ந்திருக்கலாம். கீழ் வழியாக வெளியேறும் காற்றில் சல்பைடு அதிகமாகச் சேர்ந்துவிட்டால், அது நாற்றத்தை உண்டாக்கிவிடும். இறைச்சியும், கொழுப்புச்சத்தும் நிறைந்த உணவுகளும் அதிக வாயுத் தொந்தரவை உண்டுபண்ணுவதில்லை. அரிசி சாதமும் அதிக வாயு தொந்தரவை தருவதில்லை. சாதத்தோடு சேர்க்கப்படும் பருப்பு சாம்பார், உருளைக்கிழங்கு வறுவல் போன்றவைகளால்தான் வாயுத் தொந்தரவு உருவாகும்.

இரைப்பையும், சிறுகுடலும் நாம் சாப்பிடும் எல்லா வகையான உணவுகளையும் சுத்தமாக, முழுவதுமாக ஜீரணம் செய்து விடுவதில்லை. அதிலும் குறிப்பாக சர்க்கரைச் சத்து, நார்ச்சத்து, ஸ்டார்ச் சத்து அடங்கிய கார்போஹைட்ரேட் (மாவுச்சத்து) உணவுப் பொருட்கள் சரிவர இரைப்பையிலும், சிறு குடலிலும் செரிக்கப்படுவதில்லை. இப்படி சரியாக ஜீரணம் ஆகாத உணவுப் பொருட்கள், சிறுகுடலைவிட்டு நகர்ந்து அதற்கு அடுத்தபடியாக உள்ள பெருங்குடலுக்குள் சென்று விடுகின்றன.

பெருங்குடலில் ஏற்கெனவே இருந்துவரும் நல்ல பாக்டீரியாக்களுடன்

இந்த செரிக்காத கார்போஹைட்ரேட் உணவுப்பொருட்கள் சேர்ந்து, நன்றாக சிதைக்கப்படுகிறது. இவ்வாறு சிதைக்கப்படும்போது, பெருங்குடலில் ஹைட்ரஜன் வாயுவும், கார்பன் டை ஆக்ஸைடு வாயுவும் வெளியாகிறது.

குடலில் நல்ல பாக்டீரியாக்கள் நிறைய இருக்கும்போது, கெட்ட பாக்டீரியாக்களும் கொஞ்சமாவது இருக்குமல்லவா! அந்தச் சில கெட்ட பாக்டீரியாக்கள் பெருங்குடலில் வெளியாகும் ஹைட்ரஜன் வாயுவை உள்ளே இழுத்து அதனுடன் சேர்ந்து மீத்தேன் வாயு அல்லது ஹைட்ரஜன் சல்பைடு வாயுவை உருவாக்குகிறது. இந்த ஹைட்ரஜன் சல்பைடு வாயுதான் நாற்றத்துடன் ஆசனவாய் வழியாக வெளியேறுகிறது.

32 சதவீதம் பேருக்கு மூச்சுவிடும்போது, மீத்தேன் வாயு வெளியாவதாக ஆராய்ச்சிகள் தெரிவிக்கின்றன. நிறைய பேருக்கு குடலில் மீத்தேன் வாயு உருவாகுவதாகவும் ஆராய்ச்சிகள் தெரிவிக்கின்றன. ஆனால், இந்த மீத்தேன் வாயு மிகமிகக் குறைவான அளவில் இருப்பதால் கண்டுபிடிக்க முடிவதில்லை. மலச்சிக்கலினால் கஷ்டப்படுகிறவர்களுக்கு மீத்தேன் வாயு அதிகமாக உருவாக வாய்ப்புள்ளதாக ஆராய்ச்சிகள் தெரிவிக்கின்றன.

பொதுவாக சிறு குடலில் சில வகை பாக்டீரியாக்கள் உயிர்வாழும். எப்போதாவது சூழ்நிலைகளைப் பொறுத்து பாக்டீரியாக்களின் வகை அதிகரித்துவிடும். அப்போது, நல்ல பாக்டீரியாக்களைவிட, கெட்ட பாக்டீரியாக்கள் அதிகரித்துவிடும். அவைதான் அதிக அளவில் வாயுவை குடலில் உற்பத்தி செய்கிறது. பேதியையும் உருவாக்குகிறது. உடல் எடையையும் குறைக்கின்றன.

சிறுகுடலில் அதிக அளவில் கெட்ட பாக்டீரியாக்கள் உருவாகுவதற்கு பெரும்பாலும் குடலில் ஏற்படும் நோய்கள்தான் காரணம். சர்க்கரை நோய் இருப்பவர்களுக்கு கெட்ட பாக்டீரியாக்கள் அதிகமாக உருவாகும்.

எண்ணெயில் மூழ்கி வந்த உணவுகள் வாயுவை அதிகப்படுத்தும். ஆவியில் தயாரித்த உணவுகள் மிகமிக நல்லது. சாப்பிடும்போது பேசக்கூடாது. தண்ணீர் குடிக்கும்போதும் பேசக்கூடாது. சாப்பிடுவதையும், குடிப்பதையும் நிதானமாக, ரசித்துச் செய்ய வேண்டும். ஒரு உருண்டை சாதத்தை வாயில்போட்ட பிறகு, அதை நன்றாக மென்று, விழுங்கி, வாயிலிருந்து அதைக் காலி பண்ணிய பிறகுதான் அடுத்த உருண்டையை வாயில் போடவேண்டும். அவசரம் காட்டக் கூடாது. அள்ளித் திணிக்கவும் கூடாது.

உங்களுக்கு பிடித்த உணவென்று சில இருக்கும். அதன் ருசிக்கு நீங்கள் அடிமையாகிப்போய் இருக்கலாம். ஆனால், அவற்றால் நீங்கள் வாயுத் தொந்தரவுக்கு உட்பட்டு அவஸ்தையை அனுபவித்துக்கொண்டும் இருக்கலாம்.

இப்படிப்பட்டவர்கள் அதே உணவுப் பொருட்களைச் சாப்பிட ஒரு வழி இருக்கிறது. அந்த உணவுகளை முதலில் அடையாளம் காணுங்கள். பின்பு அவற்றைச் சமைக்கும் முறையை மாற்றி, ஆவியில் வேகவைத்து சாப்பிடுங்கள். அப்படிச் சாப்பிட்டால் வாயுத் தொந்தரவு குறையும். நீங்கள் விரும்பிய உணவைச் சாப்பிட்ட திருப்தியும் கிடைக்கும்.

ஒரே சமயத்தில் அதிகமான அளவில் சாப்பிட்டு வயிற்றை 'ஓவர் லோடு' ஆக்கி ஜீரணத்தை திக்குமுக்காடச் செய்யாதீர்கள். அளவோடு சாப்பிடுங்கள்.

வயிற்றை ஒரேயடியாக அமுக்கும் மிக இறுக்கமான பேண்ட், பெல்ட் போன்றவைகளை அணியாதீர்கள். வயிற்றை கொஞ்சம் விட்டுப்பிடியுங்கள். சாப்பிட்டவுடன் படுக்காதீர்கள். சாப்பிட்ட பின்பு ஜாலியான, மெதுவான 5 நிமிட நடை நல்லது.

சர்க்கரை மற்றும் இனிப்பான பொருட்களை அடிக்கடி சாப்பிடுவதைத் தவிருங்கள். பாட்டிலில் அடைத்து வைக்கப்பட்டிருக்கும் குளிர்பானங்கள் (கார்போனேட்டட் பானங்கள்) அனைத்துமே வாயுத் தொல்லையை ஏற்படுத்தும்.

சூயிங்கத்தை வாயில் போட்டு ரொம்ப நேரம் மென்று கொண்டிருக்கும்போது அதிக அளவு காற்று வாயின் வழியாக உடலில் நுழைந்து வாயுப் பிரச்சினையை உண்டாக்கும்.

வாயு தொந்தரவு இருப்பவர்கள் தினமும் நிறைய தண்ணீர் பருக வேண்டும். 3 லிட்டருக்குக் குறையாமல் குடிக்க வேண்டும். அதிகமாக தண்ணீர் குடிப்பதால், உடலிலுள்ள கழிவுகள் உடலைவிட்டு வெளியேறுவதோடு, இரைப்பையிலிருந்து வாயுவும் வெளியேறும்.

அதிக அளவில் கொழுப்பு நிறைந்த உணவுகளை சாப்பிடுவது உடலுக்கு இரண்டு விதங்களில் தொந்தரவு தரும். ஜீரணம் தாமதப்படும். வயிறு சுத்தமாவதும் மந்தமாகும். இதனால் வயிற்று பிரச்சினை ஏற்பட்டு, வயிறு வீங்கும்.

இரைப்பையிலிருந்து சிறு குடல், பெருங்குடல் வழியாக வாயு சீராக வெளியே சென்றுவிட்டால், வலியோ, வீக்கமோ ஏற்படாது. வாயு சரியாக வெளியேறாமல் இருப்பதுதான் பெரும்பாலும் வயிற்று பிரச்சினைகள் அனைத்துக்கும் காரணம்.

நீங்கள் வாயுத் தொந்தரவால் அவதிப்பட்டுக்கொண்டிருக்கிறீர்கள் என்றால், மூன்று விதமான காரணங்களால் அந்தத் தொந்தரவு உங்களுக்கு ஏற்பட்டிருக்கும்.

ஒன்று: வாய் வழியாக வெளியேற வேண்டிய காற்று அதாவது ஏப்பம், சரியாக வெளியேறாமல் இருப்பது.

இரண்டு: குடலில் இருந்து ஆசனவாய் வழியாக வெளியேற வேண்டிய வாயு, சரியாக வெளியேறாமல் இருப்பது.

மூன்று: வயிற்றில் அதிகமாக வாயு சேர்ந்து மேலேயும் போகாமல், கீழேயும் போகாமல், வயிற்றிலேயே சேர்ந்திருந்து வயிற்றை வீங்கச்செய்வது. இதனை நாம் வயிறு வீக்கம் (Bloating) என்று கூறுவோம்.

நாம் அனைவரும் தினமும் சராசரியாக 1 முதல் 4 பைன்ட் வாயுவை வெளியேற்றுகிறோம். (1 பைன்ட் என்பது சுமார் 1/2 லிட்டர் அளவாகும்). உள்ளே போன காற்றும், உருவாகும் காற்றும் இந்த அளவுக்கு வெளியே போனால்தான் நம்மால் உருப்படியாக செயல்படமுடியும்.

வாயுத் தொந்தரவு இருப்பவர்கள் தங்கள் உணவுப் பழக்கத்தில் அதிக கவனம் செலுத்தவேண்டும். சாப்பாட்டின் அளவு முக்கியம். அதிக சுவையாக இருக்கிறது என்பதற்காக, அளவை மீறி சாப்பிட்டுவிடக்கூடாது. உணவுக்கட்டுப்பாட்டிற்கு உறுதுணையாக இருப்பது மனக்கட்டுப்பாடு. 'எனக்கான உணவு இவ்வளவுதான். அளவோடு நான் சாப்பாட்டை நிறுத்திக்கொள்வேன்' என்ற முடிவில் எல்லா நேரமும், எல்லா சூழ்நிலைகளிலும் உறுதியாக இருங்கள்.

நாம் பெரும்பாலும் ஒரே உணவை சாப்பிடுவதில்லை. ஒன்றோடு ஒன்றை கலந்து சாப்பிடும் பழக்கம் நம்மிடம் உண்டு. இப்படி சேர்க்கப்படும் உணவுகளில் பொருந்தாதவை நிறைய உண்டு. அப்படிப்பட்ட பொருந்தாத உணவுகளைச் சேர்த்து சாப்பிட்டுவிட்டால் அது வாயுத் தொந்தரவை ஏற்படுத்திவிடும்.

உதாரணத்திற்கு, புரோட்டின் சத்துள்ள உணவுப்பொருளையும், பழங்களையும் ஒன்றாகச் சேர்த்துச் சாப்பிட்டால் அதிக வாயு உண்டாகும். இதேமாதிரி ஸ்டார்ச் சத்து அதிகமாக உள்ள உணவுப்பொருளையும்,

புரோட்டின் சத்துள்ள உணவுப் பொருளையும் ஒன்றாகச் சேர்த்துச் சாப்பிட்டால், அதிக வாயு உண்டாகும். இந்த கலப்பட உணவினால் ஏற்படும் வாயு பிரச்சினை ஒவ்வொருவருக்கும் மாறுபடலாம். மேலும், இதையும், அதையும் சேர்த்துச் சாப்பிட்டால், வாயு உண்டாகும் என்பதை அன்றாட அனுபவத்தின் மூலம், அவரவர்களே கண்டுபிடித்துவிடலாம்.

எதை சேர்த்து சாப்பிட்டால் நமக்கு ஒத்துக்கொள்ளாது, எதை சாப்பிட்டால் வாயு பிரச்சினை உண்டாகும் என்பதை கண்டுபிடித்து தெரிந்துகொண்டு, அவற்றை நிரந்தரமாகவே சேர்த்துச் சாப்பிடாதீர்கள்.

சிலவித காய்கறிகளில் ரசாயனப் பொருட்கள் இருக்கின்றன. சமைக்கும்போது பெரும்பாலும் அவை வெளியேறிவிடும். அவை வெளியேறாமல், அப்படியே வயிற்றுக்குள் போனால் கண்டிப்பாக வாயு பிரச்சினையை உண்டுபண்ணும்.

நமது அன்றாட உணவுப் பழக்கத்தில் சிலர் அவர்களாகவே சில தவறான முன்னுதாரணங்களை ஏற்படுத்திக்கொள்கிறார்கள். அதாவது, சாப்பிடும்போதே தண்ணீரையும் சேர்த்து அவ்வப்போது குடித்துக்கொண்டே இருப்பார்கள். 'ஏன் அப்படி குடிக்கிறீர்கள்?' என்று கேட்டால், 'குறைவாக சாப்பிட அவ்வாறு செய்துகொண்டிருக்கிறேன்' என்று பதில்சொல்வார்கள்.

அது உண்மை அல்ல!

சாப்பாட்டோடு சேர்த்து தண்ணீர் குடித்தால், இரைப்பையிலுள்ள ஜீரணத்திற்குப் பயன்படும் அமிலங்கள் எல்லாம் நீர்த்துப்போய்விடும். அதனால், ஜீரணம் மந்தமாகும். சாப்பிட்ட உணவு செரிமானம் ஆகாத நிலை உருவாகும். இது பல்வேறு விதமான வயிற்று உபாதைகளுக்கு வழியை உருவாக்கிவிடும்.

சரி! சாப்பிட்ட பின்பு எப்போதுதான் தண்ணீரை குடிப்பது? என்று, நீங்கள் கேட்பது புரிகிறது.

சாப்பிட்ட உணவு நன்கு முழுமையாக ஜீரணம் ஆக வேண்டுமென்றால், சாப்பிடுவதற்கு சுமார் அரை மணி நேரம் முன்பு தண்ணீர் குடியுங்கள். சாப்பிடுவதற்கு முன்பு தொண்டை வறண்டிருந்தாலோ, சாப்பிடும்போது விக்கல் ஏற்பட்டாலோ, அதிக அளவில் தண்ணீர் குடிக்காமல், சில மடக்குகள் மட்டும் பருகுங்கள்.

சாப்பிடும்போதோ, தண்ணீர் குடிக்கும்போதோ அவசரம்காட்டாதீர்கள். நிதானமாக அதைச் செய்யுங்கள். நிதானமில்லாமல் அவசர அவசரமாக

நீங்கள் சாப்பிட்டாலோ, எதையாவது பருகினாலோ அதிக அளவு காற்று உங்கள் வயிற்றுக்குள் சென்றுவிடும். அதனால் வாயு பிரச்சினை உண்டாகும்.

நன்றாக ஜீரணம் ஆவதற்கு உபயோகப்படக்கூடிய என்ஸைம்கள் பல்வேறு பெயர்களில் மருந்துக் கடைகளில் கிடைக்கின்றன. சரியாக ஜீரணம் ஆகவில்லை என்று உங்களுக்குத் தோன்றினால், இந்த "ஜீரண என்ஸைம் மாத்திரைகளை" (Digestive Enzymes) வாங்கிச் சாப்பிடலாம். ஆனால், ஒன்றை ஞாபகம் வைத்துக்கொள்ளுங்கள். நார்ச்சத்தினாலோ, சர்க்கரைச் சத்தினாலோ உண்டாகும் அதிக வாயுவை, இந்த என்ஸைம் மாத்திரைகளால் சரிபண்ண முடியாது. நீங்கள் எந்த மாத்திரைகளை வாங்கிச் சாப்பிடுவதாக இருந்தாலும் உங்கள் குடும்ப டாக்டரிடம் ஆலோசனையை பெற்றுக்கொள்ளுங்கள்.

ஸார்பிடால் (Sorbitol) என்று அழைக்கப்படும் 'இனிப்பு ஊட்ட ரசாயனப் பொருள்', வாயுவை அதிகமாக உருவாக்கும். கடைகளில் நாம் வாங்கிச் சாப்பிடும் எந்த உணவுப்பொருட்களில் இந்த ஸார்பிடால் இருக்கிறது? எதில் இல்லை? என்பது நமக்குத் தெரியாது. நம்மால் கண்டுபிடிக்கவும் முடியாது. அதனால், வாயுத் தொந்தரவில் இருந்து விடுபட, கடைகளில் இனிப்பு உணவுப் பொருட்களை வாங்கிச் சாப்பிடுவதை தவிர்த்திடுங்கள் அல்லது குறைத்திடுங்கள். குளிர்பானங்களையும் குடிக்காமல் இருப்பது நல்லது.

பால் மற்றும் பால் சம்பந்தப்பட்ட உணவுப் பொருட்களில் 'லேக்டோஸ்' (Lactose) என்கிற 'இனிப்புப் பொருள்' இருக்கிறது. இந்த இனிப்புப் பொருள் சிலருக்கு ஒத்துக்கொள்ளாது. ஜீரணமே ஆகாது. பாலிலுள்ள 'லேக்டோஸ்' இனிப்புப் பொருள் ஒத்துக்கொள்ளாமல், வாயு பிரச்சினையால் அவதிப்படுபவர்கள் நிறையபேர் இருக்கிறார்கள். எதனால் வாயு உண்டாகிறது என்று கண்டுபிடிக்க முடியாமல் கஷ்டப்படுபவர்கள், பால் பொருட்களை நிறுத்திப் பாருங்கள். வாயு உண்டாகவில்லை என்றால், கண்டிப்பாக உங்களுக்கு பால் மற்றும் பால் பொருட்கள் ஒத்துக்கொள்ள வில்லை என்றுதான் அர்த்தம்.

குடல் புற்றுநோய் (Colon Cancer) அதிக வாயுவை உண்டுபண்ணும். எப்பொழுதாவது ஏப்பம் விடுவது பிரச்சினை இல்லை. ஆனால், அடிக்கடி ஏப்பம் விட்டுக்கொண்டிருந்தால், அது நிச்சயமாக பிரச்சினைதான்.

வாயு பிரச்சினை இருப்பவர்கள் வயிற்றுக்கோளாறு, அமீபியாஸிஸ் நோய், 'H Pylori' நோய், குடற்புண் முதலியவை வராமல் பார்த்துக்கொள்வது நல்லது.

> குடல்களில் உருவாகும் வாயுக்கள் ஓரளவு, ஏப்பம் மூலமாக இரைப்பையை விட்டு வெளியாகிறது. மீதி இருக்கும் வாயு இரைப்பையிலிருந்து கீழே சிறுகுடலுக்குள் செல்கிறது. சிறுகுடலில் ஓரளவு வாயு கரைந்து குறைந்துவிடுகிறது. குடலில் இருக்கும் வாயுவில் சிறிதளவு, ரத்தக் குழாய்கள் வழியாக உள்ளே உறிஞ்சப்பட்டு ரத்தத்தில் கலந்து, ரத்தக்குழாய்கள் மூலமாக நுரையீரலுக்கு வந்து நாம் வெளிவிடும் மூச்சுக்காற்று மூலமாக வெளியேறுகிறது. இதெல்லாம் போக மீதி இருக்கும் வாயு பெருங்குடல் வழியாக ஆசனவாய் சென்றடைந்து அங்கிருந்து வெளியேறுகிறது.

'நெஞ்சு குத்துது. நெஞ்சு வலிக்குது.. நெஞ்சு எரியுது.' என்று பலர் பலவிதமாக கத்துவதையும், கதறுவதையும் பார்க்கிறோம். நெஞ்சுப் பகுதியில் காற்று நிரப்பப்பட்ட நுரையீரல் இரண்டு பக்கமும் இருப்பதால், வாயுப் பிரச்சினையால் அவ்வாறு ஏற்படலாம். சிலபேருக்கு நெஞ்சுப் பகுதியில் எரிச்சல் உணர்வும், வயிற்று வலியும் ஏற்படும். வயிற்றில் இரைச்சலும், 'கடமுட' என்ற சத்தமும் ஏற்படும்.

வாயு உடலைவிட்டு வெளியேறாத நிலையில் வயிறு உப்பி, உட்பகுதியை அழுத்த ஆரம்பித்துவிடும். அப்போது குடலைப் பெருக்கச் செய்து வலியுணர்வை ஏற்படுத்தும். வயிற்றிலுள்ள மிகச்சிறிய நரம்புகள் புடைத்துக் கொள்ளும். வாயுவானது, வயிற்றின் மேல்பகுதிக்கு வரும்போது 'டயாப்ரம்' (DIAPHRAGM) என்று சொல்லக்கூடிய உதரவிதானத்தை அழுத்தும். உதரவிதானம் மேல் நோக்கி அழுத்திய நிலையில் அப்படியே நின்று கொள்ளும். அப்போது நெஞ்சில் இறுக்கமான உணர்வு ஏற்படும். நெஞ்சு படபடப்பு, அடிக்கடி முகம், கை, கால்களில் வியர்ப்பது, இருதயத்தில்

குத்துவது போன்றதொரு வலி, இவை எல்லாம் சேர்ந்து 'ஹார்ட் அட்டாக்' (Heart attack) வந்துவிட்டதோ என்று எண்ணி பயந்து விடுவதும் உண்டு. இவை தற்காலிக வாயுக் கோளாறினால் ஏற்படும் விபரீதங்களே.

நாள்பட்ட மலச்சிக்கல், அஜீரணம் இவைகளால் வேறு சில அறிகுறிகளும் உடலில் தோன்றுவதுண்டு. குடலில் தேங்கிப்போன வாயுவானது, நரம்புகள் மூலம் மிகுதியாக அழுத்தப்பட்டு உடலின் பல பகுதிகளையும் சென்று தாக்க ஆரம்பிக்கிறது. நீடித்த ஒற்றை தலைவலி,

தலைச்சுற்றல், கண் பார்வை மங்கல், நரம்புத் தளர்ச்சி, தூக்கக் குறைவு, பிடரி, கழுத்து, முதுகு, தோள்பட்டை, இடுப்பு முதலிய இடங்களில் மாறுபட்ட வலி உணர்வு, மூட்டுக்களில் வலியோடு சேர்ந்த வீக்கம், வறட்டு இருமல் போன்ற அனைத்துக்கும் பல்வேறுபட்ட வாய்வுகளே காரணம் என்பது அனுபவம் கூறும் உண்மை.

மூளையின் நரம்புகளுக்குக் கட்டுப்பட்டே, வயிறு தன் இயக்கத்தை நடத்துகின்றது. வயிற்றில் ஏதாவது பிரச்சினை என்றால் மூளையும் சோர்வடைந்து விடும் என்பதை அனுபவரீதியாக நீங்கள் உணர்ந்திருப்பீர்கள். பல நேரங்களில் வயிற்றில் உண்டாகும் வாயு, நரம்புகளைத் தாக்கி, மூளையின் செயல்பாட்டை மாற்றி விடுவதும் உண்டு. வயிறு மட்டும் எந்தவித இடையூறுகளுக்கும் ஆளாகாமல் செயலாற்றி வருமேயானால், மேற்கூறிய எந்தச் சிரமமும் வராது. வந்தாலும் நீடிக்காது.

வாயுக் கோளாறுகளையும் அதன் காரணமாக உடலில் ஏற்படும் தீய விளைவுகளையும் தற்காலிகமாக நீக்குவதற்கு உலகில் எத்தனையோ விதமான மருந்துகள் உண்டு. அவை அவ்வப்பொழுது மட்டுமே நிவாரணம் கிடைக்கப் பயன்படும் என்றும், மருந்துகளால் நோய்க்குண்டான அடிப்படைக் காரணத்தை நீக்க இயலவில்லை என்பதையும், மருத்துவ உலகம் ஒத்துக்கொள்கிறது.

அதனால் பிரச்சினைக்குரிய உணவுகளைச் சாப்பிடாதீர்கள். சாப்பிடும்போது அவசரம் காட்டாதீர்கள். அளவோடு சாப்பிடுங்கள். வாயுத் தொந்தரவு பல்வேறு பிரச்சினைகளுக்கு காரணமாகி உங்கள் நிம்மதியைக் கெடுத்துவிடும் என்பதால் எப்போதும், அதன் மீது கவனம் காட்டுங்கள். நிம்மதியாக வாழுங்கள்.

24

வயிற்றைக் கலக்குது!

எனக்குத் தெரிந்த ஒரு தொழிலதிபர் காலையில் முக்கியமான மீட்டிங் ஒன்றில் கலந்து கொள்வதற்காக அருமையாக குளித்து முடித்துவிட்டு, சூப்பரான பேண்ட், சட்டை அணிந்து பெல்ட், டை கட்டி, கோட் எடுத்து மேலே மாட்டி அமர்க்களமாக ஆபிஸுக்குப் புறப்படுவார். காலைக் கடன்கள் எல்லாவற்றையும் 'கரெக்டாக' செய்து முடித்துவிட்டுத்தான் கிளம்புவார்.

வீட்டிலிருந்து கார், வெளியே கொஞ்சதூரம்தான் போயிருக்கும். திடீரென்று ஒரு வித்தியாசமான உணர்வு அவரின் வயிற்றில் உண்டாகும். அடுத்து, டாய்லெட் போகவேண்டும் என்ற எண்ணம் ஏற்படும். அவ்வளவுதான், காரை வீட்டுக்குத் திருப்பச் சொல்வார். அடுத்தது, டாய்லெட்டுக்குள் போய் வெளியே வந்தால்தான், அவருக்குப் பேச்சே வரும்.

இப்படி ஓர் அவஸ்தை காரில் போகும் இவருக்கு மட்டுமல்ல, ஸ்கூட்டரில் போகிறவருக்கும், பஸ்ஸில் போகிறவருக்கும், நடந்து போகிறவருக்கும்கூட ஏற்பட்டு விடுகிறது. ஜம்மென்று கிளம்பி காலை உணவு சாப்பிட்டு முடித்து, வீட்டை விட்டு வெளியே கிளம்பிய 15 நிமிடத்தில் வயிற்றைக் கலக்குவதால், அடித்துப்பிடித்து வீட்டுக்குத்

திரும்பி வந்து, டாய்லெட் போகும் பழக்கம் உள்ளவர்கள் உலகம் முழுக்க கிட்டத்தட்ட பத்து சதவீதம் பேர் இருக்கத்தான் செய்கிறார்கள்.

இந்த மாதிரி சம்பவம் ஒவ்வொருவர் வாழ்க்கையிலும் சில முறை நடந்திருக்கத்தான் செய்யும். சில பேருக்கு மாதக்கணக்கில், ஏன் ஆண்டுக்கணக்கில்கூட இருக்கத்தான் செய்கிறது. ஆண்களைவிட, பெண்களே இந்தப் பிரச்சினையினால் அதிகம் பாதிக்கப்படுகிறார்கள்.

"நேற்று வெளியில் சாப்பிட்டேன், இப்படி ஆகிவிட்டது. நேற்று காரம் அதிகம் சாப்பிட்டேன், இப்படி ஆகிவிட்டது. ஒரு புதுவகை உணவு சாப்பிட்டேன், இப்படி ஆகிவிட்டது" என்று நிறைய பேர் சொல்லக் கேட்டிருக்கலாம்.

உணவுப் பழக்கவழக்கங்களும், புது உணவு வகைகளும்தான் இம்மாதிரி வயிற்றுப் பிரச்சினை வர காரணங்களாகும். காரமில்லாமல், எண்ணெய் இல்லாமல், கொழுப்பு இல்லாமல், மசாலா இல்லாமல், ஒரே மாதிரியான உணவை ஒரே இடத்தில், அதுவும் நன்கு பழக்கப்பட்ட இடத்தில் தினமும் சாப்பிட்டுக் கொண்டிருந்தால் ஒன்றும் பண்ணாது. பிரச்சினையும் வராது.

நீங்கள் நன்றாக வயிறு நிரம்பச் சாப்பிட்டவுடனேயே உங்களின் இரைப்பை நன்கு விரிவடைகிறது. அப்போது இரைப்பையிலுள்ள நரம்புகள், இரைப்பை முழுவதுமாக நிறைந்துவிட்டது என்கிற செய்தியை பெருங்குடலுக்கு அனுப்புகிறது. பெருங்குடல் உடனே, இரைப்பையிலிருந்து வரப்போகும் உணவுக்கூழை ஏற்றுக்கொள்ள தயார் ஆகிறது.

அதனால் பெருங்குடல், தன்னிடம் தேங்கியிருக்கும் உணவுச்சக்கையை (கழிவை), வெளியே தள்ள (*Evacuation*) தயாராகிறது. உடனே, பெருங்குடலிலுள்ள தசைகள் சுருங்கி விரிய ஆரம்பிக்கிறது. இதனால் உணவுக்கழிவு (மலம்) வெளியே தள்ளப்படவேண்டிய சூழ்நிலை ஏற்படுகிறது. உடன், மலம் ஆசனவாய் வழியாக வெளியே தள்ளப்படுகிறது.

வயிற்றுக்குள் இயற்கையாக ஏற்படும் இந்தச் செயலுக்கு மருத்துவ மொழியில் '*Gastrocolic Reflux*' என்று பெயர். 'இரைப்பையை தூண்டிவிட்டு வயிற்றைக் காலி பண்ணும் செயல்' என்றுகூட இதைச் சொல்லாம்.

இதேமாதிரி "சிறுகுடலின் முதல் பகுதியை (*Duodenum*) தூண்டிவிட்டு வயிற்றைக் காலி பண்ணும் செயல்" என்று இன்னொன்றும் இருக்கிறது.

நாம் சாப்பிடும் திட, திரவ உணவுகள் அனைத்தும் வயிற்றுக்குள்ளிருக்கும் இரைப்பையில்தான் போய்ச் சேருகின்றன. மனிதனுடைய இரைப்பையின் கொள்ளளவு சராசரியாக சுமார் ஒரு லிட்டர் ஆகும். (இது கிட்டத்தட்ட ஒரு கிலோவுக்குச் சமம்). இரண்டு இட்லி அல்லது இரண்டு தோசை அல்லது ஒரு சிறிய கப் சாதம், இப்படி மிகக் குறைவாக சாப்பிடுபவர்களுடைய இரைப்பை பாதிக்கு மேல் காலியாகத்தான் இருக்கும்.

ஒவ்வொரு வேளையுமே அதிக அளவில், வஞ்சனை இல்லாமல் சாப்பிடுபவர்களுக்கு இரைப்பை சற்று விரிந்துகூட கொடுக்கும். சுமார் 4 லிட்டர் அதாவது 4 கிலோ அளவுள்ள உணவைக்கூட விரிந்து கொடுத்து ஏற்றுக்கொள்ளக்கூடிய சக்தி இரைப்பைக்கு உண்டு. (நான்கு கிலோ சாப்பாடு சாப்பிடுபவர்களெல்லாம் மிக அபூர்வம்).

இதற்கு மருத்துவ மொழியில் '*Duodenoscopic Reflux*' என்று பெயர். இந்த இரண்டு செயல்களுமே, சாப்பிட்டு முடித்த சுமார் 20 நிமிடத்திலிருந்து 40 நிமிடத்துக்குள், அடிவயிற்றிலுள்ள பெருங்குடலைத் தூண்டிவிட்டு, வயிற்றைக் காலிபண்ண வைக்கும் வேலையைச் செய்கிறது.

சாப்பிட்ட சில மணி நேரங்கள் கழித்து டாய்லெட் போகலாம். தவறில்லை. ஆனால், இதையேகூட, நிறைய பேர் அடக்கவும், தடுக்கவும், தவிர்க்கவும் செய்வார்கள். அப்படித் தடுக்கவோ தள்ளிப்போடவோ தேவையில்லை. காலை உணவுக்குப் பிறகு, சில மணி நேரங்கள் கழித்து மீண்டும் வயிற்றைக் காலி பண்ணுவதென்பது சரியானதே.

மலச்சிக்கலில் பாதிக்கப்பட்ட குழந்தைகளுக்கு, காலையிலேயே 2 அல்லது 3 முறை டாய்லெட் போவதென்பது சரியானதுதான். இப்படிப் போகும்போது, காலப்போக்கில் மலச்சிக்கல் சரியாகிவிடும். ஆனால், ஒவ்வொரு முறை சாப்பிட்ட பிறகும் டாய்லெட் போவது அல்லது போகவேண்டும் என்று நினைப்பது சரியானதல்ல; அது வயிற்றுப் பிரச்சினையின் அறிகுறி.

இன்றைக்கு உங்கள் வயிறு காலியாகிறது என்றால், அது நேற்று நீங்கள் சாப்பிட்ட உணவாகும். ஆகவே, நீங்கள் சாப்பிட்டவுடனேயே டாய்லெட் போனால்கூட, அது இன்று, இப்பொழுது சாப்பிட்டதல்ல. இன்று சாப்பிட்ட உணவு வெளியே வர, சுமார் 12 மணி நேரத்திலிருந்து 24 மணி நேரம் வரை எடுத்துக்கொள்ளும். சில நேரங்களில் சில பேருக்கு

வயிறு சுத்தமாக காலியாக இருக்கும். அப்பொழுது சாப்பிட்டால், அந்த உணவு அன்றைக்கே வெளியே வர வாய்ப்புண்டு.

இயற்கையாக உணவு மண்டலத்தில் நடக்கவேண்டிய ஜீரணத்தில் இடையூறுகள் ஏற்பட்டால், சாப்பிட்டவுடன் டாய்லெட் போகவேண்டிய சூழ்நிலை ஏற்படும். உணவு போகும் பாதையில் மாற்றமோ அல்லது தொய்வோ ஏற்பட்டாலும் சாப்பிட்டவுடன் டாய்லெட் போகவேண்டிய சூழ்நிலை ஏற்படும்.

பதற்றம், படபடப்பு, மன அழுத்தம் போன்ற மனரீதியான பிரச்சினைகள் (Psychological Factors) இருந்தாலும், சாப்பிட்டவுடன் டாய்லெட் போகவேண்டிய சூழ்நிலை ஏற்படும்.

"உங்க மகனுக்கு ஏதோ ஆக்ஸிடென்ட்டாம், ஹாஸ்பிடலில் அட்மிட் பண்ணியிருக்காங்களாம்" இந்த மாதிரி அதிர்ச்சியான தகவலைக் கேட்ட அடுத்த நிமிடமே வயிறு கலக்க ஆரம்பித்து, உடனே டாய்லெட் போயாகவேண்டும் என்ற எண்ணம் பலருக்கு ஏற்படும். இது அன்றாட வாழ்வில் நிறைய பேருக்கு நடக்கக்கூடியதே. இந்தமாதிரி பாதிப்பு ஆண்களைவிட, பெண்களுக்கே அதிகமாக ஏற்படும்.

அதிக கொழுப்பு நிறைந்த, அதிகம் வறுக்கப்பட்ட, அதிகம் பதப்படுத்தப்பட்ட, அதிக நாட்கள் பிரிட்ஜில் வைக்கப்பட்ட உணவுகள்கூட, வயிற்றெரிச்சலை தூண்டிவிட்டு, சாப்பிட்டவுடன் டாய்லெட் போகவேண்டிய சூழ்நிலையை ஏற்படுத்திவிடும்.

கஃபின் நிறைந்த உணவுப்பொருட்கள், மது முதலியவற்றை அடிக்கடி சாப்பிடுபவர்களுக்கும், சாப்பிட்டவுடன் டாய்லெட் போகவேண்டிய சூழ்நிலை ஏற்படும்.

கொதிக்க கொதிக்க உணவுகளைச் சாப்பிடுவது, கோழி விழுங்குவதுபோல் வேகவேகமாக விழுங்குவது முதலியவையும் சாப்பிட்டவுடன் டாய்லெட் போகவேண்டிய சூழ்நிலையை ஏற்படுத்தும்.

லேக்டோஸ் (Lactose) அடங்கிய உணவுப் பொருட்கள் சிலபேருக்கு ஒத்துக்கொள்ளாது. அவர்கள் 'லேக்டோஸ்' கலந்துள்ள உணவுப்பொருளைச் சாப்பிட்டால், சாப்பிட்டவுடன் டாய்லெட் போகவேண்டிய சூழ்நிலை ஏற்படும்.

இரைப்பையிலிருந்து சிறு குடலுக்குள், உணவுக்கூழ் மெதுவாகத்தான் போய்ச் சேரும். ஆனால், சில நேரங்களில், இரைப்பையிலிருந்து சிறுகுடலுக்குள் உணவுக்கூழ் வேகவேகமாக போய்ச் சேர்ந்துவிடும்.

சமைப்பவர்களின் கைவிரல் நகங்களின் இடுக்குகளில் தங்கியிருக்கும் கெட்ட பாக்டீரியாக்கள், சமையல் மூலமாக வீட்டிலுள்ள மற்றவர்களுக்கும் பரவிவிடும். அதைப்பற்றி பலரும் கவலைப்படுவது இல்லை. சமையல் செய்பவர்களின் நகங்கள் எப்பொழுதுமே ஒட்ட வெட்டப்பட்டிருக்க வேண்டும். சமைப்பதற்கு முன் இரண்டு கைகளையும் நன்கு சோப்பு போட்டு கழுவ வேண்டும்.

இது வீட்டில் சமைப்பவர்களுக்கு மட்டுமல்ல, முக்கியமாக ஓட்டல்கள், ரோட்டோரக் கடைகள், தெருமுனைக் கடைகள், கையேந்தி பவன்கள், தள்ளுவண்டிகள் முதலியவற்றில் சமையல் வேலை பார்க்கும் அனைவருக்குமே பொருந்தும். வயிற்றுப் பிரச்சினை ஆரம்பமாவது இங்கேயிருந்துதான். அதேமாதிரி சமையலுக்குப் பயன்படுத்தும் பாத்திரங்களையும் நன்கு கழுவி உபயோகிக்க வேண்டும்.

இம்மாதிரி நேரங்களில் சிறுகுடல் எரிச்சலடையும். அதனால் பெருங்குடல் தூண்டப்பட்டு, சாப்பிட்டவுடன் வயிற்றை காலியாக்கத் தூண்டும்.

சில நேரங்களில் சிறுகுடலில் உணவு சரிவர ஜீரணம் ஆகாமல் போய்விடும். அப்போது நாம் மேற்கொண்டும் சாப்பிட்டால், சாப்பிட்டவுடன் வயிறு காலியாக வேண்டிய சூழ்நிலை ஏற்படும்.

சில பழங்கள், தேன் போன்ற உணவுப்பொருட்களில் ‘ப்ரெக்டோஸ்’ (Fructose) என்ற இனிப்புப் பொருள் இருக்கிறது. சிலருக்கு இந்த ப்ரெக்டோஸ் ஒத்துக்கொள்ளாது. தெரிந்தோ, தெரியாமலோ ப்ரெக்டோஸ் அடங்கிய உணவை இவர்கள் சாப்பிட்டால், சாப்பிட்டவுடன் வயிறு கலக்குவதுபோல் இருக்கும்.

எல்லா உணவுகளும் நமக்கு ஒத்துக்கொள்ளும் என்று நாமாகவே முடிவு செய்துகொண்டு, கிடைத்தவற்றையெல்லாம், நாம் இஷ்டத்துக்கு சாப்பிட்டுவிடுகிறோம். நிறைய உணவுகள் நிறைய பேருக்கு ஒத்துக்கொள்வதில்லை. அப்படி ஒத்துக்கொள்ளாத உணவுகளை (Food Allergy) நாம் சாப்பிடும்போது, சாப்பிட்டவுடன் வயிற்றுக்கு டாய்லெட் வரும் அவஸ்தையை ஏற்படுத்தும்.

அதிக அளவில் குழந்தைகளுக்கு பழச்சாறு அடிக்கடி கொடுப்பதனால், குடலில் எரிச்சல் உண்டாகி, சாப்பிட்டவுடன் வயிற்றைக் காலி பண்ணத் தூண்டும்.

கெட்டுப்போன உணவிலுள்ள சில கெட்ட பாக்டீரியாக்களிலிருந்து வெளிவரும் விஷப்பொருள் (Toxins) குடலில் எரிச்சலை உண்டுபண்ணி, சாப்பிட்ட 20 நிமிடத்திலிருந்து சுமார் 8 மணி நேரம் வரை டாய்லெட் போய்க்கொண்டே இருக்க வேண்டிய சூழ்நிலையை ஏற்படுத்திவிடும்.

சில வகை மினரல் வாட்டர்கள், விளையாட்டு வீரர்கள் குடிக்கும் ஊக்க பானங்கள், வயிற்றெரிச்சல் மருந்துகள் இவைகளில் அதிகமாகவுள்ள 'மெக்னீசியம்' என்கிற பொருள் குடலில் எரிச்சலை உண்டுபண்ணி, சாப்பிட்டவுடன் வயிற்றுக்குத் தொந்தரவு தரும்.

முரண்பட்ட உணவுகளை சேர்த்துச் சாப்பிட்டால் அவை இரைப்பையிலும், சிறுகுடலிலும் சரிவர கலக்காமல், குடலில் எரிச்சல் ஏற்பட்டு அடிவயிற்றிலுள்ள பெருங்குடல் தூண்டப்படும். அப்போதும் வயிற்றுக்கு அவஸ்தை ஏற்படும்.

சில சமயங்களில் சில வைரஸ் கிருமிகளால் நோய் ஏற்பட்டு, அதனால் குடல் பாதிக்கப்பட்டு சாப்பிட்டவுடன் வயிறு காலியாக வேண்டிய சூழ்நிலை ஏற்பட்டுவிடும்.

இவ்வாறு பாதிக்கப்பட்டவர்கள் உணவில் கடைப்பிடிக்க வேண்டிய விஷயங்கள் என்னென்ன?

குழந்தைகள் காலையில் ஸ்கூலுக்குப் போவதற்கு முன்னால், 2, 3, தடவை டாய்லெட்டுக்குப் போய் போய் வருகிறார்கள் என்றால், ஸ்கூலில் குழந்தைக்குப் பிடிக்காத விஷயமோ, குழந்தையை பயமுறுத்தக்கூடிய பிரச்சினை ஏதாவது நடக்கிறதா என்பதைக் கவனிக்க வேண்டும்.

சாப்பிட்டவுடன் டாய்லெட் போகும் பிரச்சினை தொடர்ந்து கொண்டிருந்தால், உடல் எடை குறைய ஆரம்பித்துவிடும். மலத்தில் ரத்தம் வெளியேறும். பெருங்குடலின் கடைசிப் பகுதியிலும், ஆசனவாய்ப் பகுதியிலும் லேசான வீக்கம் தோன்றும். அதிக ரத்தம் வெளியேறுவதால், ரத்தச் சோகை நோய் உண்டாகும்.

வயிறு சம்பந்தப்பட்ட ஆரோக்கியம், உணவு சம்பந்தப்பட்ட ஆரோக்கியம், உடல் சம்பந்தப்பட்ட ஆரோக்கியம், மனசு சம்பந்தப்பட்ட ஆரோக்கியம் ஆகிய நான்கு விதமான ஆரோக்கியமும் இருந்தால்தான், சாப்பிட்டவுடன் டாய்லெட் போகும் பிரச்சினை தீரும்.

ஓட்ஸ், பழங்கள், வேர் உள்ள காய்கறிகள், கம்பு இவையெல்லாம் நன்றாகக் கரையக்கூடிய நார்ச்சத்து (Soluble Fiber) உள்ள உணவுப்பொருட்கள் ஆகும். இவற்றில் ஏதாவதொன்றை, தினமும்

காய்ச்சாத பாலையும், சமைக்காத இறைச்சியையும் கெட்டுப் போகாமலிருக்க, பிரிட்ஜில் வைத்திருப்போம். அந்த பிரிட்ஜை ஒரு நாளைக்கு நூறு முறை திறந்து மூடுவோம். இப்படி திறந்து மூடுகிறோமே, இது தவறில்லையா என்பதைப் பற்றி நாம் கொஞ்சம்கூட யோசிக்க மாட்டோம். பிரிட்ஜை பல முறை திறந்து மூடும்போது சரியான, தேவையான சீதோஷ்ண நிலை அதற்குள் இருக்காது. தேவையான சீதோஷ்ண நிலையை அவற்றால் பராமரிக்கவும் முடியாது.

நாம் வைத்த உணவுப்பொருட்கள், பிரிட்ஜிக்கு உள்ளேதானே இருக்கிறது என்று நாம் நினைத்துக் கொண்டிருப்போம். ஆனால், சீதோஷ்ண நிலை சரிவர பராமரிக்கப்படாததால், உணவுப்பொருட்கள் கெட்டுப்போய், அதில் கெட்ட பாக்டீரியாக்கள் உட்கார ஆரம்பித்துவிடும். இது வயிற்றுக்குத் தீங்கானது.

ஏதாவதொரு வேளை உணவில் சேருங்கள். முழுதானிய ரொட்டி, பருப்பு வகைகள், விதைகள், தானியங்கள், தவிடு போன்றவை மூலமாகக் கிடைக்கும் உணவுப் பொருட்களில் ஏதாவது ஒன்றையும் தினமும் உணவில் சேருங்கள். உணவைக் கொஞ்சம் கொஞ்சமாகப் பிரித்து 5 அல்லது 6 முறை சாப்பிடுங்கள். மூன்று முறையாக்கி நிறைய சாப்பிடாதீர்கள்.

சாதாரணமாக, சிக்கன், மட்டன் இரண்டிலுமே மிகக் குறைவான அளவில் பாக்டீரியாக்கள் இருக்கும். மிக அதிகமான அளவு வேகவைத்தால்தான் அந்தக் கிருமிகள் சாகும். சமையல் வாயு அதிகமாக காலியாகிறதே என்று சிக்கனம் பார்ப்பதாக எண்ணி, போதுமான அளவு வேகவைக்கவில்லை என்றால், கிருமிகள் சாகாது. சீக்கிரம் அடுப்பிலிருந்து இறக்கிவிட்டாலும் கிருமிகள் சாகாது. அப்புறம் அந்த வீட்டில் சிக்கன் சாப்பிட்ட அனைவருக்குமே சிக்கல்தான். வயிற்றுப்போக்கு ஏற்பட்டுவிடும்.

முதலில் என்ன காரணத்தினால் வயிறு கலக்குகிறது? என்ன காரணத்தினால் வயிறு அடிக்கடி டாய்லெட் செல்ல தூண்டப்படுகிறது? என்ன காரணத்தினால் வயிறு எரிச்சலூட்டப்படுகிறது? என்பதைக் கண்டுபிடிக்க வேண்டும்.

நம் உடலுக்கு ஒத்துக்கொள்ளாத உணவுகள் என்னென்ன என்பதைக் கண்டுபிடித்து தவிர்க்க வேண்டும். உணவிலுள்ள காரங்கள் குறைவாக இருக்கிறதா, அதிகமாக இருக்கிறதா என்பதைக் கண்டுபிடித்து, குடல் எரிச்சலாவது எதனால் என்று தெரிந்தபின்னர் அதைக் குறைக்க வேண்டும்.

உணவுப் பழக்கவழக்கத்தை மாற்றிப் பார்க்க வேண்டும். சில கடினமான உடற்பயிற்சிகள் கூட, வயிற்றைக் கலக்கிவிடும். கடுமையாக உடற்பயிற்சி செய்கிறவர்கள் உடற்பயிற்சியின் அளவையும், நேரத்தையும் குறைத்துக்கொள்ள வேண்டும்.

வைட்டமின் சி சத்து மாத்திரை ஒரு நாளைக்கு ஒரு கிராமுக்கு மேல் (1000 மில்லி கிராம்) எடுத்துக்கொண்டால் அது சிலபேருக்கு குடல் எரிச்சலை உருவாக்கும். அதுவே காரணம் என்று கண்டுபிடிக்கப்பட்டால் அதன் அளவைக் குறையுங்கள்.

ஓட்ஸ் சம்பந்தப்பட்ட உணவுப்பொருட்களைவிட, கோதுமை சம்பந்தப்பட்ட உணவுப்பொருட்கள் வயிற்றை அதிகமாக தொந்தரவு பண்ணும். ஆகவே ஓட்ஸ் சம்பந்தப்பட்ட உணவுப்பொருட்களை அதிகமாக சேர்த்துக்கொள்வது நல்லது.

பச்சை வாழைப்பழம், பச்சைப்பூண்டு, பால், வெங்காயம், சோளம், சீமைக் காட்டு முள்ளங்கி முதலியவை வயிற்றிலுள்ள நல்ல பாக்டீரியாக்களுக்கு உதவி பண்ணக்கூடியவை. எனவே இவற்றில் ஏதாவதொன்றை தினமும் உணவில் சேர்த்துக்கொள்ளுங்கள்.

பொதுவாக வயிற்றுப் பிரச்சினை உள்ளவர்கள் தினமும் தயிர், யோகர்ட் (இனிப்பு தயிர் அல்லது சுவையூட்டப்பட்ட தயிர்) சாப்பிடுவது நல்லது. குடல்களில் நல்ல பாக்டீரியாக்களின் எண்ணிக்கையை அதிகப்படுத்தும் சக்தி தயிருக்கும், இனிப்புத் தயிருக்கும் உண்டு.

பல ஆன்டிபயாட்டிக் மருந்துகள் வயிற்றைக் கலக்கும் தன்மை கொண்டவை. அதனால், டாக்டர் கொடுத்த பழைய சீட்டை வைத்துக்கொண்டு, நீங்கள் மருந்துக் கடைகளில் மருந்தை வாங்கிச் சாப்பிடாதீர்கள். டாக்டரிடம் கேட்டு வயதுக்கு தக்கபடி மருந்துகளில் மாற்றம் செய்யவேண்டும்.

கொழுப்பு குறைந்த, நார்ச்சத்து அதிகமுள்ள உணவுகள் வயிற்றைத் தொந்தரவு பண்ணாது. சில பேருக்கு புரோட்டின் அதிகமுள்ள, கார்போஹைட்ரேட் குறைவாகவுள்ள உணவுகள் ஒத்துக்கொள்ளும்.

அதனால், அனுபவ ரீதியாக வயிற்றுக்கு ஒத்துக்கொள்ளாதது என்று தெரிந்த உணவுகளை ஒதுக்கிவிடுங்கள். நான் சாப்பிட்டுத்தான் ஆவேன் என்று அடம்பிடித்து சாப்பிட்டுப் பார்க்காதீர்கள். அதுபோல் குனிந்து, நிமிர்ந்து குடலுக்கு வேலை கொடுங்கள்.

வயிற்றைப் புரட்டும் வேலையையும், வயிற்றைக் கலக்கும் வேலையையும், கஃபின் (Caffeine) உள்ள உணவுப்பொருட்கள் சிலபேருக்கு உண்டுபண்ணும் என்று ஏற்கெனவே நான் சொல்லியிருந்தேன். கஃபின் உள்ள உணவுப்பொருள் என்றால், உடனே நமக்கு காபி மட்டும்தான் ஞாபகத்துக்கு வரும்.

ஆனால், காபியில் மட்டுமல்ல, பால் கலக்காத டீ, இன்ஸ்டண்ட் டீ, ஊக்க பானங்கள், சாக்லெட் கேண்டீ, மில்க் சாக்லெட், கொக்கோ பவுடர், சோடா, சாக்லெட் ஐஸ்கிரீம், எடைகுறைப்பு மருந்துகள், வலி நிவாரணிகள், ஊக்கமளிக்கும் பாட்டில் குடிநீர், வாய்நாற்றம் அடிக்காமலிருக்க உபயோகப்படுத்தப்படும் சூயிங்கங்கள், வறுத்து பதப்படுத்தப்பட்ட சில விதைகள், பதப்படுத்தப்பட்டு சாப்பிடுவதற்கு தயாராக வைக்கப்பட்டிருக்கும் இறைச்சி வகைகள், இன்ஸ்டண்ட் அதாவது உடனடியாக சாப்பிடுவதற்கு ஏதுவாக தயாரிக்கப்படும் அனைத்து உணவு வகைகள், குக்கீஸ் பிஸ்கெட்டுகள், எசன்ஸ், ரெடிமேட் உருளைக்கிழங்கு சிப்ஸ், குளிர்பானங்கள் முதலியவற்றிலும் கஃபின் கலக்கப்பட்டிருக்கிறது.

மொத்தத்தில் சொல்ல வேண்டுமென்றால், முக்கால்வாசி இன்ஸ்டண்ட் உணவுகளில் கஃபின் கலக்கப்பட்டு, செறிவூட்டப்பட்டிருக்கிறது. கஃபின் உள்ள உணவுப்பொருட்களை சாப்பிட்டால் வயிற்றைத் தொந்தரவு பண்ணுகிறது என்று தெரிந்தால், அவற்றை முழுமையாக ஒதுக்கிவிட வேண்டும். அப்படி முடியவில்லை என்றால், மிகக் குறைந்த அளவு மட்டும் சாப்பிடுங்கள்.

நாம் தினம் சாப்பிடும் உணவுப்பொருட்களில், குளூட்டன் (Gluten), லேக்டோஸ் (Lactose), சர்க்கரை (Sugar), சோயா (Soya), ஈஸ்ட் (Yeast), முட்டை (Egg), அசைவ உணவுகள் (Nonvegetarian) போன்றவற்றில் ஏதாவதொன்று கலந்திருக்கத்தான் செய்கிறது. இவற்றில் எது வயிற்றைக் கலக்கும் என்று கண்டுபிடித்து, அதைத் தவிர்க்க முயற்சி செய்யவேண்டும்.

உணவைவிட முக்கியமாக வயிற்றைக் கலக்குவது, மனரீதியான பிரச்சினைகள்! மனதைப் பாதிக்கும் ஒரு சின்ன விஷயம்கூட, உங்கள்

வயிற்றைப் பாதிக்கும். டென்ஷன் அதிகமானால் வயிறு கலங்க ஆரம்பித்துவிடும். எனவே மனதை எப்பொழுதும், சந்தோஷமாக, டென்ஷன் ஆக்காமல், ரிலாக்ஸாக வைத்துக்கொள்ளுங்கள், வயிறு டென்ஷன் ஆகாமலிருக்கும். நீங்கள் ஏன் டென்ஷன் ஆகி உங்கள் மனதையும், வயிற்றையும் கலங்க வைத்து அடிக்கடி கழிவறைக்கு ஓட வேண்டும்! சிந்தித்துப் பாருங்கள்! மனதை அமைதிப்படுத்துங்கள்! வயிறு தானாகவே அமைதியாகி விடும்.

25

முழு உடல் பரிசோதனை

நாற்பது வயதைத் தாண்டிய எனது நண்பருக்கு அமெரிக்கா செல்வதற்கான அழைப்பு வந்தது.

'அமெரிக்காவுக்கு போகப்போகிறேன் டாக்டர், திரும்பி வர ஒரு மாதத்துக்கு மேலாகும். அங்குள்ள சீதோஷ்ண நிலைக்கு என் உடல் ஒத்துப்போகணும். சாப்பாடு ஒத்துப்போகணும். எதுக்கும் என் உடம்பைத் தயார்ப்படுத்திக்கிட்டுப் போவதுதான் நல்லது. உடம்பை பரிசோதித்து ஏதாவது நோய் இருந்தால் இப்பவே மருந்து கொடுத்திடுங்க. நோய் எதுவுமே இல்லாமல் இருந்தால், ஜலதோஷம், காய்ச்சல், தலைவலி, வாந்தி, பேதி, வயிற்று வலிக்கெல்லாம் மருந்து எழுதிக்கொடுத்திடுங்க! முன்னெச்சரிக்கையாக இங்கே இருந்தே வாங்கிட்டுப் போயிடுறேன்..' என்றார்.

நானும் சரி என்று சொல்லிவிட்டு, அவருக்கு முழு உடல் பரிசோதனையை (*Master Health Checkup*) பண்ணினேன். ஒன்றும் இருக்காது என்று நினைத்த எனக்கும் சரி, அவருக்கும் சரி, அவருடைய டெஸ்ட் ரிஸல்ட் அதிர்ச்சியைக் கொடுத்தது.

வயிற்றின் வலது மேல்புறத்தில், கல்லீரலுக்குக் கீழே இருக்கும் பித்தப்பையில் (*Gall Bladder*) கடுகளவு கற்கள் (*Gall Stones*) ஏகப்பட்டது

இருந்ததை அவருடைய அல்ட்ராசவுண்ட் ஸ்கேன் காண்பித்தது. சிறிதாகவும், பெரிதாகவும் இருந்த அந்தக் கற்களில் ஒரு சில, பித்தப்பையின் வாயை அடைத்துக்கொண்டு நின்றது.

அவரது உடல் நிலை கருதி முதல் வேலையாக அமெரிக்க பயணத்தை ரத்து செய்யச் சொன்னேன். அவர் எதுவும் புரியாமல், 'நான் நன்றாகத்தானே இருக்கிறேன். எனக்கு இவ்வளவு பெரிய நெருக்கடியை தரும் பித்தப்பை கற்கள் எப்படி உருவாகியிருக்கும்?' என்று கேட்டார்.

அவர் சுத்த சைவ உணவு சாப்பிடுகிறவர். வெத்திலை, பாக்கு, பீடி, சிகரெட், மது, பான்பராக் போன்ற எந்தப் பழக்கமும் இல்லாதவர். அவரைத் தேற்றி, மருத்துவமனையில் அனுமதித்து, ஆபரேஷன் மூலம் கற்களோடு சேர்த்து பித்தப்பையையும் எடுக்கவேண்டியதாயிற்று.

எதற்கு இதைச் சொல்கிறேனென்றால், நாம் எதற்கோ டெஸ்ட் பண்ணப்போய், எதையோ கண்டுபிடிக்கவேண்டிய சூழ்நிலை எப்போதாவது ஏற்பட்டுவிடும்.

'காலில் ஏற்பட்ட ஒரு சின்ன காயம் இரண்டு வாரமாக ஆறமாட்டேங்குது டாக்டர்' என்று வந்தவரிடம், 'உங்களுக்கு சர்க்கரை வியாதி இருக்கிறதா?' என்று கேட்டேன்.

'அதெல்லாம் எங்க வீட்டிலேயே யாருக்குமே கிடையாது டாக்டர்' என்றார்.

சந்தேகப்பட்டு ரத்த டெஸ்ட் பண்ணிப் பார்த்தால், ரத்தத்தில் சர்க்கரையின் அளவு 380 மில்லி கிராம் (வெறும் வயிற்றில்) இருந்தது.

'என்னங்க சர்க்கரை அளவு ரொம்ப ரொம்ப அதிகமா இருக்கே! உங்களுக்கு மயக்கம் வருதா! அடிக்கடி சிறுநீர் போறீங்களா! பசி அதிகமா எடுக்குதா! நாக்கு, தொண்டை வறண்டு போகுதா! தண்ணி தாகம் அதிகமா இருக்கா?' என்று கேட்டால், "நீங்க சொன்னதெல்லாம் ஏற்கெனவே இருந்துக்கிட்டுதானே இருக்குது டாக்டர்" என்பார்.

ரத்தத்தில் சர்க்கரையின் அளவு இவ்வளவு ஏறிப்போயிருந்தும், அவருக்குத் தெரியவில்லை. அறிகுறிகளை வைத்தும் அவரால் கண்டுபிடிக்க முடியவில்லை. எதற்கோ வந்து, எதையோ டெஸ்ட் பண்ணும்போது சர்க்கரை வியாதி இருப்பது தெரியவருகிறது.

இன்றைய அவசர உலகில், இன்றைய ரசாயன உலகில், நமது உடலைப் பாதிக்கக்கூடிய பல விஷயங்கள் நமது உணவிலும், நம்மைச்

பித்தப்பையில் கற்கள் உண்டாகி இருக்கிறது என்பது, அதைச் சுமந்துகொண்டிருக்கிற நோயாளிக்கு சில சமயம் தெரியவே தெரியாது. வயிற்றில் வலி, அஜீரணம், வயிறு ஊதிப்போதல் போன்ற ஏதாவதொரு அறிகுறி ஆரம்பத்திலேயே வந்தால், உடனே வயிற்றுக்கு ஸ்கேன் எடுத்து, பித்தப்பை கற்களை கண்டுபிடித்து விடலாம். இது அறிகுறியையே உருவாக்குவதில்லை.

பித்தப்பையின் வாயை கற்கள் அடைத்துக்கொள்வது ஒரு அவசரமான, ஆபத்தான நிலை. அமெரிக்காவுக்கு செல்லவிருந்த எனது நண்பருக்கும் இது ஆபத்தான நிலைதான். பித்தப்பையின் வாயைக் கற்கள் அடைக்கும்போது, தாங்கமுடியாத வயிற்றுவலி, வயிறு ஊதிப் போதல், வாந்தி, நிற்க, நடக்க, படுக்கக்கூட முடியாத நிலை, மயக்கம், வியர்த்துக்கொட்டுதல் போன்றவை அடுத்தடுத்து உடனடியாக சில மணி நேரங்களில் ஏற்பட்டுவிடும். அப்புறம் அபாய கட்டத்துக்குக் கொண்டுபோய் விட்டுவிடும்.

சுற்றியுள்ள சூழலிலும் இருக்கின்றன. எந்தக் காரணமும் இல்லாமலேயே நோய் உண்டாகிறது. ஆரம்பத்திலேயே கண்டுகொள்ளாமல் விடப்படும் நோய்கள் பிற்காலத்தில் பெரும் பிரச்சினைகளை உருவாக்கிவிடுகின்றன.

'உடலில் எந்தக் கோளாறும் இல்லை. அப்படியிருக்கும்போது வருடா வருடம் முழுஉடல் பரிசோதனை அவசியம் இல்லையே?' என்னும் பலரது கேள்வி சரிதானே என்பதுபோல் தோன்றும். ஆனால், எந்த நோய் வரும்? எப்படி மறைந்திருந்து தாக்கும் என்பதெல்லாம் நமக்குத் தெரிவதில்லையே!

40 வயது ஆகிவிட்டாலே, வருடா வருடம் 'முழு உடல் பரிசோதனை' (Master Health Checkup) பண்ணிவிடவேண்டும். அதுதான் சரியான முறை. ஏதாவது நோய் உள்ளுக்குள்ளே ஏற்பட்டு, அதை ஆரம்பத்திலேயே கண்டுபிடிக்க அது உதவும்.

நோய் வருவதற்கு முன்பே, எந்த நோய் வரப்போகிறது என்பதை காட்டிக் கொடுக்கும் நோய்கள் சில உண்டு. எந்த அறிகுறியையும் காட்டாமல் உடலுக்குள்ளேயே உருவாகி அலைக்கழிக்கும் நோயும் உண்டு. இப்படி இருவேறு நிலைகள் இருப்பதால், நமது உடலுக்குள் என்ன நோய் இருக்கிறது? எந்த இடத்தில் இருக்கிறது? அந்த நோயின்

வீரியம் எவ்வளவு? என்பதையெல்லாம் முதலிலேயே கண்டுபிடிக்க முழுஉடல் பரிசோதனை உதவும்.

'நேற்றுவரை நன்றாகத்தானே நடமாடிக்கொண்டிருந்தார். திடீரென்று அவருக்கு இப்படி ஆகிவிட்டதே!' என்று சொல்லும் சூழ்நிலையை முழு உடல் பரிசோதனையால் தவிர்க்க முடியும்.

குழந்தைப் பருவத்திலிருந்து 50 வயதைத் தொடும் வரை, ரத்தம் டெஸ்ட் பண்ணும் லேப் (Lab) பக்கமே போகாதவர்கள் சிலர் இருக்கிறார்கள். ஒரே ஒருவேளை சரியாக பசி எடுக்கவில்லை என்றால்கூட, உடனே போய் வயிற்றை ஸ்கேன் செய்து பார்த்து திருப்தியடைகிறவர்களும் சிலர் இருக்கிறார்கள்.

எழுபது வயது வரை உடம்பில் கத்தி படாமல், ஆபரேஷன் இல்லாமல், நல்ல ஆரோக்கியத்துடன் வாழ்பவர்களும் இருக்கிறார்கள். தினந்தோறும் இங்கே வலிக்குது, அங்கே வலிக்குது என்று மருந்து மாத்திரைகளுடனும், தீராத நோயுடனும் வாழ்பவர்களும் இருக்கிறார்கள்.

இப்படி எல்லா மாதிரியான மக்களும் நம்மோடு வாழ்ந்து கொண்டிருக்கிறார்கள். இவர்களில் பெரும்பாலானவர்களுக்கு 40 வயதிற்குப் பிந்தைய முழு உடல் பரிசோதனை உதவும்.

நோய்களை கண்டுபிடிப்பது மட்டும் அதன் நோக்கம் அல்ல! நோயின்றி வாழ வைக்கவும் அது உதவும். எப்படி என்றால், உடல் நிலையை உணர்ந்து உணவுக் கட்டுப்பாட்டை மேற்கொள்ளலாம். உணவில் உப்பு, எண்ணெய், கொழுப்பு, அசைவம் போன்றவற்றைக் குறைத்துக்கொள்ளலாம்.

தைராய்டு போன்ற சில நோய்களை கண்டுபிடித்துவிடலாம். தொடர்ந்து சாப்பிட்டுக்கொண்டிருக்கும் சில மாத்திரைகளை குறைக்கவோ, கூட்டவோ செய்யலாம்.

26

ஃபைப்ராய்டு கட்டி

இருபத்தைந்து வயது நிரம்பிய அந்த திருமணமாகாத பெண், சென்னை நகரில் ஒரு தனியார் நிறுவனத்தில் பணிபுரிகிறார்.

அவர், "டாக்டர், எனக்கு அடி வயிறு சில மாதங்களாகவே கொஞ்சம் கொஞ்சமா பெரிசாகிக்கிட்டே வருது. பார்க்க அசிங்கமா இருக்கு. ஆபீஸுக்கு தினமும் ஸ்கூட்டரில் போகிறேன். பக்கத்தில் கடைக்கு எங்கும் போகக்கூட ஸ்கூட்டரைத்தான் பயன்படுத்துகிறேன். அதனால் உடலுழைப்பே இல்லை. ஆனாலும், நான் சாப்பாடு விஷயத்தில் ரொம்ப கரெக்டாக இருக்

கிறேன். கண்டதையும் சாப்பிடுவதில்லை. இருந்தாலும் இப்படி என் வயிறு பெருத்துப்போக என்ன காரணம் டாக்டர்?" என்று வருத்தத்தோடு கேட்டார்.

அவருக்கு உடல் இயக்கம் பற்றி எடுத்துச் சொன்னேன். உடலை தினமும் எப்படி எல்லாம் இயக்கி, உடலுக்கு எப்படி எல்லாம் வேலை கொடுத்து, அதை 'ஆக்டிவ்'வாக வைத்துக்கொள்ள வேண்டும் என்பதை சொன்னேன்.

'ஸ்கூட்டர் பாவையாக' இல்லாமல், உடலை 'சுறுசுறுப்பாக இயக்கும்

பாவை'யாக இருங்கள் என்றேன். உணவு விஷயத்தில் மேலும் சில நடைமுறைகளைப் பின்பற்றச் சொன்னேன். அவற்றை எல்லாம் கடைப்பிடித்தால் மூன்று மாதங்களில் வயிறு குறைய வாய்ப்பிருக்கிறது என்றேன்.

மூன்று மாதம் கழித்து மறுபடியும் அந்தப் பெண் வந்தார்.

"டாக்டர், நீங்க சொன்னபடியேதான் நான் செய்து கொண்டு வருகிறேன். அரைபட்டினியும், கால் பட்டினியுமாய் இருக்கிறேன். தினமும் ரொம்ப தூரம் நடக்கிறேன். வீட்டிலேயும் அம்மாவுக்கு கிச்சனில் நிறைய உதவி பண்றேன். அப்படியிருந்தும் முன்னைவிட வயிறு இப்ப பெரிசாதான் ஆகிக்கிட்டு வருதே தவிர, குறைஞ்சதா தெரியலை. கர்ப்பிணிப் பெண் வயிறு மாதிரி இருக்குடி என்று என் நண்பர்கள் கிண்டல் பண்ற அளவுக்கு ஆயிடுச்சு.." என்று கவலைப்பட்டார்.

திருமணமாகாத பெண்களின் அடிவயிறு பெரிதாக இருந்தால் வீட்டிலிருப்பவர்களுக்கு கவலை. வெளியில் இருப்பவர்களுக்கு சந்தேகம்.

சில பரிசோதனைகள் மற்றும் 'ஸ்கேன்' செய்து பார்த்தபோது, அவரது கர்ப்பப்பையின் வெளிப்புறத்தில், கர்ப்பப்பையின் சுவரை ஒட்டி, சுமார் 10 செ.மீ சுற்றளவுக்கு ஒரு கட்டி இருப்பது தெரியவந்தது. அதற்குரிய சிகிச்சையளிக்கும் மருத்துவ நிபுணருக்கு அவர் பரிந்துரைக்கப்பட்டார்.

இப்போது, கல்யாணத்திற்கு முன்பே வயிறு பெரிதாகிவிட்டது என்று சொல்லும் பெண்களின் எண்ணிக்கை அதிகரித்துக் கொண்டிருக்கிறது. பலருக்கு கட்டி, அதற்கு காரணமாக இருக்கிறது. கர்ப்பப்பையைக் காப்பாற்ற வேண்டும், கட்டியை நீக்கவேண்டும் என்பதால் நுட்பமாக அந்தச் செயலை டாக்டர்கள் செய்து வரு கிறார்கள்.

கர்ப்பப்பையின் வெளிப்பக்கத்திலும், கர்ப்பப்பையை ஒட்டியும், கர்ப்பப்பையின் சுவர்களிலுள்ள தசை நார்களுக்கு இடையிலேயும் உருவாகி வளரும் கட்டிகளுக்கு ஆங்கிலத்தில் ஃபைப்ராய்டு (Fibroid) என்றும், தமிழில் 'நார்த் திசுக்கட்டி' என்றும் பெயர். குடும்பத்தில் நாலைந்து பெண்கள் இருந்தால் அதில் ஒருவருக்காவது இந்த பிரச்சினை இருக்கும் என்று சொல்லும் அளவுக்கு இதன் தாக்கம் இருக்கிறது.

திருமணமான பெண்களையும் இது விட்டுவைப்பதில்லை. அதிலும் 35 வயதைத் தாண்டிய பெண்களுக்குத்தான் இந்தக் கட்டி அதிகமாக வருகிறது. திருமணம் ஆகாத பெண்களுக்கும், அதிக தடிமனாக இருக்கும் பெண்களுக்கும், திருமணமாகி குழந்தை பெற்றுக்கொள்ளாத

ஃபைப்ராய்டு கட்டியால் சிலருக்கு கர்ப்பப்பையையும் சேர்த்து நீக்கவேண்டியதாகிவிடுகிறது. அது எப்போது தெரியுமா?

* அடிக்கடி அதிக ரத்தப்போக்கு இருந்தால்.

* அதிக வலி தொடர்ந்து இருந்தால்.

* கட்டி மிகப்பெரிதாக இருந்தால்.

* 50 வயதைத் தாண்டியவராக இருந்தால்.

மேற்கண்டவர்களுக்கு கட்டியுடன் சேர்த்து, கர்ப்பப்பையையும் எடுத்துவிட வேண்டும் என்று டாக்டர்கள் ஆலோசனை சொல்வார்கள்.

சில நேரத்தில் சிறிய கட்டியாக இருக்கும். ஆனால், பெரிய தொந்தரவைக் கொடுக்கும். அதாவது அதிகமான ரத்தப்போக்கை உண்டாக்கும். சில நேரத்தில் பெரிய கட்டியாக இருக்கும். ஆனால், எந்தவிதத் தொந்தரவையும் கொடுக்காது. ஒரு பெரிய கட்டி வயிற்றுக்குள் இருக்கிறது என்பதே தெரியாத அளவுக்கு கட்டி அமைதியாக இருக்கும்.

கர்ப்பப்பைக்கு எந்தவித தொந்தரவும் கொடுக்காமல், கட்டியை மட்டும் அகற்றும் முறையும் இருக்கிறது. கட்டியோடு சேர்த்து கர்ப்பப்பையையும் அகற்றும் முறையும் இருக்கிறது.

பெண்களுக்கும், சிறுவயதிலேயே பூப்படைந்து விடும் பெண்களுக்கும், ஃபைப்ராய்டு கட்டி வர அதிக வாய்ப்புண்டு. உடலில் சுரக்கும் ஹார்மோன்களின் அளவு குறைபாடுகளினாலும், பெண்களின் இனப்பெருக்க உறுப்புகளில் ஏற்படும் ரத்த ஓட்ட குறைபாடுகளினாலும், மரபணு குறைபாடுகளினாலும் ஃபைப்ராய்டு கட்டிகள் தோன்றும். சிலருக்கு இந்தக் கட்டி ஒரு பட்டாணி அளவில் மிக மிகச் சிறியதாக இருக்கும். ஒரு கால்பந்து (*Foot Ball*) அளவுக்கு மிகப் பெரியதாகவும் இருப்பதுண்டு.

இந்தக் கட்டி இருப்பவர்களுக்கு கர்ப்பப்பை மிகப் பெரிதாகத் தெரியும். மாதவிலக்கு சமயத்தில் இந்தக் கட்டி சற்று அதிகமாக வளரும். பெரிதாகும். ஏனெனில் அந்த நேரத்தில் கர்ப்பப்பைக்கு ரத்த ஓட்டம் அதிகமாக இருக்கும். அப்போது கட்டிக்கு செல்லும் ரத்தமும் அதிகரிக்கும்.

இந்தக் கட்டிக்கு நாம் சாப்பிடும் சத்துப்பொருள் முதற்கொண்டு, ஆக்ஸிஜன் வரை எல்லாமே கிடைக்கிறது. அதனால்தான் இந்தக்கட்டி கடகடவென்று பெரிதாக, வேகமாக வளர்கிறது. ஆறு மாதக் கர்ப்பிணிப் பெண்ணுக்கு வயிறு எவ்வளவு பெரிதாக இருக்குமோ, அந்த அளவுக்கு இந்தக்கட்டி வளர்ந்து வயிற்றைப் பெரிதாகக் காட்டும்.

அதனால், திருமணமாகி வயிறு பெரிதாக இருக்கும் பெண்கள் எல்லோரும் கண்டிப்பாக ஸ்கேன் செய்து அது கர்ப்பமா? கட்டியா? என்பதை கண்டறிய வேண்டும்.

பைப்ராய்டு கட்டியை அடிவயிற்றில் சுமந்து கொண்டிருப்பவர்களுக்கு, வயிற்றில் ஒருவித அசவுகரியம் எப்போதும் இருந்துகொண்டே இருக்கும். வயிறு கல்லாக இருக்கும். கனமாக இருக்கும். பெரிதாக இருக்கும். சுருக்கென்ற வலி எப்போதாவது தோன்றும்.

கட்டி அடிவயிற்றில் இருந்தாலும், அதனால் ஏற்படும் வலி, கட்டிக்கு சம்பந்தம் இல்லாத இடத்திலெல்லாம் தோன்றும். அதாவது இடுப்பு, முதுகின் கீழ்ப்பகுதி, தொடை, சில சமயங்களில் கால் வரை கூட வலி தோன்றும். இந்தக் கட்டி சிலருக்கு எந்த அறிகுறியையும் காட்டாது. ஆனால், சிலரை காலையிலிருந்து இரவு வரை ஒரு வேலையையும் பண்ணவிடாமல், உண்டு இல்லை என்று ஆக்கிவிடும்.

மாதவிடாய் சமயத்தில் அதிக ரத்தப்போக்கு, அதிக நாட்கள் மாதவிடாய் இருப்பது, இடுப்பு கடுப்பு, இடுப்பு வலி, அடிவயிறு வலி, சிறுநீர் ஒழுங்காக வெளியேறாமல் பிரச்சினை, முதுகு வலி, மலம் ஒழுங்காக வெளியேறாமல் பிரச்சினை, மலச்சிக்கல், அதிக ரத்தப்போக்கு, உடலுறவின்போது வலி போன்ற தொந்தரவுகளும் இருந்துகொண்டிருக்கும்.

கர்ப்பப்பையின் மேற்பகுதியில் இந்த கட்டி தோன்றுவதால், கர்ப்பப்பையை சுற்றியுள்ள உறுப்புகளையும் அது அழுத்தும். பெருங்குடலை அழுத்துவதால், பெருங்குடலின் அசைவு (Bowel movement) தடுக்கப்படும். அதனால் மலச்சிக்கல் தோன்றக்கூடும். சிறுநீர்ப்பையை அழுத்துவதால், சிறுநீர் வெளியாவது தடைபடலாம். சிறுநீரகத்திலிருந்து சிறுநீரைக் கீழே இறக்கும் குழாய்களை அழுத்தி, சிறுநீர் சரியாக கீழே இறங்காமல் செய்யக்கூட வாய்ப்புண்டு. நீண்ட நாளைக்கு இப்படியே அழுத்திக்கொண்டிருந்தால், சிறுநீரகம் கெட்டுப்போகவும் செய்யலாம்.

‘அண்டக நீர்க்கட்டி’, அதாவது ‘ஓவேரியன் சிஸ்ட்’ (*Ovarian Cyst*) என்றுகூட சில நேரங்களில் தவறுதலாக இந்த நார்க்கட்டியை

உடலில் ஈஸ்ட்ரோஜன் ஹார்மோன் அதிக அளவில் சுரந்தால் ஃபைப்ராய்டு கட்டி வருவதற்கும், வளருவதற்கும் வாய்ப்பு அதிகம். ஈஸ்ட்ரோஜன் ஹார்மோனை அதிகமாகச் சுரக்கச் செய்யும் உணவுப்பொருட்கள் எவையெவை என்பதைத் தெரிந்துகொள்ளுங்கள்.

சர்க்கரை, மது, கஃபின் கலந்திருக்கும் உணவுப்பொருட்கள், ரசாயனம் சேர்க்கப்பட்ட உணவுப்பொருட்கள், சுத்திகரிக்கப்பட்ட மாவுச்சத்துப் பொருட்கள், சோயா உணவுப்பொருட்களை ஃபைப்ராய்டு கட்டி வருவதற்கு வாய்ப்புள்ள பெண்கள் சாப்பிடக்கூடாது. கட்டி இருக்கும் பெண்களும், சிகிச்சை எடுத்துக்கொண்டிருக்கும் பெண்களும் தவிர்க்கவேண்டும். கிரீன் டீயிலுள்ள 'EGCG' என்ற பொருள், ஃபைப்ராய்டு கட்டியிலுள்ள திசுக்கள் வேகமாக வளர்வதை தடுக்கும் தன்மை கொண்டது.

நினைப்பதுண்டு. இது வேறு, அது வேறு. ஸ்கேன் மூலமே கட்டி எந்த வகையைச் சார்ந்தது என்பதை சரியாகக் கண்டறிய முடியும்.

ஃபைப்ராய்டு கட்டி புற்றுநோய்க்கட்டி அல்ல. மிகமிக அரிதாக ஒரு சிலருக்கு அந்தக் கட்டி புற்றுநோயாக மாற வாய்ப்புண்டு. (சுமார் 0.1 சதவீதம்)

முன்பெல்லாம் 50 வயதைத் தாண்டியவர்களுக்குத்தான் இந்த ஃபைப்ராய்டு கட்டி வந்துகொண்டிருந்தது. இப்போது 35 வயதைத் தாண்டிய சுமார் 30 சதவீதப் பெண்களுக்கு இந்தக் கட்டி தோன்றுகிறது. உடலில் ஹார்மோன் பிரச்சினை அதிகமாக உள்ளவர்கள் இதனால் அதிகம் பாதிக்கப்படுகிறார்கள். உடலில் அதிக அளவில் ஈஸ்ட்ரோஜன் ஹார்மோன் இருப்பவர்களுக்கு இந்தக் கட்டி வர வாய்ப்பு அதிகம். அவர்களுக்கு இந்தக் கட்டி வேகமாக வளரவும் செய்யும்.

ஃபைப்ராய்டு கட்டி வளராமல் இருக்க என்ன உணவுப்பொருட்களைச் சாப்பிடலாம்? என்ன உணவுப் பொருட்களைச் சாப்பிடக்கூடாது?

35 வயதைத் தாண்டிய திருமணமான பெரும்பாலான பெண்களுக்கு, ஃபைப்ராய்டு கட்டி தோன்றுகிறது. ஆனாலும் வயது வித்தியாசம் இல்லாமல் திருமணம் ஆகாத பெண்களுக்கும் இந்த கட்டி தோன்றத்தான் செய்கிறது. தசையும், திசுக்களும் சேர்ந்து உருண்டையாக உருவாகும் இந்தக் கட்டி, கர்ப்பப்பையில் வளருவதற்கு காரணங்கள்

ஆயிரம் சொல்லப்பட்டாலும், சரியான காரணம் இன்னும் யாருக்கும் முழுமையாகத் தெரியவில்லை.

அதுபோல், எந்த மாதிரியான மருத்துவத்தில் இது முழுமையாக குணமடையும் என்றும் தெரியாமல் ஆயுர்வேதம், அலோபதி, சித்த மருத்துவம் என்று அலைபாயும் பெண்களும் இருக்கிறார்கள்.

விளக்கெண்ணெயை லேசாக சூடாக்கி அடிவயிற்றின் மீது மெதுவாகத் தடவி, எண்ணெய் தடவிய பகுதியின் மேல் ஒரு துண்டை மடித்துப் போட்டு, அந்தத் துண்டின் மீது ஒரு நாளைக்கு இரண்டு அல்லது மூன்று முறை, சுமார் அரை மணி நேரம் வெந்நீர் ஒத்தடம் கொடுத்துக்கொண்டே வந்தால், ஃபைப்ராய்டு கட்டி கரையும் என்று சொல்கிறார்கள். பாட்டி வைத்தியம் போன்று இதுவும் ஒரு வீட்டு வைத்தியம் என்று நம்புகிறார்கள். இந்த பாட்டி வைத்தியத்தை நம்புகிறவர்கள்கூட, கர்ப்பத்தை, கட்டியாக நினைத்துக்கொண்டு இந்தச் சிகிச்சையை செய்துவிடக் கூடாது.

2 டீஸ்பூன் வெல்லப்பாகுடன், 1 கப் சூடான பால் சேர்த்து ஒரு நாளைக்கு இரண்டு வேளை மாதக்கணக்கில் குடித்துவந்தால், ஃபைப்ராய்டு கட்டியின் வளர்ச்சி கட்டுப்படும் என்றும் நம்பப்படுகிறது. பூண்டின் இதழ்கள் இரண்டு மூன்றை தினமும் பச்சையாக சாப்பிட்டுவந்தால் கட்டியின் வளர்ச்சி தடுக்கப்படும் என்றும் கருதப்படுகிறது. கட்டி இருப்பவர்கள் நாள்தோறும் போதுமான அளவுக்கு தண்ணீர் பருகவேண்டும். உடற்பயிற்சியும் செய்யவேண்டும்.

இது ஒருபுறமிருக்க, நம்மைச் சுற்றியிருக்கும் சுற்றுச்சூழல் விஷப்பொருட்களும் (Environmental Toxins) ஃபைப்ராய்டு கட்டி உருவாக ஒரு காரணமாக இருக்கிறது. மனித உடலிலேயே உருவாகும் சில ரசாயனப் பொருட்கள் (Human made chemicals) உடலை விட்டு வெளியேறாமல் உடலிலேயே இருந்தால், உடலில் இயற்கையாக இருக்கும் ஈஸ்ட்ரோஜன் ஹார்மோனுடன் சேர்ந்து, ஃபைப்ராய்டு கட்டியை பெரிதாக, வேகமாக வளரச் செய்யும். எனவே, ரசாயனப் பொருட்களை உடலில் சேரவிடக்கூடாது. கண்ட கண்ட கெமிக்கல் கலந்த, கெமிக்கல் சேர்த்து தயாரிக்கப்பட்ட உணவுகளை பெண்கள் முழுமையாகத் தவிர்த்துவிடவேண்டும்.

பூச்சி மருந்து, கரப்பான் கொல்லி, எலி மருந்து, விவசாயத்துக்குப் பயன்படுத்தப்படும் பூச்சிக்கொல்லி மருந்து, செயற்கை உரங்கள் போன்றவற்றை உடலின்மீது படாதவாறு கவனமாகப் பார்த்துக்கொள்ளவேண்டும். மேலே கூறிய ரசாயன மருந்துகளின்

DIM (Di indolyl Methane) என்பது உணவுப் பொருட்களிலேயே உள்ள இயற்கையான பொருளாகும். அநேக காய்கறிகளில் இது இருக்கும். காலிஃப்ளவர், முட்டைகோஸ், ப்ராக்கோலி போன்றவற்றில் அது இருக்கிறது. அவற்றைத் தினமும் சாப்பிட்டு வந்தால், புற்றுநோய் வருவதற்குண்டான வாய்ப்புகள் குறையும். அதோடு ஈஸ்ட்ரோஜன் ஹார்மோனால் உடலில் ஏற்படும் பாதிப்புகளும் ஓரளவு தடுக்கப்படும். Dim இயற்கைப்பொருள் உடலில் சேரச்சேர ஃபைப்ராய்டு கட்டி வருவதுகூட தடுக்கப்படும்.

அருகிலேயே செல்லாதீர்கள். இயற்கையாக உருவாகும் பொருட்களை உபயோகியுங்கள். இயற்கை உணவுகளைச் சாப்பிட்டுப் பழகுங்கள்.

மேக்கப், ஹேர்டை, ஃபேஸ் க்ரீம் போன்ற அழகு சாதனப்பொருட்கள் உபயோகப்படுத்துவதைக் குறையுங்கள். பதப்படுத்தப்பட்ட உணவுப் பொருட்களை உபயோகிக்காதீர்கள். பிளாஸ்டிக் பொருட்களைப் பயன்படுத்துவதைக் குறையுங்கள். உணவுப்பொருட்களில் செயற்கை நிறங்களை சேர்க்காதீர்கள். அதிக வீரியத்துடன் இருக்கும் கெமிக்கல் கலந்த வெப்பத்தடுப்பு கிரீம்கள், *(Sunscreen Lotion)*, கர்ப்பத்தடை மாத்திரைகள் போன்றவற்றை உபயோகிக்காதீர்கள். பாக்கெட்டில் அடைத்து வைக்கப்பட்ட நொறுக்குத் தீனிகளை உபயோகிக்காதீர்கள்.

மருந்து, மாத்திரைகள் சாப்பிட்டும் பைப்ராய்டு கட்டி கரையாமல், குறையாமல் இருந்தால் உங்களுக்கு சில கேள்விகள்:

- ☑ ஃபைப்ராய்டு கட்டி இருப்பதனால் உடம்பில் வலி ஏதாவது இருக்கிறதா?
- ☑ எதிர்காலத்தில் நீங்கள் கர்ப்பமாகி, குழந்தை பெற்றுக்கொள்ள வேண்டும் என்கிற கட்டாயம் இருக்கிறதா?
- ☑ கட்டி கர்ப்பப்பைக்கு மேலா, கீழா, உள்ளேயா? எந்த இடத்தில் இருக்கிறது?
- ☑ உங்களுடைய தற்போதைய வயது என்ன?
- ☑ உங்களுடைய வயது, மாதவிடாய் நிரந்தரமாக நிற்பதற்கான (Menopause) தருணத்திற்கு நெருங்கி இருக்கிறதா? அதாவது, 40 வயதைத் தாண்டிவிட்டீர்களா?
- ☑ குழந்தை இருக்கிறதா?

பாதிக்கப்பட்ட பெண், மேற்கண்ட கேள்விகளுக்கு அளிக்கும் பதிலைப் பொறுத்துதான் ஃபைப்ராய்டு கட்டிக்கான அடுத்தகட்ட சிகிச்சை பற்றி டாக்டர்கள் முடிவுசெய்வார்கள்.

ஃபைப்ராய்டு கட்டி இருந்து, அதனால் வலி எதுவும் இல்லையென்றால், அநேகமாக சிகிச்சை தேவைப்படாது. உங்கள் குடும்ப பெண் டாக்டரிடம் ரெகுலராக செக்அப் செய்து வந்தாலே போதும்.

ஃபைப்ராய்டு கட்டி இருந்து, அதனால் லேசான வலி, அதிக ரத்தப்போக்கு போன்ற ஒன்றிரண்டு அறிகுறிகள் இருந்தால், வலி நிவாரணி மாத்திரை போன்ற சில மருந்துகளை உங்கள் டாக்டர் தருவார். மாதவிலக்கு சமயத்தில் அதிக ரத்தப்போக்கு இருந்தால், ரத்தப்போக்கை குறைக்க ஹார்மோன் ஊசி மருந்துகள் கொடுப்பார்கள். ரத்தச்சோகையை சரிசெய்ய, இரும்புச்சத்து மாத்திரைகளைத் தொடர்ந்து சாப்பிடக் கொடுப்பார்கள்.

ஃபைப்ராய்டு கட்டியின் தொந்தரவுகள் மிக அதிகமாக உடலில் இருந்து, மிகுந்த கஷ்டத்தைக் கொடுத்தால், ஆபரேஷன் பண்ணுவதைத் தவிர வேறு வழியில்லை.

ஆபரேஷன் அவசியம் என்பதை உணர்ந்தபின்பு முடிவு செய்யவேண்டிய விஷயங்கள்:

- கர்ப்பப்பையில் கை வைக்காமல், கட்டியை மட்டும் அகற்றிவிடுவது. குழந்தை ஏற்கெனவே இருக்கலாம். அல்லது, இல்லாமலிருக்கலாம். ஆக மொத்தத்தில், குழந்தை பெற்றுக்கொள்ள வேண்டும் என்கிற எண்ணம் இருப்பவர்களுக்கு இது சரியான சிகிச்சை.

- பெரும்பாலான பெண்களுக்கு, கர்ப்பப்பையை ஃபைப்ராய்டு கட்டியோடு சேர்த்து எடுப்பதற்குக் காரணமே, கர்ப்பப்பையினுள் ஃபைப்ராய்டு கட்டி இருப்பதனால்தான்.

- இனிமேல் குழந்தை வேண்டாம் என்று நினைப்பவர்களுக்கும் - கட்டி மிகமிகப் பெரிதாக இருப்பவர்களுக்கும் - அதிக ரத்தப்போக்கு இருப்பவர்களுக்கும் - 40 வயதைத் தாண்டியவர்களுக்கும் - இறுதி மாதவிடாய் (Menopause) மிக சீக்கிரம் வரப்போகிறவர்களுக்கும் - கர்ப்பப்பையை கட்டியோடு சேர்த்து எடுத்துவிடுவதுதான் சிறந்தது என்பது டாக்டரின் முடிவாக இருக்கலாம்.

- கட்டி மிகப் பெரியதாக இருக்கும்போது, கர்ப்பப்பையை தொந்தரவு பண்ணாமல் கட்டியை எடுப்பது என்பது மிகச் சிரமமாக இருக்கும்.

ஏனெனில் கட்டியும், கர்ப்பப்பையும், பிரிக்க முடியாத அளவுக்கு சேர்ந்திருக்கும். இந்தமாதிரி நேரத்தில் கர்ப்பப்பையையும் சேர்த்து மொத்தமாக எடுத்துவிடுவதுதான் சிறந்த வழி என்கிற முடிவுக்கு டாக்டர்கள் வருவதுண்டு. கட்டி மிகச் சிறியதாக இருந்தால், டாக்டர்கள் கர்ப்பப்பைக்கு எந்த பாதிப்பும் ஏற்படாமல், கட்டியை மட்டும் எடுப்பதற்கு முயற்சி செய்வார்கள்.

27

உலர் திராட்சை

காய்ந்த திராட்சை, உலர்ந்த திராட்சை என்று அழைக்கப்படுபவை, பழமாக இருந்த திராட்சையை காயவைத்து பதப்படுத்துவதால் கிடைப்பதே! 4 டன்னுக்கும் மேலாக உள்ள திராட்சைப் பழங்களைக் காயவைத்தால், கிட்டத்தட்ட ஒரு டன் காய்ந்த திராட்சை கிடைக்கும்.

திராட்சைப் பழங்களில் பலவகைகள் இருக்கின்றன. ஆனால், எல்லா வகை திராட்சைப் பழங்களைக் காயவைத்தாலும், ருசியான, சத்தான, காய்ந்த திராட்சை கிடைக்காது. அதிக இனிப்புள்ள திராட்சைப் பழங்கள் மட்டுமே, காய்ந்த திராட்சை தயாரிப்பதற்கு ஏற்றதாகும்.

ஆதி காலத்திலிருந்தே காய்ந்த திராட்சை உணவாகப் பயன்படுத்தப்பட்டு வந்திருக்கிறது. இன்றைய காலகட்டத்தில் விலை அதிகமாக இருப்பதால், எல்லோராலும் போதுமான அளவு இதனை உபயோகப்படுத்த முடிவதில்லை.

காய்ந்த திராட்சையை தயாரித்து, உணவில் உபயோகிக்கும் பழக்கம் 1490-ம் ஆண்டிலேயே இருந்திருக்கிறது. கிரேக்கர்களும், ரோமானியர்களும் உலர்திராட்சையை உணவில் அதிகம் பயன்படுத்தி வந்திருக்கிறார்கள்.

உலகம் முழுவதும் காய்ந்த திராட்சை தயாரிக்கப்படுகிறது. ஆனால், உலகம் முழுவதிலும் உற்பத்தியாகும் மொத்த உலர் திராட்சையில் பாதி அளவு அமெரிக்காவிலுள்ள கலிபோர்னியா மாகாணத்தில் தயார் ஆகிறது. இத்தாலி, பிரான்ஸ், ஸ்பெயின், துருக்கி, ஈரான், ஆப்கானிஸ்தான், ஆஸ்திரேலியா, தென் ஆப்பிரிக்கா ஆகிய நாடுகளிலும் உலர் திராட்சை அதிகம் உற்பத்தி ஆகிறது.

திராட்சைப் பழங்களைக் காயவைக்கும்போது அதிலிருக்கும் தண்ணீர்ச்சத்து நீங்கி, உலர்ந்து காய்ந்த திராட்சை கிடைக்கிறது. பெரிய திராட்சைப்பழம் காய்ந்து, உலர் திராட்சையாக ஆகும்போது அதிலிருக்கும் சத்துக்களும் போய்விடுமல்லவா? - என்கிற கேள்வி பலருக்குள்ளும் ஏற்படுவதுண்டு.

சத்துக்கள் நீங்குவதில்லை. அதிலேயே நீடிக்கிறது என்பதே உண்மை! சர்க்கரையை அதிகமாக உபயோகப்படுத்தி தயாரிக்கப்படும் இனிப்புப் பண்டங்களைவிட, உலர் திராட்சை சேர்த்து தயாரிக்கப்படும் உணவுகள் உடலுக்கு மிகமிக நல்லது.

'என்டு திராக்ஷா' என தெலுங்கிலும், 'ஒனக்க முந்திரிங்கா' என்று மலையாளத்திலும், 'ஒன திராக்ஷி' என்று கன்னடத்திலும், 'மனுக்கா' என்று மராத்தியிலும் அழைக்கப்படும் காய்ந்த திராட்சையில், வைட்டமின்கள், கால்சியம், பாஸ்பரஸ், இரும்புச்சத்து, புரதச்சத்து, கார்போஹைட்ரேட், நார்ச்சத்து ஆகியவை அடங்கியிருக்கின்றன. இந்த அனைத்து சத்துக்களும் உடலுக்கு தினமும் தேவை.

முதியோர்கள் இரண்டு டீஸ்பூன் அளவு உலர் திராட்சையை தண்ணீரில் போட்டு சுண்டக் காய்ச்சி, அந்த நீரை தினமும் குடித்து வந்தால் ரத்தத்தில் கொழுப்பு சேராது என்று கருதுகிறார்கள்.

'ஆர்ஜினின்' என்று சொல்லக்கூடிய ஒருவகை அமினோ அமிலமும் உலர் திராட்சையில் இருக்கிறது. இது உடலுறவு சக்தியை மேம்படுத்தும். ஆண்களுக்கு அதிக சக்தியைக் கொடுக்கும். நமது நாட்டில் திருமணமான தம்பதியருக்கு முதலிரவில் பசும்பாலில் உலர் திராட்சையைப் போட்டு காய்ச்சிக்கொடுக்கும் பழக்கம் உண்டு. அதற்கு உண்மையான காரணம் இதுதான். இந்தப் பழக்கம், காலங்காலமாக நமது முன்னோர்களால் கடைப்பிடிக்கப்பட்டு வருகிறது.

தினமும் ஒரு டீஸ்பூன் அதாவது சுமார் பத்து உலர்ந்த திராட்சை சாப்பிட்டால், உடலில் இரும்புச்சத்து அதிகமாகும். இதன் மூலம் நோய் எதிர்ப்பு சக்தி அதிகமாகும். இரும்புச்சத்து ஆண்களுக்கு தினமும் 8 மில்லி கிராமும், பெண்களுக்கு 18 மில்லி கிராமும் தேவை. 45 கிராம் அளவுள்ள உலர் திராட்சையில் 0.81 மில்லி கிராம் இரும்புச்சத்து இருக்கிறது.

திராட்சைப் பழம் பார்ப்பதற்கு கோலிகுண்டு போன்று கவர்ச்சியாக இருக்கும். உலர் திராட்சை காய்ந்து, உலர்ந்துபோய் கவர்ச்சியின்றி காணப்படும். கவர்ச்சியை கருத்தில்கொண்டு காய்ந்த திராட்சையை ஒதுக்கிவிடாதீர்கள். தினமும் பத்து காய்ந்த திராட்சைகளை சாப்பிடுவது, உங்கள் வயிற்றுக்கும், இரைப்பைக்கும் ரொம்ப நல்லது. அதிலுள்ள நார்ச்சத்து, தண்ணீரை இழுத்து, உறிஞ்சி, ஊறி, பெரிதாகி விடுகிறது. இந்த செயலாக்கம் வயிற்றுக்கு மிக அவசியம்.

வயிற்றுப் பிரச்சினைகளையும், மலச்சிக்கலையும் போக்கும். உடலில் தினமும் சேரும் கழிவுப்பொருட்களை வெளியேற்றவும், கழிவுப்பொருட்கள் வெளியேறவும் உலர் திராட்சை உபயோகமாக இருக்கிறது.

'கேட்டசிங்' (Catechin) என்று அழைக்கப்படும் ஒரு பொருள், உலர் திராட்சையில் இருக்கிறது. இது உணவுப்பாதையில் புற்றுநோய், கட்டி போன்றவை உருவாவதைத் தடுக்கும். ஜலதோஷம், காய்ச்சல் போன்றவை தோன்றாமலும் பார்த்துக்கொள்ளும்.

ஒரு திராட்சைப்பழத்தில் எவ்வளவு சர்க்கரைச் சத்து இருக்கிறதோ, அதைப்போல எட்டு மடங்கு சர்க்கரை, ஒரு உலர் திராட்சையில் இருக்கிறது. அதனால் உடனடி சக்தி தேவைப்படுகிறவர்களுக்கு உலர் திராட்சையை சாப்பிட கொடுத்துவிடுவார்கள். வயதானவர்களுக்கும்,

உடலில் மின்சார சிக்னல்களை உருவாக்கவும் - உடலிலுள்ள தசைகள் சுருங்கி, விரிந்து நரம்புகள் தூண்டப்படவும்- இருதயத் துடிப்பை சீர்செய்து பாதுகாக்கவும் - உடலில் சோடியத்தைக் கட்டுப்படுத்தவும் பொட்டாசியம் சத்து தேவைப்படுகிறது. இந்தச் சத்து 45 கிராம் உலர் திராட்சையில், 322 மில்லிகிராம் இருக்கிறது. உடலிலுள்ள அனைத்து செல்களிலும், பொட்டாசியம் சத்து ஒரே அளவில், சீராக இருக்கச் செய்ய, உலர் திராட்சையை தினமும் சாப்பிடுங்கள்.

> 45 கிராம் எடையுள்ள ஒரு பாக்கெட்டில் சுமார் 90 உலர் திராட்சைகள் இருக்கும். இதனை நீங்கள் சாப்பிட்டால், தினமும் உங்கள் உடலுக்குத் தேவையான பாதி பழத்தேவை இதன் மூலம் பூர்த்தியாகிவிடும். 100 கிராம் உலர் திராட்சையில், 308 கலோரி இருக்கிறது. இதில் கொழுப்புச் சத்து அறவே கிடையாது. ஆனால், புரதச்சத்து சுமார் 3 கிராமும், கார்போஹைட்ரேட் 34 கிராமும், சர்க்கரைச்சத்து 26 கிராமும் இருக்கிறது. கார்போஹைட்ரேட்டும், சர்க்கரைச்சத்தும் உடனடி சக்தி கொடுக்கப் பயன்படுகிறது. 1.6 கிராம் கரையக்கூடிய நார்ச்சத்து இதில் இருப்பதால், கொழுப்பைக் குறைக்கவும் ரத்தத்திலுள்ள சர்க்கரையை கட்டுப்பாட்டில் வைக்கவும் பயன்படுகிறது.

நடக்கவே சக்தி இல்லாதவர்களுக்கும், நீண்ட நாட்கள் படுக்கையில் இருப்பவர்களுக்கும் காய்ந்த திராட்சையைத் தண்ணீரில் போட்டு கொதிக்கவைத்துக் கொடுக்கலாம்.

ஐரோப்பிய நாடுகளில், நோய்வாய்ப்பட்டு படுக்கையில் இருப்பவர்களுக்கு மருத்துவ சிகிச்சை முடிந்தபின்பு, கடைசியாக 'உலர் திராட்சை சிகிச்சை' (Raisin Cure) என்பதனை கிட்டத்தட்ட ஒரு மாதம் கொடுப்பார்கள். இந்தச் சிகிச்சைக்குப் பின்பு, அவர் உற்சாகமடைந்து சுறுசுறுப்பாக இயங்கத் தொடங்கிவிடுவார். ஐரோப்பிய நாடுகளில் சில இடங்களில் இப்போதும் இந்தச் சிகிச்சை நடைமுறையில் உள்ளது.

உலர் திராட்சை காரத்தன்மை கொண்டது. ஆகவே, உடலில் அதிகமாகும் அமிலத்தை இதன் மூலம் சீராக்கலாம். குறிப்பாக சிறுநீரின் அமிலத் தன்மை குறையும். சிறுநீரில் வெளியாகும் அம்மோனியாவின் சக்தியும் குறைக்கப்படும். இறைச்சியை அதிக அளவில் சாப்பிட்டால், சிறுநீரில் அமிலத்தன்மை அதிகமாகும். உலர்ந்த திராட்சையை சாப்பிட்டால், அமிலத்தன்மை தானாக குறைந்துவிடும்.

ஒரு டம்ளர் குடிதண்ணீரில், இரண்டு டீஸ்பூன் அளவு உலர் திராட்சையை ஒரு நாள் முழுக்க ஊற வையுங்கள். பின்பு அந்த தண்ணீரையும் ஊறிய காய்ந்த திராட்சைப் பழங்களையும் சாப்பிடுங்கள். மலச்சிக்கலுக்கு இது சிறந்த நிவாரணம். வயிற்றுப் பிரச்சினை உள்ள பள்ளிக் குழந்தைகளுக்கும் இதைக் கொடுங்கள்.

உடல் எடை மிகவும் குறைந்து, ரொம்ப ஒல்லியாக இருப்பவர்கள்,

உடல் எடையைக் கூட்டுவதற்குத் தினமும் அதிக அளவில் காய்ந்த திராட்சைகளை அப்படியே சாப்பிட்டு வரலாம்.

'Phytonutrients' என்று சொல்லக்கூடிய எதிர்ப்புச்சக்திப் பொருள் உலர்ந்த திராட்சையில் இருப்பதால், கண் பார்வை துல்லியமாகும். கண்பார்வையை மேம்படுத்தும் வைட்டமின் சத்தும் இதில் இருக்கிறது. இன்னொரு ரசாயனப் பொருளான 'Oleanolic acid', பற்சொத்தை, பல்லில் ஓட்டை போன்றவைகளை கட்டுப்படுத்தும் ஆற்றல் கொண்டதாக இருக்கிறது.

இவற்றைத் தவிர, அழகை விரும்புகிறவர்கள் அவசியம் உலர் திராட்சையை விரும்பியாக வேண்டும். இதில் இருக்கும் சத்துக்கள் சரும அழகை ஜொலிக்கவைக்கும். சருமத்தில் புது செல்களை உருவாக்கி பளபளப்பைத் தந்து இளமையாகத் தோன்றச் செய்யும். அழகு, ஆரோக்கியத்திற்காக தரமான உலர் திராட்சையை வாங்கி, அன்றாடம் பயன்படுத்துங்கள்.

28

மீன்களில் பாதரசக் கழிவு

மீனின் வாசம் பல பேருக்குப் பிடிக்காதிருந்தாலும், உணவு என்று எடுத்துக்கொண்டால், நிறைய பேர் விரும்பும் உணவாக மீன்தான் இருக்கிறது. காரணம், இது அதிக சத்துக்கள் நிறைந்த இயற்கை உணவு.

மீன், அதிக அளவில் புரதச் சத்துக்களைத் (*Protein*) தருவதோடு மட்டுமல்லாமல், உடலுக்கு அதிகமாகத் தேவைப்படும் வைட்டமின்கள், தாதுப் பொருட்கள், அமினோ அமிலங்கள், நோய் எதிர்ப்புச் சக்தி பொருட்கள் போன்ற நுண்ணூட்டச் சத்துப் பொருட்களையும் (*Micro nutrients*) தருகின்றது.

“வாரத்துக்கு ஒருமுறையோ, இருமுறையோ மீன் சாப்பிடுவது இருதயத்துக்கும், ரத்த ஓட்ட மண்டலத்துக்கும் மிகமிக நல்லது” என்று அமெரிக்க இருதய ஆராய்ச்சி நிறுவனம் கூறுகிறது. இருதய பாதிப்புகளைக் குறைக்கக் கூடிய சக்தி மீனுக்கு இருக்கிறது. மீனில் இருக்கும் ஒமேகா - 3 கொழுப்பு அமிலம் (*Omega 3 Fatty Acids*) ரத்தத்திலுள்ள கொழுப்பைக் குறைக்கிறது. உடலுக்குள் நோய் இருந்தாலோ, ரணம் இருந்தாலோ, அதைக் குணப்படுத்தி விடுகிறது. மூளையின் ஆரோக்கியத்தையும், செயல்பாட்டையும் மேம்படுத்துகிறது.

நூறு கிராம் மீனில் 22 கிராம் புரோட்டின் இருக்கிறது. ஆண்டுக்கணக்கில் மது அருந்தியவர்களுக்கு கல்லீரல் கெட்டுப்போய் சுருங்க ஆரம்பித்துவிடும். கல்லீரல் பாதிக்கப்பட்டு, உடல் எலும்பும் தோலுமாக ஆனவர்களுக்கு புரோட்டின் உணவு மட்டுமே சக்தியைக் கொடுக்கும். உடல் வளர்ச்சி, உடல் செயல்பாடுகளுக்கு புரோட்டின் சத்து இன்றியமையாதது. மற்ற உணவுகளில் இருந்து கிடைக்கும் புரோட்டின் சத்தைவிட, மீன் மூலம் கிடைக்கும் புரோட்டின் சத்து உடலுக்கு நல்லது. பாதுகாப்பானது.

எண்ணெய் நிறைய ஊற்றி தயாரிப்பதற்குப் பதிலாக, ஆவியில் வேகவைத்து தயாரிக்கப்படும் மீன் உணவு சிறந்தது. தினமும் 100 கிராம் மீன் சாப்பிட்டு வந்தால், உடலுக்குத் தேவையான புரோட்டின் தேவையை ஈடுகட்டிவிடலாம்.

ஒரு நாளைக்கு ஒரு ஆணுக்கு 26 கிராம் புரோட்டின் சத்தும், ஒரு பெண்ணுக்கு 22 கிராம் புரோட்டின் சத்தும் தேவைப்படுகிறது. இந்த சத்து உடலில் இருக்கவேண்டிய அளவைவிட, குறைந்துவிட்டால், தசைகள் சுருங்கிப் போகுதல், உடல் அதன் வடிவத்தை இழத்தல், உடல் செயல்பாடுகள் முடங்குதல் போன்றவை ஏற்படும். மீனில் புரோட்டின் அதிகமாக இருக்கிறது.

மீன் வளர்ப்பதும், பிடிப்பதும் ஆதி தொழில். கவுடில்யரின் அர்த்தசாஸ்திரத்தில் இதுபற்றி அருமையாக குறிப்பிட்டிருக்கிறார்கள். உலகம் முழுவதும் கிராமங்களிலும், குக்கிராமங்களிலும் உள்ள ஆறு, வாய்க்கால், ஓடை, ஏரி, குளம், குட்டை போன்ற நீர்நிலைகளில் மீன் வளர்த்தல், மீன் பிடித்தல் ஆகியவை தொழிலாகவும், பொழுதுபோக்காகவும் தொடர்ந்துகொண்டிருக்கிறது.

கடலில் வாழும் மீனில், கடல் நீரிலுள்ள உப்பின் அளவைவிட, அந்த மீனின் உடலிலுள்ள உப்பு குறைவாகத்தான் இருக்கும். நன்னீரில் வாழும் மீனில், அந்த நீரிலுள்ள உப்பின் அளவைவிட, அந்த மீனின் உடலில் உப்பு அதிகமாக இருக்கும்.

மக்கள் தொகையும், விஞ்ஞானமும் வளர்ந்துகொண்டிருக்கும் இந்தக் காலத்தில், பல்வேறு விதத்தில், பல்வேறு விதமான கழிவுப் பொருட்களும் அதிகமாகிக் கொண்டே வருகின்றன. மக்கள் அறியாமையில் இருப்பதால், அவை எல்லாமே கடல், ஆறு, ஏரி, குளம், குட்டை போன்ற நீர்நிலைகளில் கொட்டப்படுகின்றன. புண்ணிய நதியான கங்கை நீரிலேயே 48 விதமான மாசுப்பொருட்கள் (*Polluting*

பாதரசம் எந்தெந்த மீன்களில் இருக்கிறது தெரியுமா?

சுறா (Shark), தலப்பத்து (Sword Fish), சூரை (Tuna) போன்ற பெரிய மீன்களின் உடலில் பாதரசம் அதிக அளவில் இருக்கும். கலவா (Grouper), கொடுவாய் (Sea Bass), கீரை மீன் (Tuna Yellow) போன்றவைகளிலும் ஓரளவு இருக்கிறது. ஆனாலும் குறைந்த அளவில் மட்டுமே இந்த வகை மீன்களை சாப்பிடவேண்டும். மாதத்துக்கு ஒருமுறை சாப்பிடலாம். ஆனால், குழந்தைகளும், கர்ப்பிணிப் பெண்களும் கண்டிப்பாக சாப்பிடுவதை தவிர்த்துவிடவேண்டும்.

கெண்டை (Carp), பன்னா (Cod), கடல் இறால் (Lobster), கொண்டல் (Snapper), பாஸ் (Bass) முதலிய சில வகை மீன்களில் பாதரசத்தின் அளவு மற்ற பெரிய மீன்களைவிட சற்று குறைவாக இருக்கிறது. ஆகவே இந்த வகை மீன்களை மாதத்துக்கு இருமுறை சாப்பிடலாம். ஆனால் குழந்தைகளும், கர்ப்பிணிப்பெண்களும் கண்டிப்பாக சாப்பிடக்கூடாது.

சங்கரா, வௌவால் (Pomfret), நெத்திலி (Anchovies), விரால், கெளுத்தி, ஆற்று நண்டு, ஏரி நண்டு, காணாங்கெளுத்தி, சிப்பி (Oyster), காலா, மத்தி, சிறிய இறால், ஊசி கனவா, கரி மீன், கிழங்கா போன்ற சிறிய வகை மீன்களின் உடலில் பாதரசத்தின் அளவு மிக குறைவாகவே இருக்கிறதாம். எனவே இந்த சிறிய வகை மீன்களை குழந்தைகளும், கர்ப்பிணிப் பெண்களும் ஓரளவு சாப்பிடலாம்.

சிறிய குழந்தைகளுக்கும், வளரும் குழந்தைகளுக்கும், கர்ப்பிணிப் பெண்களுக்கும்தான் மீன்களை சாப்பிடக்கொடுப்பதில் அதிக கவனம் வேண்டும். ஏனெனில், குழந்தைகளின் நரம்பு மண்டல வளர்ச்சியை பாதரசம் பாதித்துவிடக்கூடும். கர்ப்பிணிப் பெண்கள்கூட, கடல் மீன்களை சாப்பிடுவதற்குப் பதிலாக, அவரவர் வசிக்கும் பகுதிகளிலுள்ள ஓடும் நீரிலுள்ள சிறிய மீன்களை சாப்பிடுவது நல்லது.

Units) கலந்திருப்பதாக ஆய்வு ஒன்று தெரிவிக்கிறது. நீரில் கலக்கும் மாசுப்பொருட்கள் அனைத்துமே, நீரை நம்பி வாழும் மீன்களில் படிகிறது. அது மீன்களை சாப்பிடும் மனிதர்களையும் பாதிக்கிறது.

எந்த மீனில் மாசு கலந்திருக்கிறது? என்பதை நம்மால் பிரித்துப் பார்க்க முடியாது. மீனின் உடலில் புகுந்த விஷப்பொருட்கள், மீனுக்கு எந்தவித கெடுதியையும் உண்டுபண்ணாது. ஆனால், அந்த மீனைச்

சாப்பிடும் மனிதர்களுக்குத்தான் பாதிப்பை உண்டுபண்ணும்.

இரும்புத்தாது சுரங்கங்கள், நிலக்கரிச் சுரங்கங்கள், அனல்மின் நிலையங்கள், இவற்றிலிருந்து வெளியேறும் கழிவுநீரிலும், பாதரசச் சுரங்கம், தெர்மாமீட்டர் தொழிற்சாலை, கியாஸ் மீட்டர் தொழிற்சாலை, நாட்டு மருந்துகள் செய்யும் தொழிற்சாலை இவற்றிலிருந்து வெளியேறும் கழிவுநீரிலும் பாதரசம் (Mercury) கலந்திருக்க வாய்ப்புண்டு. மேற்கூறிய கழிவுநீர் போய்ச் சேரும் இடமாகிய கடல், ஆறு, ஏரி, குளம் ஆகியவற்றிலும் பாதரசம் சேரும். அது மீனின் உடலுக்குள் சென்று, உணவாக மனித உடலுக்கு வருவது, மனிதர்களுக்கு பாதிப்பை ஏற்படுத்தும் செயலாகும்.

பாதரசம் உடலுக்குள் போனால், வெளியே வரவே வராது. அது உடலின் பல இடங்களில் அப்படியே படிந்துவிடும். தொடர்ந்து பாதரசம் உடலுக்குள் போய்க்கொண்டிருந்தால், பின்னாளில் மெதுவாக சிறுநீரகத்தைப் பாதிக்கச்செய்து, செயலிழக்க வைத்துவிடும். இதைத் தொடர்ந்து, கல்லீரல், நுரையீரல், நரம்பு மண்டலம் முதலியவற்றையும் பாதிக்கும்.

பாதரசம் மீனின் வயிற்றுக்குள் எப்படிச் செல்கிறது, தெரியுமா?

தண்ணீரில் மிதக்கும் பொருட்களையும், படிந்துள்ள பொருட்களையும் மீன்கள் ஓடிஓடி துரத்தி, துரத்தி விழுங்குவது வழக்கம். கழிவு நீர் மூலமாக கலந்துள்ள பாதரசமும் கண்ணுக்குத் தெரியாத சிறுசிறு திவலைகளாக தண்ணீரில் கலந்திருக்கும். எனவே, மிகச்சிறிய மீன்கள் இந்தப் பாதரசத் திவலைகளை விழுங்குகின்றன. மிகச்சிறிய மீன்கள்தான், இந்தப் பாதரச திவலைகளை முதன் முதலில் விழுங்குகின்றன.

பின்னர், இந்த சிறிய மீன்களை, சற்று பெரிய மீன்கள் உணவாக விழுங்குகின்றன. நிறைய சிறிய மீன்களை, ஒரு பெரிய மீன் விழுங்கும்போது, பல சிறிய மீன்களின் உடலிலிருந்து மொத்த பாதரசமும், ஒரு பெரிய மீனின் உடலில் போய்ச் சேருகிறது. மீன்கள் உடலுக்குள் செல்லும் சாதாரண பாதரசம், 'மீத்தைல் பாதரசமாக' (Methyl Mercury) மாறிவிடுகிறது. இதுதான் நச்சுப்பொருள்.

'ஆகாரத்திற்காக அழுக்கை சாப்பிட்டு, தடாகத்தை சுத்தப்படுத்துகிறதே மீன்' என்றொரு வசனத்தை, 'பராசக்தி' திரைப்படத்தில் மறைந்த 'நடிகர் திலகம்' சிவாஜிகணேசன் பேசுவார். அதுபோல நீரில் இருக்கும் மீனுக்கு, நீரில் அழுக்கு எது, நல்லது எது, பாதரசம் எது என்றெல்லாம் தெரியாது. நீரை சுத்தப்படுத்தும் நோக்கத்தில் அது எல்லாவற்றையும் விழுங்கும்.

இந்தியாவில் லட்சத்தீவு மக்கள், மீன் அதிகமாக சாப்பிடுகிறவர்கள் பட்டியலில் முதலிடத்திலும், கோவா மக்கள் இரண்டாம் இடத்திலும் இருக்கிறார்கள். கேரளா மூன்றாவதாகவும், மேற்கு வங்காளம் நான்காவதாகவும் இருக்கிறது.

இந்திய கிராம மக்கள் சராசரியாக ஒரு மாதத்துக்கு 269 கிராம் அளவுக்கு மீன் சாப்பிடுகிறார்கள். நகர்ப்புறத்தில் உள்ளவர்கள் 238 கிராம் மீன் சாப்பிடுகிறார்கள். லட்சத்தீவு மக்கள் மாதம் 4 கிலோவுக்கு அதிகமாக மீன் சாப்பிடுகிறார்கள்.

அது நல்லது செய்கிறது. மனிதர்களுக்கு அது கெடுதலில் முடிகிறது.

அமெரிக்காவில் 1700 பெண்களிடம் செய்த பரிசோதனையில், பாதரசத்தின் அளவு அவர்களுடைய ரத்தத்திலும், முடியிலும் அதிகமாக இருப்பது கண்டுபிடிக்கப்பட்டது. கிரீன்லாந்திலும், ஜப்பானிலும் வாழ்கிறவர்களின் உடலில் அமெரிக்கர்களைவிட பாதரசத்தின் அளவு அதிகமாக இருக்கிறதாம்.

இந்தியாவில் மீன் பிரியர்கள் அதிகமாக வாழும் கொல்கத்தா மக்களின் உடலில் பாதரசத்தின் பாதிப்பு அதிகமாக இருப்பதாக இன்னொரு தகவல் தெரிவிக்கிறது. கொல்கத்தா நகரிலுள்ள ஐந்து மிகப்பெரிய மீன் மார்க்கெட்டுகளில் இருந்து மீன்கள் சேகரிக்கப்பட்டு சோதனைக்காக பயன்படுத்தப்பட்டிருக்கிறது. அந்த ஐந்து சாம்பிள்களிலுமே, இருக்கவேண்டிய அளவுக்கு மேலேயே, பாதரசத்தின் அளவு மீன்களின் உடலில் இருந்துள்ளது. அதன் பின்பே அங்குள்ள மக்களிடம் பரிசோதனை மேற்கொள்ளப்பட்டிருக்கிறது. இதனால் மீன்களை சாப்பிடாமலேயே இருந்து விடலாமா? பாதரசம் இல்லாத மீனை கண்டறிவது எப்படி?

பூமிக்கு வடிகால் கடல்தான். எனவே பூமியில் உருவாகும் அனைத்து விதமான கழிவுகளும் கடலில் போய்ச் சேருகின்றன. அதனால் அனைத்துவிதமான நச்சுப் பொருட்களும், நோயை உருவாக்கும் பாக்டீரியாக்களும், ரசாயனக் கழிவுகளும் கடலில் கலக்கின்றன.

ஒரு லிட்டர் கடல் நீரில் 35 கிராம் உப்பு இருக்கிறது. 'எதையுமே கெட்டுப்போக விடாது, அப்படியே பாதுகாக்கும் குணம் உப்புக்கு உண்டு' என்கிற அதன் பண்புக்கேற்ப, தன்னிடம் வந்து சேருகின்ற கழிவுகளையும், விஷப்பொருட்களையும்கூட கடல் நீர் அப்படியே பாதுகாத்து வைக்கிறது.

கடல் நீரில் வாழும் மீன்கள் அந்த விஷப்பொருட்களையெல்லாம் விழுங்கி, தன் உடலில் பாதுகாக்கிறது.

எவ்வளவு அடர்த்தியான ரசாயனக்கழிவுகள் கடல் நீரில் இருந்தாலும், அவற்றை உட்கொண்டு தனது உடலிலும், கொழுப்பிலும் தேக்கி வைக்கக்கூடிய சக்தி மீன்களுக்கு உண்டு. பாதரசம் மட்டும்தான் மீன்களின் உடலில் தேங்கியிருக்கும் விஷப்பொருள் என்று நினைத்துவிட வேண்டாம். பாதரசத்தை போன்று பல விஷப் பொருட்கள் கடல் நீரில் இருக்கின்றன. அதன் வழியாக அதில் வாழும் மீன்களின் உடலிலும் சேருகின்றன. மீன் பெரிதாக வளர வளர அதனுடைய உடலில் சேரும் விஷப் பொருட்களின் அளவும் அதிகமாகிக் கொண்டே வரும். அந்த மீன்களை எவ்வளவு பதப்படுத்தினாலும், எவ்வளவு கொதிக்கவைத்து சமைத்தாலும் சில விஷப்பொருட்கள் அதில் இருந்து நீங்குவதில்லை.

சுமார் 5000 வகையான கடற்பாசிகள் (Algae) கடலில் உள்ளன. அதில் 70 வகையான கடற்பாசிகள் மனித உடலுக்குக் கேடு செய்பவை. கடலிலுள்ள மீன்கள் அந்த விஷ கடற்பாசிகளையும் விழுங்கத்தான் செய்கின்றன.

வழக்கமாக மீன் சாப்பிடுபவர்களின் உடலுக்குள் PCB (Poly Chlorinated Biphenyls) என்கிற செயற்கை ரசாயனப் பொருள் கழிவு சேரும். தெரு ஓரங்களில் உள்ள மின்சார டிரான்ஸ்பார்மர், கிரீஸ், ஆயில் போன்றவற்றிலிருந்து இந்த ரசாயனம் வெளியாகும். அதனால், இந்த ரசாயனத்தை வெளியேற்றும் பொருட்களைத் தயாரிக்க 1979-ம் ஆண்டிலேயே அமெரிக்காவில் தடைபோடப்பட்டது.

அதற்கு முன்பே, உலகம் முழுக்க இவை பயன்படுத்தப்பட்டதால், அந்த ரசாயனமும் கூடுதலாகப் போய் கடலில் கலந்துவிட்டது. அது மீன்களிலும் சேர்ந்துகொண்டிருக்கிறது.

PCB ஆபத்தான ரசாயனப்பொருளாகும். இது புற்றுநோய், குழந்தையின்மை, தாம்பத்திய உறவு பிரச்சினைகள், மூளை செயல்பாடுகளை மந்தமாக்குதல் போன்றவற்றைச் செய்யும்.

தொழிற்சாலைகள் இப்போது நிறைய உருவாகிக் கொண்டிருக்கின்றன. அவற்றில் சில தொழிற்சாலைகளில் பாதரசத்தைப் பயன்படுத்தி பல்வேறு பொருட்கள் தயாரிக்கப்படுகின்றன. அந்த தொழிற்சாலைகளில் உள்ள கழிவு நீர் மூலம் பாதரசமும் கடலில் கலக்கிறது. அதனுடைய உபபொருளான மீதைல் பாதரசமும் (Methyl Mercury) கலந்துவிடுகிறது.

நீங்கள் பல ஆண்டுகளாக தொடர்ந்து மீன் சாப்பிட்டுக் கொண்டிருக்கிறீர்கள் என்றால், உங்கள் ரத்தத்தில் பாலி குளோரினேடட் பைஃபினைல்ஸ் (Polychlorinated biphenyls – PCB) எனப்படும் விஷப்பொருள் அதிகமாக இருக்கக்கூடும். அது ரத்தத்தில் அதிகமாக இருந்தால் உங்களுக்கு அடிக்கடி ஞாபக மறதி ஏற்படும். அரை மணி நேரத்திற்கு முன்பு என்ன நடந்தது என்பது ஞாபகத்துக்கு வர ஒரு மணி நேரம்கூட ஆகலாம்.

உலகில் பசிபிக் கடல் (*Pacific Ocean*) தான் மிகப்பெரியது. 'கடலிலே பெருங்காயத்தைக் கரைத்த மாதிரி' என்று சொல்வது போன்று கடலில் கலக்கும் பாதரசத்தின் அளவு குறைவுதான். ஆனாலும் அது ஆபத்தானது.

பாதரசத்தின் உபபொருளான மீதைல் மெர்க்குரி கடலுக்கடியில் இருக்கும் கடற்பாசிகளால் (*Algae*) உள்ளிழுக்கப்படுகிறது. அந்த கடற்பாசிகளை சிறிய வகை மீன்கள் அதிகமாக உண்ணும். அதனால் மீதைல் மெர்க்குரி கடற்பாசி மூலமாக மீனிடம் போய் சேர்ந்து விடுகிறது. அது மீனின் உடலிலிருந்து கழிவாக வெளியேறும் வாய்ப்பு மிக குறைவு. அப்படியே வெளியே வந்தாலும், அந்தச் செயல்முறை மிகமிக மெதுவாகத்தான் நடக்கும். மீதைல் மெர்க்குரி சுலபமாகக் கடலில் கரையக்கூடிய பொருளல்ல. முதலில் அது மீனின் வயிற்றில் படிந்து, பின்பு மீன் முழுவதும் பரவும்.

அதிக காலம் வாழக்கூடிய மீன்களின் உடலிலும், மனிதன் அதிகமாக சாப்பிடக் கூடிய மீன்களின் உடலிலும், பாதரசக் கழிவு அதிக அளவில் புகுந்துவிடுகிறது. திமிங்கிலம் (*Bowhead Whale*), சுறாமீன் (*Greenland Shark*), கோய்மீன் (*Koi Fish*) ஆகியவை சுமார் 200 ஆண்டு காலம் வாழ்ந்ததாக பதிவுகள் இருக்கின்றன. அவை போன்று அதிக காலம் வாழும் மீன் இனம் இன்னும் நிறைய இருக்கின்றன. அவை எல்லாமுமே சிறிய மீன்களை டன் டன்னாக விழுங்கியிருக்கும். அதனால் அவைகளின் உடலிலும் பாதரசம் சேருகிறது.

உலகில் சுமார் 32000 மீன் வகைகள் இருப்பதாக சொல்லப்படுகிறது. ரஷ்ய நாட்டைச் சேர்ந்த 'பெலுகா ஸ்டுஜெரான்' (*Beluga Sturgeon Fish*) என்கிற மீன், திமிங்கிலம், சுறாமீனை அடுத்து, அதிக நீளமும், அதிக எடையும் கொண்டது.

பல்லாயிரம் வகைகள் இருந்தாலும் நமக்கு தெரிந்தது 50 வகைகள்தான்.

> பெரிய மீன்களை நாம் சாப்பிடும்போது, நமது உடலுக்குள் பாதரசம் புகுந்துவிடுகிறது. பெரிய மீன்கள் நிறைய நாட்கள் வாழும் என்பதால், உயிர்வழிப்பெருக்கம் (Bio Magnification) மூலமாக, பாதரசமும், ஒவ்வொரு உயிரினமாக தாண்டித் தாண்டி, கடைசியில் மனிதனுக்கு வந்து சேருகிறது.

இதைத்தான் மாற்றி மாற்றி சாப்பிட்டுக் கொண்டிருக்கிறோம். புதுவகை மீன்களை சாப்பிட்டுப் பார்க்க நமக்கு பயம் வரும். ஏனென்றால் விஷத்தன்மை கொண்ட புதிய வகை மீன்களை சாப்பிட்டு ஒருசிலர் இறந்திருக்கிறார்கள்.

கடல் மீன்களில் பாதரசம் இருப்பதுபோல, பண்ணைகளில் வளர்க்கப்படும் மீன்களிலும் சிலவகை ரசாயனங்கள் இருப்பது கண்டறியப்பட்டிருக்கிறது. மீன் பண்ணைகளில் வியாபாரத்துக்காக வளர்க்கப்படும் மீன்களுக்கு ஆன்டிபயாடிக் மருந்துகள் கொடுக்கிறார்கள். சத்து மருந்துகளும், எதிர்ப்பு சக்தி மருந்துகளும் கொடுக்கிறார்கள்.

காலா, கிழங்கா போன்ற நன்னீரில் தண்ணீரில் வாழும் மீன்களுக்கு அதிக கிராக்கி உண்டு. அதிக அளவில் விற்பனையாகும் இந்த மீன்களை 'சால்மன்' (Salmon) மீன் என்று வெளிநாடுகளில் அழைப்பதுண்டு. தேவையான அளவு இந்த மீன்கள் பிடிக்கப்படுவதில்லை. அதனால்தான் மவுசு அதிகரிக்கிறது.

சால்மன் மீன்கள் அமெரிக்காவில், மீன் பண்ணைகளில் நிறைய அளவில் வளர்க்கப்படுகின்றன. பண்ணைகளில் வளர்க்கப்படும் இந்தப் பெரிய சால்மன் மீன்களுக்கு, மனிதர்கள் வாங்காத சில சிறிய மீன்கள் உணவாகப் போடப்படுகின்றன. 5 கிலோ சிறிய மீன்களை உணவாகப் போட்டால், 1 கிலோ சால்மன் மீன்தான் கிடைக்கும்.

'கடல் வாழைக்காய்' என்று செல்லமாக அழைக்கப்படும் மீன்களில் ஏராளமான சத்துக்கள் இருக்கின்றன. கூடவே கடலில் கலக்கும் கழிவுகளால் விஷங்களும் இருக்கின்றன. அதனால் அதிக கழிவுகள் கலக்காத மீனை பார்த்து வாங்கிச் சாப்பிடுங்கள்.

29

பாக்டீரியாக் கிருமி

"பாக்டீரியா' (Bacteria) நாம் அடிக்கடி உச்சரிக்கும் வார்த்தை. இந்த வார்த்தை மக்களுக்கு ஒருபுறம் பயத்தையும், மறுபுறம் கோபத்தையும் உண்டாக்குகிறது. கண்ணுக்குத் தெரியாத பாக்டீரியாக் கிருமி மனிதர்களுக்கு நோயை உண்டாக்குகிறது என்பதனால் பயம் ஏற்படுகிறது. இந்தக் கெட்ட கிருமியை நவீன விஞ்ஞானத்தால் உலகத்தைவிட்டு ஒழிக்க முடியவில்லையே என்று நினைப்பதால் கோபமும் உருவாகிறது.

நுண்ணுயிரிகள் (Microbe) என்று சொல்லப்படும் பாக்டீரியாக்கள் இந்த உலகம் முழுவதும் வாழ்கின்றன. இவற்றில் நல்லது செய்யும் பாக்டீரியாக்களும் இருக்கின்றன. கெட்டது செய்யும் பாக்டீரியாக்களும் இருக்கின்றன. இவை ஒரு இடத்திலிருந்து இன்னொரு இடத்திற்குப் பரவ, நமது கைகள் ஒரு பாலமாக இருக்கின்றன. பாக்டீரியாக்களை மைக்ராஸ்கோப் மூலமே பார்க்கமுடியும்.

மனிதர்களுக்கு நோய்கள் உருவாகக் கெட்ட பாக்டீரியாக்கள் மற்றும் வைரஸ் கிருமிகள் முக்கியக் காரணமாக இருக்கின்றன. சாதாரண ஜலதோஷம் முதல் மிகக்கொடிய நோய் வரை கெட்ட கிருமிகளால்தான் ஏற்படுகின்றன. கணக்கிட முடியாத அளவுக்கு இருக்கும் இந்த கிருமிகளை,

ஒரு கணக்குக்குள் கொண்டுவர எத்தனையோ ஆராய்ச்சியாளர்கள் முயன்றார்கள். எத்தனையோ விதமாக ஆராய்ந்தார்கள். எண்ணிக்கையை அளவிட முடியவே இல்லை. கணக்கிலடங்கா இந்த பாக்டீரியாக்களை முதன் முதலில் பார்த்தவர், டச்சு நாட்டைச் சேர்ந்த 'ஆண்டன் வேன் லீயுவென்ஹோக்' (*Anton van Leeuwen hock*) என்கிற துணி வியாபாரி. 1660-ம் ஆண்டுவாக்கில் இவர் ஒரு லென்ஸ் மூலம் அதைப் பார்த்தார்.

துணி நெய்ய மிக மெல்லிய நூலிழைகள் பயன்படும். அதனை சுலபமாகப் பார்க்க அவர் ஒரு கண்ணாடி லென்சைக் கடைந்து உருவாக்கினார். அது ஒரு கூர்மையான, அதிக சக்தியுள்ள லென்ஸ் போன்று உருவானது. அந்த லென்ஸ் மூலம் ஒரு பொருளை 500 மடங்கு பெரிதாக்கிப் பார்க்க முடியும். அவர் ஒரு நாள் குளத்து நீரின் ஒரு சொட்டை எடுத்து வந்து அந்த லென்ஸ் மூலம் பார்த்தார். அந்த நீரில் மிக நுண்ணிய உயிரிகள் கூட்டம் கூட்டமாக அங்கும் இங்கும் நகருவதைப் பார்த்து வியப்படைந்தார். பின்பு அவர் பார்த்ததை உறுதி செய்து, 1670-ஆம் ஆண்டு லண்டனிலுள்ள ராயல் சொஸைட்டிக்கு ஓர் அறிக்கையாக, நிறைய வரைபடங்களுடன் தயார்செய்து அனுப்பி வைத்தார். அவரது கண்டுபிடிப்புக்கு பின்புதான் பல விஞ்ஞானிகளால் பல காலகட்டங்களில் பலவிதமான பாக்டீ ரியாக்கள் கண்டுபிடிக்கப்பட்டன.

7 வகையான பாக்டீரியாக்கள் உலகில் இருக்கின்றன. அவற்றில் 4 வகை பாக்டீரியாக்கள்தான் அநேகமாக எல்லா இடங்களிலும் அடங்கியுள்ளன. அவை: *Gram Negative Cocci*, *Gram Positive Cocci*, *Gram Negative Bacilli*, *Gram Positive Bacilli*.

இவை எப்படி மனிதனின் கைகளால் பரவுகின்றன என்பதைப் பார்ப்போம். பொருட்களைத் தொடுவதன் மூலம் மனிதனுடைய கைகளுக்கு 'அழையாத விருந்தாளி'யாக வந்துவிடும் பாக்டீரியாக்கள், மாதக்கணக்கில் மனிதர்களின் கைகளில் தங்கிவிடும்.

நாம் கைகளைதான் எல்லா வேலைகளுக்கும் பயன்படுத்துகிறோம். கைகளால் உணவு தயாரிக்கிறோம். அதைப் பலர் சாப்பிடுகிறார்கள். அப்போது ஒருவர் கையில் இருக்கும் பாக்டீரியாக்கள், பலரது உடலுக்குள் பயணப்படுகிறது.

பாக்டீரியாக்கள் கைகளில் தங்குவதற்கு, அந்தக் கைகளின் உஷ்ண நிலை, ஈரப்பதம், காரத்தன்மை, அமிலத்தன்மை ஆகியவை ஒத்துப்போகிறது. பொதுவாக மனிதர்களின் உள்ளங்கை சீதோஷ்ண நிலையை சராசரியாக கணக்கிட முடிவதில்லை. ஏனென்றால், ஆளுக்கு

கை விரல் நகங்களில் பலவிதமான கிருமிகள் வந்து தங்கிவிடுவதுண்டு. 'ஓனைக்கோமைக்கோஸிஸ்' (Onychomycosis) என்று அழைக்கப்படும் ஒருவித 'ஃபங்கஸ் நோய்' (Fungal Infection) நிறைய பேருக்கு கைவிரல் நகங்களிலும், கால் விரல் நகங்களிலும், விரல் இடுக்குகளிலும் ஏற்படுவதுண்டு. நகங்களை வெட்ட உதவும் நகவெட்டி மூலமாக, மேற்கூறிய நோய் மற்றவர்களுக்கும் பரவ வாய்ப்புண்டு. மேற்கண்ட பங்கஸ் தொற்று கீழ்க்கண்டவர்களுக்கும் வரக்கூடும்.

- பொதுமக்கள் குளிக்கும் நீச்சல் குளங்களில் அடிக்கடி குளிப்பவர்கள்.
- 65 வயதைக் கடந்தவர்கள்.
- சர்க்கரை வியாதி உள்ளவர்கள்.
- செயற்கை நகங்கள் மாட்டியிருப்பவர்கள்.
- நகங்களில் கீறல், நகங்களில் காயம், ரணம், புண், வெடிப்பு இருப்பவர்கள்.
- மிக இறுக்கமாக ஷூ அணிபவர்கள்.

ஆள் சீதோஷ்ண நிலை மாறும். அவரவரின் உடலின் வெப்ப நிலையைப் பொறுத்தும், சுற்றுப்புற வெப்பநிலையைப் பொறுத்தும் அது அமையும்.

அதே நேரத்தில், உள்ளங்கை சீதோஷ்ண நிலையில் அதிரடியான மாற்றம் ஏற்படாது. அந்த சீதோஷ்ண நிலை பாக்டீரியாக்கள் வெகுகாலம் கைகளிலேயே தங்கியிருக்க காரணமாகி விடுகிறது. நமது உள்ளங்கை அமிலத்தன்மை கொண்டது. உள்ளங்கைகளில் எப்போதும் லேக்டிக் அமிலம் (Lactic Acid) வெளியாகிக்கொண்டிருக்கும்.

நாம் கையால் அதிக அளவில் துணி சோப், சோப் பவுடர், கிளீனிங் பவுடர் போன்றவற்றை உபயோகிக்கும்போது, கைகளின் அமிலத்தன்மை குறைந்து, காரத்தன்மை சற்று அதிகமாகும். கைகளில் காரத்தன்மை ரொம்ப அதிகமாக இருந்தால், பாக்டீரியாக்கள் கைகளில் தங்குவதற்கு அதிக சவுகரியமாகிவிடும்.

சில சமயம் அதிக வெயிலினாலும், அதிக குளிரினாலும், ரசாயனப் பொருட்கள் கைகளில் அடிக்கடி படுவதனாலும், கைகளும், விரல்களும், நகங்களும் பாதிக்கப்பட்டு பாழாகிவிடுகின்றன. மேலும், மண், அழுக்கு, சிமெண்டு போன்றவை தொடர்ந்து கைகளில் பட்டுக்கொண்டே

இருந்தாலும், கைகளிலுள்ள தோல் அதனுடைய பாதுகாப்புத்தன்மையை இழந்துவிடும். கைகள் உலர்ந்து போனால், தோல்களில் வெடிப்பு உண்டாகி, வெடிப்பு வழியாக கிருமிகள் உடலுக்குள் போய்விடுகிறது. கை, கால்களிலுள்ள தோல் அதிகமாக உலர்ந்து போனால், முதலில் வெடிப்பு உண்டாகி, பின்பு புண் உண்டாகி, பாழாகிவிடும்.

சரியாகக் கழுவாத கைகளில் லட்சக்கணக்கான பாக்டீரியாக்கள் தங்கியிருக்கும். குளிர்ந்த நீரில் கைகளைக் கழுவினால் தூசியும், அழுக்கும், சிறிதளவு பாக்டீரியாக்களும் தான் கையை விட்டு போகுமே தவிர, பெரும்பாலான பாக்டீரியாக்கள் கையை விட்டு அகலாது. சோப்பை உபயோகித்து கைகளை நன்கு கழுவுவதால், வேறு இடத்திலிருந்து நமது கைகளில் வந்து ஒட்டிக்கொண்டிருக்கும் பாக்டீரியாக்கள் வெளியேற்றப்படும். சோப்பை உபயோகித்து கழுவும்போது கைகளிலுள்ள அமிலத்தன்மை, சோப்பினால் மாறுபடாது.

கிருமி நாசினியை (Sanitizer) உபயோகித்து கைகளை நன்கு கழுவினால், கைகளிலுள்ள பாக்டீரியாக்கள் வளர்வது தடுக்கப்படும். மேலும், அதிக அளவு பாக்டீரியாக்கள் கைகளை விட்டுப் போய்விடும்.

பாக்டீரியாக்கள் பற்றி தெரிந்துகொண்டோம். அவை நம் உடலுக்குள் செல்வதால் என்னென்ன நோய்கள் ஏற்படுகின்றன தெரியுமா?

நகங்கள் மீது மனிதர்களுக்கு காதல் அதிகம். விதவிதமாக வர்ணம் தீட்டுகிறார்கள். அழகுபடுத்துகிறார்கள். அன்றாடம் அணியும் உடைக்கு பொருத்தமாக நகங்களில் இணைப்புகளையும் பொருத்திக்கொள்கிறார்கள். நகங்களும் நலமாக இருக்கவேண்டும் என்று எல்லோருமே விரும்புகிறார்கள்.

நகங்கள் எல்லா மனிதர்களுக்கும் உண்டு. ஆனால் அனைவருக்கும் ஒரே மாதிரி வளர்வதில்லை. வயது, உட்கொள்ளும் சத்துணவு, உடல்

நமது உள்ளங்கை ஈரமாக இருக்கக்கூடாது. அதிகமாக காய்ந்து அதாவது உலர்ந்தும் போகக்கூடாது. முக்கியமாக உள்ளங்கைகளையும், கை விரல்களையும், விரல் நகங்களையும், அதிகமாக உலர்ந்து போகவிடக்கூடாது. முடிந்தவரை எப்பொழுதும் சற்று ஈரப்பதத்துடன் இருக்குமாறு பார்த்துக்கொள்ள வேண்டும். கைகள் உலர்ந்து இருந்தால், பாக்டீரியாக்கள் தங்க வசதியாகிவிடும்.

> பாக்டீரியாக்களில் ஒரே ஒரு சதவீதம்தான் மனிதன் மற்றும் அனைத்து உயிரினங்களின் உடலிலும் இருக்கின்றன. மீதி 99 சதவீத பாக்டீரியாக்களும் நிலம், நீர், காற்று, மரம் செடி கொடிகளில் எல்லாம் நிறைந்திருக்கின்றன. தரையிலிருந்து சுமார் 40 மைல் உயரத்துக்கும், கடலில் 7 மைல் ஆழத்துக்கும் பாக்டீரியாக்கள் இருக்கும். அதிக அளவு பாக்டீரியாக்கள் கடலில்தான் இருக்கின்றன.

ஆரோக்கியம் போன்றவற்றை அடிப்படையாகக்கொண்டு நகங்கள் வளர்கின்றன.

பொதுவாக ஒரு நாளைக்கு 0.004 அங்குலம் நகம் வளரும். இப்படி வளர்ந்துகொண்டே இருப்பதால்தான், வாரத்துக்கு ஒருமுறை நகம் வெட்டவேண்டிய கட்டாயம் ஏற்பட்டுவிடுகிறது.

விபத்து, காயம், புண் போன்றவற்றால் முழுநகமும் விழுந்துவிடக்கூடும். பின்பு, அதில் நகம் புதிதாக முளைத்து வளர்ந்துவர 6 மாதங்களாகும். நகங்கள் முடியும் இடத்திலுள்ள தோலுக்கு உள்ளேயும் 1 செ.மீ. அளவுக்கு நகம் இருக்கும். நகங்களுக்குக் கீழே மிகச்சிறிய ரத்தக்குழாய்களில் ரத்தம் ஓடுவதால்தான் நகங்கள் பழுப்பும், நீலமும் கலந்த நிறத்தில் தெரிகின்றன.

தாயின் கர்ப்பப்பையில் குழந்தை உருவாகும் மூன்றாவது மாதத்திலேயே நகங்கள் உருவாகி, வளர ஆரம்பித்துவிடும். குழந்தை பிறக்கும்போது நகங்கள் நன்றாக வளர்ந்திருக்கும்.

கை, கால்களுக்கு அதிக வேலை கொடுத்து உடல் இயக்கம் நன்றாக இருப்பவர்களுக்கு நகங்கள் வேகமாக வளரும். குளிர்காலத்தைவிட, கோடை காலத்தில் வளர்ச்சி வேகம் அதிகமாக இருக்கும். வயதாகும்போது வளர்ச்சி வேகம் குறையும். கால் விரல் நகங்களைவிட, கைவிரல் நகங்கள் வேகமாக வளரும்.

நாம் அனைத்து வேலைகளையும் கைகளைக் கொண்டே செய்கிறோம். அதனால், கைகள் அழுக்காகும்போது, நகங்களிலும் அழுக்கு படிகின்றது. கைகளை அடிக்கடி சுத்தம் செய்கிறோம். முறையாக நகங்களையும் வெட்டி, சுத்தம் செய்யாவிட்டால், ஏகப்பட்ட பாக்டீரியாக்கள் அதில் சேர்ந்து, வாழ்ந்து, ஆரோக்கியத்திற்கு உலை வைத்துவிடும். அழுக்கோடு உள்ள நகங்களுடன் தினமும் உணவு

சாப்பிடுவதென்பது, கொடிய விஷத்தை சாப்பிடுவதற்குச் சமம்.

நகங்கள், மனித உடலின் ஆரோக்கியத்தைக் காட்டும் கண்ணாடியாகத் திகழ்கின்றன. அவற்றின் நிறத்தில் ஏற்படும் மாற்றங்கள், நகங்களின் வடிவமைப்பில் ஏற்படும் மாற்றங்கள், உடலில் ஏற்பட்டிருக்கும் நோய்களின் அறிகுறியாகக் கருதப்படுகிறது.

கல்லீரல் பாதிப்பு, சிறுநீரக பாதிப்பு, நுரையீரல் பாதிப்பு, ரத்த சோகை, சர்க்கரை நோய் போன்றவை ஏற்பட்டிருந்தால் அது நகங்களில் பிரதிபலிக்கும். அதை வைத்தும், சில பரிசோதனைகளைச் செய்தும், உடலில் எந்த இடத்தில், என்ன நோய் இருக்கிறது என்பதை சுலபமாகக் கண்டுபிடித்துவிடலாம். நகம் வளரும் வேகத்தை வைத்தும் நோய்களை கண்டறிந்துவிட முடியும்.

உங்கள் நகத்தின் தோற்றத்தில், நிறத்தில் மாறுபாடு ஏற்பட்டால் சரும நோய் நிபுணரை (Skin Specialist) சந்தித்து ஆலோசனை பெறுங்கள். அது ஒன்றும் இல்லாததாகவும் இருக்கலாம். உடலினுள்ளே இருக்கும் நோய்களின் அறிகுறியாகவும் இருக்கலாம்.

கைவிரல் நகங்கள் சிலருக்கு மஞ்சள் நிறமாகத் தோன்றும். வயதாகிவிட்டது அதற்கு ஒரு காரணமாக இருக்கலாம். வெவ்வேறு நக பாலீஷை மாற்றி மாற்றி பயன்படுத்தினாலும் மஞ்சள் நிறம் தோன்றும். மஞ்சள் காமாலை நோய் முற்றிய நிலையிலும் நகம் மஞ்சள் நிறமாக மாறும்.

சர்க்கரை நோய், தைராய்டு நோய், சோரியாஸிஸ் என்கிற தோல் வியாதி, நுரையீரலில் நாள்பட்ட சளி, இருமல், இருப்பவர்களுக்கும் விரல் நகங்கள் மஞ்சள் நிறமாக இருக்கும். சிகரெட் புகைப்

பவர்களின் கைவிரல்களும், நகங்களும் மஞ்சளுக்கு மாறும்.

கர்நாடக மாநிலத்தை சேர்ந்த சமூக சேவகர் ஒருவர் விடுமுறை நாட்களில் முதியோர் இல்லங்களுக்கும், தொண்டு நிறுவனங்களுக்கும் செல்கிறார். அங்கு தங்கியிருக்கும் வயதானவர்களுக்கும், இயலாதவர்களுக்கும், கை,- கால் நகங்களை வெட்டிவிடுகிறார். சேவை மனப்பான்மையோடு அதைச் செய்து வருகிறார். நாமும் நம்முடைய வீட்டிலுள்ள பெரியவர்களுக்கு இந்த நல்ல காரியத்தைச் செய்யலாமே!

> விரல்நுனி (Fingertip) பெரிதாக வீங்கியும், நகங்களின் கீழ்ப்பகுதி கிளிமூக்கு போன்று வளைந்தும், காணப்படும் அறிகுறிக்கு க்ளப்பிங் (Clubbing) என்று பெயர். ரத்தத்தில் போதுமான அளவு ஆக்ஸிஜன் இல்லை என்றாலும், நாள்பட்ட நுரையீரல் நோய், காசநோய் இருந்தாலும், கல்லீரல் நோய், சிறுநீரக நோய், இருதய நோய், வயிற்றுக் கோளாறு, எய்ட்ஸ் நோய் இருப்பவர்களுக்கும், இம்மாதிரி நகங்கள் குவிந்து, வளைந்து, கிளிமூக்கு போலிருக்கும்.

நகங்கள் கடினமாக, தடிமனாக, மஞ்சளாக இருந்தால், ஃபங்கஸ் நோய் இருக்கிறதென்று அர்த்தம்.

அதிக நேரம் தண்ணீரில் கையை நனைத்து வேலை பார்ப்பவர்களின் நகங்கள் பலமின்றி காணப்படும். அதிகநேரம் தண்ணீருக்குள் இருப்பவர்களுக்கும், அதிக நேரம் நீந்துபவர்களுக்கும் நகங்கள் உலர்ந்துபோகும். அடிக்கடி நக பாலீஷ், பாலீஷ் ரிமூவர் பயன்படுத்துகிறவர்களுக்கும் நகம் பாதிக்கப்படும்.

அதிக நேரம் துணி துவைப்பவர்களுக்கும், நிறைய நேரம் பாத்திரம் கழுவுபவர்களுக்கும், குறைவான ஈரப்பதம் உடைய பகுதிகளில் வசிப்பவர்களுக்கும் உலர்ந்த, உடைந்த, நொறுங்கத்தக்க நகங்கள் ஏற்படக்கூடும். தைராய்டு நோய் (Hypothyroidism) இருந்தாலும் வைட்டமின் சத்துக் குறைபாடு தோன்றினாலும் நகங்கள் உடைந்துபோகும்.

நகங்களில் கீறல், பிளவு, வெடிப்பு முதலியவை ஏற்பட பூஞ்சைக் காளான் தொற்று காரணமாகும். அதிக நீளமுள்ள நகங்களுக்குள், அதிக அழுக்கும், கிருமிகளும் சேர வாய்ப்பு அதிகம். ஆகவே, விரல் நகங்களை பெரிதாக வளரவிடக் கூடாது. ஒருவருக்கு நகங்களை வெட்டிய பின்பு அந்த நகவெட்டியை நன்கு வெந்நீரில் கழுவி, சுத்தமாக துடைத்துவிட்டே அடுத்தவர்கள் பயன்படுத்தவேண்டும். அப்படிச் செய்யாவிட்டால் ஒருவரிடமிருந்து தொற்றுநோய்க் கிருமி, அடுத்தவருக்கு பரவக்கூடும்.

மருத்துவமனைகளில் வேலை பார்ப்பவர்களுக்கு அதிகமாக கிருமிகள் நகங்களுக்கடியில் உட்கார வாய்ப்புண்டு. பெண்கள்தான் வீட்டில் எல்லா வேலைகளையும் செய்கிறார்கள்.

அதனால், பெண்களின் நகங்களுக்குள்தான் கிருமிகள் அதிகமாக இருக்கும் என்று பலரும் நினைக்கிறார்கள். ஆனால், ஆராய்ச்சிப்படி

பெண்களைவிட, ஆண்களின் நகங்களுக்குள்தான் கிருமிகள் அதிகமாக இருக்கிறதாம்.

பெண்களில் நிறைய பேர் நகம் கடிக்கிறார்கள். நகங்களை கடிப்பது நகங்களுக்கும் நல்லதல்ல, நகத்தை கடிப்பவரின் ஆரோக்கியத்திற்கும் நல்லதல்ல.

நெல்வாற்பூச்சி (Pinworm) போன்ற வயிற்றுப் புழுக்களின் முட்டைகள், விரல் நகங்களுக்குள் தங்கியிருக்கக்கூடும். வயதானவர்களால் நகங்களை ஒழுங்காக வெட்டி, சுத்தமாக வைத்துக்கொள்ள முடிவதில்லை. அதனால், அவர்கள் பல்வேறுவிதமான நோய்களால் பாதிக்கப்படுகிறார்கள். வயதானவர்களுக்கு நோய் எதுவும் ஏற்படக்கூடாது என்று நினைப்பவர்கள் முதல் வேலையாக அவர்களது கை நகங்களை நன்றாக வெட்டிவிடவேண்டும்.

30

ஆஹா! அபார ருசி!!

உணவின் ருசியில் மறைந்திருக்கும் ஓர் உண்மை உங்களுக்குத் தெரியுமா?

ருசியினை உணர்வதில் முக்கிய பங்கு நாக்குக்கு இருந்தாலும், உணவை வாங்கி நாக்கில் வைத்த பின்புதான் ருசி தெரியும். அதற்கு முன்னால் கண்கள் பார்த்து, அந்த உணவை உண்ணத் தூண்டுகிறது. அதற்கும் முன்பாக, எங்கிருந்தோ வரும் அதன் மணம், அதை சுவைக்கும் ஆசையை உருவாக்குகிறது. ஆக, முதலில் நாசி (மூக்கு) நுகர்ந்து மணத்தை உணரச் செய்யவேண்டும். இரண்டாவது கண்கள் அதைப் பார்த்து சாப்பிடத் தூண்டவேண்டும். பின்புதான் நாக்கு அதை ருசித்து ‘ஆஹா அபார ருசி’ என்று சொல்லும். ருசியில் இப்படி மூக்கு, கண், நாக்குக்கு ஒருங்கிணைந்த தொடர்பு இருக்கிறது.

இதில் வயதானவர்களுக்கு ஒரு நெருக்கடி இருக்கிறது. வயதானவர்களில் பலர், ‘தங்களுக்கு ருசியே தெரியவில்லை’ என்று அடிக்கடி சொல்வார்கள். ஐம்பது வயதைத் தாண்டிவிட்டாலே, சுவை அரும்புகள் குறையத் தொடங்கிவிடும். இது இயற்கை. அதனால், ‘மனுஷன் இந்த வயசிலும் ருசி இல்லைன்னு நம்ம சமையலை குற்றம் சொல்கிறாரே!’ என்று அவர் மீது கோபம் கொள்ளாதீர்கள். அது சுவை அரும்புகளின் குற்றம்.

அதே நேரத்தில், சிறுவர்கள், இளைஞர்கள், நடுத்தர வயதினர், ‘தங்களுக்கு சுவையே தெரியவில்லை’ என்று சொன்னால், அதை சாதாரணமாக எடுத்துக்கொள்ளக்கூடாது. ருசி தெரியவில்லை என்றால், அது முதலில் பசி இல்லாமல் செய்துவிடும். பசி இல்லையென்றால், சாப்பிடமாட்டார்கள். சரியாக சாப்பிடவில்லையென்றால், உடல் எடை

குறைய ஆரம்பிக்கும். உடல் எடை குறைந்தால், உடலில் நோய் எதிர்ப்புச் சக்தி குறையும். அது இறுதியில் மரணத்தில் கொண்டுபோய் நிறுத்திவிடும்.

எனவே உங்களில் யாருக்காவது ருசி உணர்வு குறைகிறது என்றால், நாலைந்து நாட்கள் பொறுத்திருங்கள். அதற்கு மேலும் ருசியை உணர முடியவில்லை என்றால் உங்கள் குடும்ப டாக்டரை சந்தித்து ஆலோசனை பெறுங்கள்.

ருசியில் எப்போதுமே கவனமாக இருங்கள். உங்கள் நாக்கில் ருசி குறையக்கூடாது. அப்படியே குறைந்தாலும் அந்த ருசியின்மை தற்காலிகமானதாகத்தான் இருக்கவேண்டும். மாதக்கணக்கில் ருசி தெரியவில்லை என்றால், அது நிரந்தர ருசியின்மையாகிவிடும். நினைத்துப்பாருங்கள், வாழ்க்கையே ருசியின்றி விரக்தியாகி விடும்.

மதுவை அதிகமாக குடிப்பவர்களுக்கும், மதுவை ரொம்ப ஸ்ட்ராங்காக குடிப்பவர்களுக்கும், வெற்றிலை பாக்கு புகையிலையை ஆண்டுக்கணக்கில் தினமும் உபயோகிப்பவர்களுக்கும், சுவை உணர்வு குறையும். இத்தனை பிரச்சினைகளையும் உங்களுக்குள்ளேயே வைத்துக்கொண்டு, 'என்னமோ போ! இப்பெல்லாம் உன் சமையலே சரியில்லை' என்று வீட்டில் சண்டை போட்டுக்கொண்டு இருக்காதீர்கள்.

உலக மொத்த மக்கள் தொகையில் 15 சதவீதம் பேருக்கு சுவை அல்லது மணத்தைக் கண்டுபிடிப்பதில் பிரச்சினை இருக்கிறது. முதலில் அவர்கள், ருசி தெரியவில்லை என்றுதான் டாக்டரிடம் சொல்வார்கள். ஆனால், அவர்களுக்கு மணமும் தெரியவில்லை என்பதை டாக்டர் கண்டுபிடித்துச் சொன்னபிறகுதான், அவர்களுக்கே தெரியவரும்.

உடலில் துத்தநாகம் (Zinc) மற்றும் வைட்டமின் B12 சத்து குறைவாக இருந்தால், ருசியின்மை தோன்றும். எனவே அந்த சத்துக்கள் குறையாமல் பார்த்துக்கொள்ளுங்கள்.

கடற்சிப்பிகளில்தான் (Oyster) துத்தநாக சத்து அதிக அளவில் இருக்கிறது. இறைச்சி வகைகளிலும், அவரை, பருப்பு வகைகள், முழுத் தானியங்கள், பால் பொருட்கள், பூசணி விதை, முந்திரிப்பருப்பு, காளான், சாக்லெட் போன்றவற்றிலும் துத்தநாகச் சத்து அதிகமாக உள்ளது.

ருசி எப்போதும் நன்றாக உணரப்பட வேண்டுமென்றால், மேற்கண்ட உணவுகளைச் சாப்பிடுங்கள். ருசி குறைந்துவிட்டது என்று உங்களுக்குத்

தற்காலிக ருசியின்மைக்கு என்னென்ன காரணங்கள்?

- நெஞ்சில் சளி, வாயில் தொற்றுநோய், செயற்கைப் பல் செட், ஈறுகளில் நோய்த்தாக்குதல், தொண்டையில் புண் உள்ளிட்ட கோளாறுகள் போன்ற எந்தப் பிரச்சினை இருந்தாலும் ருசி குறையும்.
- தலையில், மூளையில் பலத்த காயத்தின் காரணமாக அறுவைசிகிச்சை மேற்கொண்ட சிலருக்கு ருசி தெரியாமல்போக வாய்ப்புண்டு.
- ஏதாவது நோய்களுக்கு அதிக நாட்கள் மருந்து சாப்பிடும் சிலருக்கு ருசி அறவே தெரியாமல் போய்விட வாய்ப்புண்டு. மருந்துகளை நிறுத்தினால் மறுபடியும் ருசியை உணர ஆரம்பிப்பார்கள்.
- சிகரெட் புகைப்பவர்களுக்கு எல்லா உணவுமே, சற்று ருசி குறைவாகத்தான் தெரியும். சிகரெட் பழக்கத்தை நிறுத்த ஆரம்பித்தால், ருசியை உணரும் தன்மை சிறிது சிறிதாக மேம்படும்.
- ஜலதோஷம் மற்றும் காய்ச்சல் இருந்தால், மூக்கு அடைக்கும். அப்போது, உணவின் வாசனையை நுகர முடியாது. வாசனை தெரியவில்லை என்றால் உணவு சப்பென்றுதான் இருக்கும்.
- கழுத்து மற்றும் தலையில் புற்றுநோய்க்கு கதிரியக்க சிகிச்சை (Radiation Therapy) கொடுக்கும்போது ருசியின்மை உருவாகும்.
- சில ரசாயனப் பொருட்களின் நெடி, ருசியைக் குறைத்துவிடும்.
- பற்களில் பிரச்சினை இருந்தாலும், வாயைச் சுத்தமாக வைத்துக்கொள்ளாமல் இருந்தாலும் ருசியின்மை தோன்றக்கூடும்.
- மேற்கூறிய நோய்களுக்கு சரியான சிகிச்சையை எடுத்துக்கொண்டால் ருசி உணர்வு தானாகவே மேம்பட்டுவிடும்.

தோன்றினால், முதலில் கலர் கலரான, கவர்ச்சிகரமான உணவுகளைத் தயாரியுங்கள். பார்க்கும்போதே உணர்வு தூண்டப்பட்டு, ருசி மறுபடியும் பழைய நிலைக்கு வந்துவிடும்.

உப்பு, சர்க்கரை இரண்டையும் அதிகம் சேர்க்காமல், அதிக மணம் தரக்கூடிய பட்டை, சோம்பு, லவங்கம், ஏலக்காய், கிராம்பு போன்ற கரம் மசாலா உணவுப்பொருள் அயிட்டங்களை உணவில் அதிகம் சேர்த்துப் பாருங்கள். ருசி தானாக மேம்பட ஆரம்பிக்கும். பாலாடைக்கட்டி,

வெண்ணெய், வறுத்த முந்திரி, வறுத்த வேர்க்கடலை முதலியவற்றையும் உணவில் சேருங்கள்.

ருசி இல்லையென்றால், கெட்டுப்போன உணவுப்பொருள் எது என்று கண்டுபிடிக்க முடியாது. ருசியின்மை சிலரை மனநோயாளியாகக்கூட ஆக்கிவிடும். 'தனக்கு ஒரு ருசியும் தெரியமாட்டேங்குது. ஒரு மண்ணும் தெரியமாட்டேங்குது' என்று சொல்லிச் சொல்லியே மனநோயாளிபோல் ஆகிவிடுவார்கள்.

புதிய உணவுகள் எதையாவது நீங்கள் தயாரித்தால், அதில் சுவை மட்டுமல்ல, நல்ல மணமும் இருக்கும்படி பார்த்துக்கொள்ளுங்கள். அப்படியிருந்தால்தான், மூக்குக்கும் நாக்குக்கும் வேலையிருக்கும். சுவை உணர்வையும் பாதுகாக்க முடியும். சமைக்கும்போது மண்ணெண்ணெய், கியாஸ், விறகு வாசனை அதிகம் வராமல், உணவின் வாசனை அதிகம் வரும்படி பார்த்துக்கொள்ளுங்கள்.

உடலில் உலோகச் சுவை இல்லாமலிருக்க, கண்ணாடிப் பாத்திரங்களில் பரிமாறப் பழகிக்கொள்ளுங்கள். நாக்கு மற்றும் வாய் உலர்ந்துபோயிருந்தால், ருசி சரிவர தெரியாது. எனவே மணிக்கொருமுறை கொஞ்சம் கொஞ்சமாக தண்ணீர் குடித்து நாக்கையும், வாயையும் எப்பொழுதும் ஈரமாக வைத்துக்கெள்ளுங்கள். ருசியும், மணமும் நாம் அதிக பசியோடு இருக்கும்போதுதான் உணரப்படும்.

தனியாக உட்கார்ந்து சாப்பிடும்போது ருசி தெரியாது. கூட்டமாக உட்கார்ந்து சாப்பிட்டுப் பாருங்கள். ருசியை நன்றாகவே உணரமுடியும். கெட்ட நாற்றம் அடிக்கக்கூடிய இடங்களில் உட்கார்ந்து சாப்பிட்டால், ருசியை நன்றாக உணர முடியாது. மூக்கு அடைபட்டிருந்தாலும் உணர முடியாது. மூக்கு சுத்தமாக இருந்தால், உணவின் மணத்தை நன்றாக நுகரமுடியும்.

உப்பையும் சர்க்கரையையும் ஒரு வாரத்துக்கு, சற்றுக் குறைவாகவே உணவில் சேருங்கள். பின்பு, அடுத்த வாரம் உப்பையும், சர்க்கரையையும் கொஞ்சம் கூட்டுங்கள். இனிப்பின் சுவையையும், உவர்ப்பின் சுவையையும் உங்களால் நன்கு உணர முடியும்.

சுவையும், மணமும் நன்கு இருக்கக்கூடிய புதிய உணவாகப் பார்த்து, அதைத் தயாரித்துச் சாப்பிடுங்கள். ஏனென்றால், உங்கள் வாழ்க்கை சுவையும், மணமுமாக இருக்கவேண்டும் அல்லவா!

✻✻✻✻✻